骨伤病中医
护理方案

主审　曹向阳　鲍铁周　张　颖　李海婷
主编　邢林波　焦瑞娜　李金菊

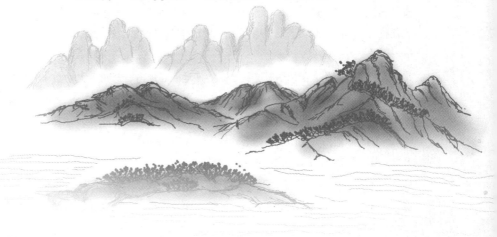

郑州大学出版社

图书在版编目(CIP)数据

骨伤病中医护理方案／邢林波，焦瑞娜，李金菊主编. — 郑州：郑州大学出版社，
2022. 9

ISBN 978-7-5645-8800-7

Ⅰ.①骨… Ⅱ.①邢…②焦…③李… Ⅲ.①骨损伤 – 中医治疗法
Ⅳ.①R274

中国版本图书馆 CIP 数据核字(2022)第 099649 号

骨伤病中医护理方案

GUSHANGBING ZHONGYI HULI FANG'AN

策划编辑	陈文静		封面设计	苏永生
责任编辑	张彦勤		版式设计	苏永生
责任校对	薛晗 董珊		责任监制	李瑞卿

出版发行	郑州大学出版社		地　址	郑州市大学路 40 号(450052)
出 版 人	孙保营		网　址	http://www.zzup.cn
经　销	全国新华书店		发行电话	0371-66966070
印　刷	河南大美印刷有限公司			
开　本	787 mm×1 092 mm　1／16			
印　张	16.75		字　数	389 千字
版　次	2022 年 9 月第 1 版		印　次	2022 年 9 月第 1 次印刷

书　号	ISBN 978-7-5645-8800-7	定　价	89.00 元

本书如有印装质量问题,请与本社联系调换。

编委名单

主　审　　曹向阳　　鲍铁周　　张　颖　　李海婷

主　编　　邢林波　　焦瑞娜　　李金菊

副主编　　关妙艳　　马红霞　　田静娟　　杨玉霞
　　　　　苏春霞　　李志红　　常　晶

编　委　　邢林波　　焦瑞娜　　李金菊　　关妙艳
　　　　　马红霞　　杨玉霞　　苏春霞　　田静娟
　　　　　李志红　　常　晶　　程月起　　周晓峰
　　　　　任素婷　　宋晓征　　赵爱琴　　王桂芝
　　　　　赵建梅　　林继红　　邹吉峰　　姬永琴
　　　　　贾春霞　　王烨芳　　陈红岩　　刘晓燕
　　　　　韦小玲　　王　巧　　司马海娟　　闫　慧
　　　　　绳景亚　　刘立平　　李桂云　　冯瑞萍
　　　　　刘红娟　　刘桂凌　　万峰格　　张金玲
　　　　　宗燕茹　　赵冬梅　　张军玲　　侯桂红
　　　　　赵海荣　　席世珍　　刘芬之　　齐　然

前　言

　　《"健康中国2030"规划纲要》提出,要不断推动中医药理论与实践发展,发展中医特色康复服务,推广中医适宜技术,充分发挥中医药在疾病康复中的核心作用,加强中医药非物质文化遗产的保护和传承运用。目前中医药的优势和特色正在发挥越来越大的作用。

　　为了更好地促进中医护理方案在骨伤专科临床中的应用,在国家中医药管理局印发的中医护理方案的基础上,我们梳理、总结了骨伤科常见病种的中医护理方案,优化和完善了中医骨伤护理工作的标准化、规范化,编写成这本《骨伤病中医护理方案》,为中医骨伤临床护理工作提供依据,有利于中医骨伤专科护士的培训和考核,希望以此促进中医骨伤护理学科的发展,对中医护理方案的整体应用起到推动作用。

　　全书共5章,收录了60个骨伤病种的中医护理方案,相同的病种在不同科室有其独特的护理方法和技术,包括每个病种的证候要点、主要症状/证候评估与施护、中医治疗与护理、健康指导等,内容丰富、条理清晰、便于应用,可供各级医院骨科从业人员参考。

　　由于编写时间仓促,编写经验、水平所限,书中难免有不足之处,敬请广大同仁及读者在阅读和使用过程中给予批评指正,便于后期修订完善。

目 录

第一章　上肢骨伤病中医护理方案 ················· 001

第一节　尺桡骨骨折 ································ 001

第二节　肱骨近端骨折 ······························ 005

第三节　锁骨骨折 ································· 008

第四节　肩关节脱位 ································ 012

第五节　肩袖损伤 ································· 015

第六节　网球肘 ·································· 019

第七节　手部骨折 ································· 022

第八节　腕管综合征 ································ 025

第九节　骨皮质缺损 ································ 028

第十节　断肢(指)再植 ······························ 032

第十一节　创伤性截肢 ······························ 036

第十二节　桡骨小头半脱位 ························· 039

第十三节　桡骨远端骨折 ···························· 042

第十四节　肱骨髁上骨折 ···························· 045

第二章　下肢骨伤病中医护理方案 ················· 049

第一节　股骨干骨折 ································ 049

第二节　股骨颈骨折 ································ 053

第三节　股骨粗隆间骨折 ···························· 057

第四节　髋关节滑膜炎 ······························ 061

第五节　小儿髋关节滑膜炎 ························· 064

第六节　膝痹(膝关节骨性关节炎) ····················· 067

第七节　膝痹(膝关节滑膜炎) ························· 072

第八节　骨痹(骨关节病) ···························· 077

第九节　膝关节退行性骨关节病 ······················ 082

第十节　胫骨平台骨折 ······························ 085

第十一节　髌骨骨折 ································ 090

第十二节　骨痹（髌骨脱位）……………………………………093

第十三节　伤筋病（前、后交叉韧带损伤）…………………096

第十四节　半月板损伤……………………………………………100

第十五节　踝关节骨折……………………………………………103

第十六节　跟骨骨折………………………………………………106

第三章　脊柱损伤中医护理方案……………………………110

第一节　颈椎病（非手术疗法）………………………………110

第二节　颈椎病（手术疗法）…………………………………117

第三节　寰枢关节半脱位………………………………………121

第四节　腰椎间盘突出症（非手术疗法）……………………127

第五节　腰椎间盘突出症（手术疗法）………………………133

第六节　腰椎管狭窄症（非手术疗法）………………………137

第七节　腰椎管狭窄症（手术疗法）…………………………143

第八节　腰椎滑脱症……………………………………………147

第九节　脊髓损伤………………………………………………151

第十节　胸腰椎骨折……………………………………………156

第十一节　脊柱侧凸……………………………………………160

第十二节　急性腰扭伤…………………………………………164

第十三节　第三腰椎横突综合征………………………………168

第四章　全身性骨病中医护理方案…………………………174

第一节　骨蚀（股骨头坏死）…………………………………174

第二节　骨蚀（距骨坏死）……………………………………177

第三节　骨痿（骨质疏松症）…………………………………181

第四节　骨瘤（骨肉瘤）………………………………………185

第五节　附骨疽（慢性骨髓炎）………………………………189

第六节　骨痨（骨关节结核）…………………………………194

第七节　尪痹（类风湿关节炎）………………………………197

第八节　大偻（强直性脊柱炎）………………………………203

第九节　痛风……………………………………………………207

第十节　银屑病关节炎…………………………………………212

第十一节　红蝴蝶病（系统性红斑狼疮）……………………216

第十二节　发育性髋关节脱位…………………………………221

第十三节　先天性马蹄内翻足…………………………………224

第十四节　后天性短肢畸形……………………………………227

第五章　其他骨伤病中医护理方案 ·········· 231

　　第一节　梨状肌综合征 ·········· 231

　　第二节　骨盆骨折 ·········· 236

　　第三节　髋臼骨折 ·········· 241

　　第四节　颌骨骨折 ·········· 246

　　第五节　颞颌关节炎 ·········· 250

　　第六节　肋骨骨折 ·········· 253

参考文献 ·········· 257

第一章　上肢骨伤病中医护理方案

第一节　尺桡骨骨折

尺桡骨骨折是常见的前臂损伤之一,好发于青少年,多为直接暴力、重物打击伤或轧伤所致。骨折后断端可发生重叠、旋转、成角和侧移4种畸形及上下尺桡关节、骨间膜的损伤,治疗时各种畸形均需得到矫正,方能恢复前臂旋转功能。

▶▶ 一、证候要点

1.气滞血瘀证:伤后1~2周,患肢疼痛明显,局部肿胀,瘀斑。舌质紫暗或有瘀斑,苔薄白,脉弦涩。

2.瘀血凝滞证:伤后3~6周,骨折处疼痛减轻,肿胀消退,骨折断端初步稳定。舌暗红或紫暗,苔薄白或薄黄,脉弦或细。

3.肝肾亏虚证:伤后7~8周,骨折断端比较稳定,两目干涩,视物模糊,筋骨痿弱,头晕耳鸣,腰膝酸软,倦怠乏力,面色少华。舌质淡或舌红苔少,脉沉细。

▶▶ 二、主要症状/证候评估与施护

(一)疼痛

1.评估疼痛的程度、性质、原因、伴随症状,做好疼痛评分,记录具体分值。

2.行中医外治:中药热硬膏外敷、中药熏洗。

3.给予耳穴贴压:取神门、心、皮质下、肝、肾等穴。

4.给予腕踝针治疗。

5.行物理治疗:冷疗、中频脉冲电治疗、磁热疗法等。

6.给予止痛药物或者中药汤剂口服,注意观察用药后的反应及效果。

(二)肿胀和瘀斑

1.评估肿胀的部位、程度、伴随症状,有无张力性水疱并做好标记和记录。

2.密切观察肢体肿胀、皮肤张力有无进行性加重,肢体末端有无被动牵拉痛,桡动脉搏动情况及肢体颜色有无发绀或苍白,肢体有无蚁行感,警惕骨-筋膜室综合征的发生。如有异常应立即报告医生,进行处理。

3.观察肢体血运及颜色。

4. 抬高患肢以促进静脉、淋巴液回流,减轻或预防肢体肿胀。

5. 受伤早期局部给予冷疗,降低毛细血管通透性,减少组织间液渗出,以减轻肿胀。

6. 给予口服中药汤剂或活血化瘀、消肿药物。

7. 给予冰硝散外敷、中药涂擦、中药湿敷、中药封包、中药塌渍等。

（三）患肢活动障碍

1. 评估患肢末梢血液循环、感觉、运动情况,防止夹板、石膏、支具外固定造成的压力性损伤,或过紧导致骨-筋膜室综合征的发生。

2. 给予支具固定,抬高患肢并保持功能位或治疗性体位。

3. 改变体位时注意保护患肢,避免骨折处遭受旋转和成角外力的干扰。

▶▶ 三、中医治疗与护理

（一）非手术治疗与护理

1. 手法整复前告知患者整复方法及配合注意事项。

2. 手法整复后注意观察患肢有无感觉异常、活动受限,若有异常,及时报告医生进行处理。

3. 手法整复后石膏、夹板或支具固定者,注意观察患肢肿胀程度、疼痛性质,如出现被动牵拉痛、血管搏动减弱或消失等骨-筋膜室综合征症状,及时报告医生处理。

4. 手法整复后指导患者进行患肢握拳、抓空增力、分指并指及前臂肌肉的收缩活动,禁止腕关节、肘关节主、被动活动,每日 2～3 次,每次 15～20 min,循序渐进,以不疲劳为度。

5. 手法整复后下床活动时,应在医护人员指导下佩戴前臂吊带下床。

（二）手术治疗与护理

1. 术前

（1）评估患者全身、生命体征、骨伤专科、生活自理能力、皮肤及用药等情况。

（2）治疗和控制原发病,按要求定时测量生命体征,如有异常,及时报告医生。

（3）做好术前宣教和心理护理,告知患者手术相关注意事项,取得患者配合。

（4）根据季节变化做好防护,戒烟戒酒,避免六淫侵袭,预防感冒。

（5）做好术前皮肤准备,更换干净衣裤,保持个人卫生。

（6）术前根据手术台次进行肠道准备。

（7）做好药敏试验等准备,并做好记录。

（8）给予耳穴贴压,缓解患者焦虑情绪。

2. 术后

（1）抬高患肢,保持功能位或治疗性体位。

（2）监测患者生命体征。

（3）观察患肢末梢循环、感觉、运动及伤口渗血情况。

（4）根据麻醉方式告知患者进食时间,并给予饮食调护。

（5）根据手术方式,术后协助患者佩戴前臂吊带下床活动,做好安全防护。

（6）积极进行护理干预,预防患者肺部感染、尿路感染、压力性损伤及下肢深静脉血栓形成等并发症的发生。

（7）麻醉恢复即开始指导患者进行腕关节、掌指关节、指间关节、肘关节屈伸功能锻炼。术后 2～3 d 根据患者情况进行患肢上臂肌肉的等长收缩锻炼。每日 2～3 次,每次 15～20 min,循序渐进,以不疲劳为度。

（三）临证施护

1. 骨-筋膜室综合征

（1）详细询问病史,了解受伤机制,受力的大小、方向。

（2）观察患肢疼痛与损伤程度是否成正比,有无持续烧灼样或针刺样剧烈疼痛,被动牵拉时疼痛是否加剧,牵涉痛是骨-筋膜室综合征早期的典型表现。

（3）若患者患肢有蚁行感、麻木感、束带感等异常感觉,应高度警惕。

（4）观察患肢肿胀情况,骨-筋膜室综合征患者肢体严重肿胀呈圆筒状且坚硬无弹性,皮肤起水疱。观察患肢皮肤颜色,此征患者早期肢体末端潮红、皮温稍高,继而皮肤光亮菲薄,继续发展则呈暗红色或紫暗色、皮温降低,有时可出现大理石样花斑,最后皮肤呈皮革样改变。

（5）将患肢抬高,尽量减少患肢活动,严禁按摩、热敷、烤灯照射,必要时行冷疗。

2. 神经损伤

（1）检查患肢疼痛性质、范围、程度,必要时与健肢对比。

（2）对有神经损伤的患者,保持患肢中立位,禁止旋转前臂,防止再损伤;肢体功能位放置,鼓励主、被动活动,防止肌肉萎缩或关节粘连;以上症状出现进行性加重时要及时报告医师,给予处理。

3. 夹板、石膏及支具固定患者周围皮肤压伤:对于闭合整复骨折后夹板、石膏及支具固定的患者,避免固定过紧,以免造成周围皮肤压力性损伤。

▶▶四、健康指导

（一）生活起居

1. 保持病室安静、整洁,空气清新,温、湿度适宜。

2. 慎起居,避风寒,注意保暖,防止受凉。

3. 下床活动时做好安全防护,防跌倒。

（二）体位指导

1. 卧位时抬高患肢,以促进静脉、淋巴液回流,减轻或预防肢体肿胀。

2. 患者站立或行走时使用前臂吊带悬吊固定,促进患肢静脉回流。

（三）饮食指导

1. 气滞血瘀证:宜食行气活血、消肿化瘀的食品,如白萝卜、红糖、山楂、生姜等,少食甜食、土豆等胀气食物,忌食酸辣、燥热、油腻食物,切不可过早食肥腻滋补之品,避免瘀血积滞,使骨痂生长迟缓。

2. 瘀血凝滞证:宜食和营止痛、接骨续筋、舒筋活络的食品,满足骨痂生长的需要。食谱上给予骨头汤、田七煲鸡、鸽子汤、动物肝脏之类,以补给更多的维生素 A、维生素 D、钙及蛋白质。

3. 肝肾亏虚证:宜食补气养血、健脾益胃、补益肝肾、强筋健骨的食品,如鱼、虾、肉、蛋、牛奶、新鲜蔬菜、水果,可再配以老母鸡汤、猪骨汤、半骨汤、鹿筋汤、炖水鱼等,能饮酒者可选用杜仲骨碎补酒、鸡血藤酒、虎骨木瓜酒等。适量食用榛子、核桃等坚果食物以补充钙及微量元素。

(四)情志护理

1. 向患者介绍本疾病的治疗经过及转归,取得患者配合。

2. 多鼓励支持患者,介绍成功的病例,帮助其树立战胜疾病的信心。

3. 建立家庭支持系统,给予亲情关怀。

4. 患者情绪烦躁时,指导其以安神静志法放松:闭目静心、全身放松、平静呼吸,或听五行音乐,以达到周身气血流通舒畅;也可使用开天门按摩疗法以缓解烦躁情绪。

(五)康复指导

1. 在医生(康复师)的指导下,帮助和督促患者进行康复训练。

2. 告知患者应坚持功能锻炼,促进患肢功能恢复,增强患者自我保健意识。

3. 指导患者主、被动进行手指及腕关节的屈伸锻炼,每日 2~3 次,每次 15~20 min,循序渐进,以不疲劳为度。

4. 术后康复

(1)手术或复位固定后即开始进行手指屈伸、握拳活动及上肢肌肉收缩活动,握拳时要尽量用力,充分伸屈手指,以促进气血运行,使肿胀消退。开始锻炼时活动范围和运动量可略小,以后逐渐增加。

(2)2~3 周后,局部肿胀消退,开始进行肩、肘关节的屈伸活动,活动范围、频率逐渐增大,腕关节活动应在有限范围内进行适当锻炼,应避免前臂旋转活动。

(3)6~8 周后,前臂可做适当的旋转活动。外固定解除后,配合中药熏洗、蜡疗、艾灸、按摩等中医疗法,锻炼患肢功能。

(4)功能锻炼以患者自感稍微疲劳、休息后能缓解、不引起疼痛为原则,应循序渐进。

(六)出院指导

1. 保持生活规律,情绪乐观,避免不良刺激。

2. 预防感冒,室内经常通风换气,保持空气清新。

3. 鼓励患者进食高蛋白、高热量、高维生素饮食,如牛奶、豆类、虾皮等,以促进骨折愈合。

4. 有夹板、石膏及支具固定的患者,嘱其注意观察肢体远端血液循环、活动和感觉情况,观察夹板或石膏的松紧是否适宜。

5. 根据骨折愈合情况,遵医嘱继续口服接骨续筋药物,并嘱其多饮温开水。

6. 继续遵医嘱进行功能锻炼,注意逐渐增加活动量,避免活动过量引起不适。

7. 嘱患者按时复查。若有患肢疼痛等不适,应随时就诊。

第二节 肱骨近端骨折

肱骨近端骨折指肱骨外科颈及其以上部位的骨折,发生率较高,约占成人全部骨折的5%,并呈逐年上升趋势,是老年患者第三好发骨折类型。

▶▶ 一、证候要点

1.气滞血瘀证:伤后1~2周,患肢疼痛明显,局部肿胀,瘀斑。舌质紫暗或有瘀斑,苔薄白,脉弦涩。

2.瘀血凝滞证:伤后3~6周,骨折处疼痛减轻,肿胀消退,骨折断端初步稳定。舌质暗红或紫暗,苔薄白或薄黄,脉弦或细。

3.肝肾亏虚证:伤后7~8周,骨折断端比较稳定,两目干涩,视物模糊,筋骨痿弱,头晕耳鸣,腰膝酸软,倦怠乏力,面色少华。舌质淡或舌红苔少,脉沉细。

▶▶ 二、主要症状/证候评估与施护

(一)疼痛

1.评估疼痛的程度、性质、原因、伴随症状,做好疼痛评分,记录具体分值。

2.给予中医外治:中药热硬膏外敷、中药熏洗。

3.行耳穴贴压:取神门、心、皮质下、交感、肝、肾等穴位。

4.给予腕踝针治疗。

5.给予物理治疗:冷疗、中频脉冲电治疗、磁热疗法等。

6.给予止痛药物或者中药汤剂口服,注意观察用药后的反应及效果。

(二)肿胀

1.评估肿胀的部位、程度、伴随症状,有无张力性水疱并做好标记和记录。

2.观察患肢末梢血运、感觉及活动情况,重点观察是否有腋动脉损伤症状。当患者脉搏、皮温、肌力、收缩压有变化,出现远端脉搏减弱或消失、骨折复位稳定后疼痛、患肢无力、患肢麻木、患肢僵硬、患肢苍白、患肢比健肢冷时应怀疑血管损伤。

3.抬高患肢,以促进静脉、淋巴液回流,减轻或预防肢体肿胀。

4.受伤早期局部给予冷疗,降低毛细血管通透性,减少组织间液渗出,以减轻肿胀。

5.给予口服中药汤剂或活血化瘀、消肿药物。

6.给予冰硝散外敷、中药涂擦、中药湿敷、中药封包、中药塌渍等。

(三)患肢活动障碍

1.评估患肢末梢血运、感觉及活动情况。肱骨近端骨折易损伤腋神经,当患者出现三角肌麻痹、肩关节萎缩下垂、外展功能丧失等,应及时报告医生,给予处理。

2.给予支具固定,保持患肢功能位或治疗性体位。

3.改变体位时注意保护患肢,避免骨折处遭受旋转和成角外力的干扰。

三、中医治疗与护理

（一）非手术治疗与护理

1.手法整复前告知患者整复方法及配合注意事项。

2.手法整复后石膏、夹板或支具固定者,注意观察患肢肿胀程度、疼痛性质,如有不适,报告医生及时处理。

3.手法整复后指导患者进行患肢握拳、抓空增力、分指并指及前臂肌肉的收缩活动,每日 2～3 次,每次 15～20 min,循序渐进,以不疲劳为度。

4.手法整复后下床活动时,应在医护人员指导下固定稳妥患肢方可下床。

（二）手术治疗

1.术前

（1）评估患者全身、生命体征、骨伤专科、生活自理能力、皮肤及用药等情况。

（2）治疗和控制原发病,按要求定时测量生命体征,如有异常,及时报告医生进行处理。

（3）做好术前宣教和心理护理,告知患者手术相关注意事项,取得患者配合。

（4）根据季节变化做好防护,戒烟戒酒,避免六淫侵袭,预防感冒。

（5）做好术前皮肤准备,更换干净衣裤,保持个人卫生。

（6）术前根据手术台次进行肠道准备。

（7）做好药敏试验等准备,并做好记录。

（8）给予耳穴贴压,缓解患者焦虑情绪。

2.术后

（1）抬高患肢,保持功能位或治疗性体位,肩关节置换者采用肩关节外展 60°支具固定。

（2）监测生命体征。

（3）观察患肢末梢循环、感觉、运动及伤口渗血情况,有负压引流管注意保持伤口引流管通畅,及时倾倒引流液,严格执行无菌操作。观察引流液色、质、量的变化,并记录。如有异常情况及时报告医师处理。

（4）根据麻醉方式告知患者进食时间,并给予饮食调护。

（5）给予穴位按摩(内关、合谷)以达疏通经络,宽胸理气的作用,预防恶心、呕吐。

（6）遵医嘱给予穴位贴敷预防便秘。

（7）根据手术方式,术后协助患者下床活动时,做好安全防护。

（8）积极进行护理干预,预防肺部感染、尿路感染、压力性损伤及下肢深静脉血栓形成等并发症的发生。

（9）麻醉恢复即开始指导患者进行腕关节、掌指关节、指间关节、肘关节屈伸功能锻炼。术后 2～3 d 根据患者情况进行患肢上臂肌肉的等长收缩锻炼,每日 2～3 次,每次 15～20 min,循序渐进,以不疲劳为度。

（三）临证施护

1. 神经损伤

（1）检查患肢疼痛的性质、范围、程度，必要时与健肢对比。

（2）对有神经损伤的患者，保持患肢中立位，肢体功能位放置，鼓励主、被动活动，防止肌肉萎缩或关节粘连；以上症状出现进行性加重时及时报告。

2. 动脉损伤

（1）注意观察患者的生命体征情况。

（2）观察患肢皮温、肌力等情况，当出现远端脉搏减弱或消失、骨折复位稳定后疼痛、患肢无力、患肢麻木、患肢僵硬、患肢苍白、患肢比健肢冷时应怀疑血管损伤，要及时报告医生，给予处理。

3. 夹板、石膏固定患者周围皮肤压伤：对于闭合整复骨折后夹板、石膏固定的患者，避免固定过紧，以免造成周围皮肤压力性损伤。

▶▶ 四、健康指导

（一）生活起居

1. 保持病室安静、整洁，空气清新，温、湿度适宜。

2. 慎起居、避风寒、注意保暖、防止受凉。

3. 下床活动时做好安全防护，防跌倒。

（二）体位指导

1. 卧位时，抬高患肢，以促进静脉、淋巴液回流，减轻或预防肢体肿胀。

2. 患者站立或行走时应将患肢置于中立位，屈肘90°，用贴胸带固定。

（三）饮食指导

1. 气滞血瘀证：宜食行气活血、消肿化瘀的食品，如白萝卜、红糖、山楂、生姜等，少食甜食、土豆等胀气食物，忌食酸辣、燥热、油腻食物，切不可过早食肥腻滋补之品，避免瘀血积滞，使骨痂生长迟缓。

2. 瘀血凝滞证：宜食和营止痛、接骨续筋、舒筋活络的食品，满足骨痂生长的需要。食谱给予骨头汤、田七煲鸡、鸽子汤、动物肝脏之类，以补给更多的维生素A、维生素D、钙及蛋白质。

3. 肝肾亏虚证：宜食补气养血、健脾益胃、补益肝肾、强筋健骨的食品，如鱼、虾、肉、蛋、牛奶、新鲜蔬菜、水果，可再配以老母鸡汤、猪骨汤、半骨汤、鹿筋汤、炖水鱼等，能饮酒者可选用杜仲骨碎补酒、鸡血藤酒、虎骨木瓜酒等。适量食用榛子、核桃等坚果食物以补充钙及微量元素。

（四）情志护理

1. 向患者介绍本疾病的治疗经过及转归，取得患者配合。

2. 多鼓励支持患者，介绍成功的病例，帮助其树立战胜疾病的信心。

3. 建立患者家庭支持系统，给予亲情关怀。

4.情绪烦躁时,指导患者安神静志法放松:闭目静心全身放松、平静呼吸,或听五行音乐,以达到周身气血流通舒畅;也可使用开天门按摩疗法以缓解烦躁。

(五)康复指导

1.在医师(康复师)的指导下,帮助和督促患者进行康复训练。

2.告知患者应坚持功能锻炼,促进患肢功能恢复,增强患者自我保健意识。

3.指导患者复位后即可练习指、掌、腕关节活动,做上臂肌肉的主动收缩锻炼。骨折中期加强肘关节、肩关节活动。骨折后期进行肩关节锻炼。活动范围由小到大,次数由少到多。

4.术后康复

(1)手术或整复固定后,麻醉消失即可指导其行手指、腕关节屈伸活动。

(2)术后1周,指导并协助患者行指间关节、掌指关节的活动,如握拳、抓空增力、五指起落,腕关节的背伸、屈曲、桡偏、尺偏运动,主动伸屈肘关节,每日2次,每次5~10 min。

(3)术后2~4周,继续上述内容,加做肩关节活动,如屈肘耸肩、钟摆运动等,每日3次,每次10~15 min。

(4)术后5~6周,做肩关节前屈、后伸、内收、外展、旋内、旋外、环转活动度锻炼,如弯腰划圈、后伸探背、手指爬墙、托手屈肘上举等,每日3次,每次10~15 min。

(5)肩关节置换术后康复6周前同内固定术,6周后开始做被动旋内活动,前提是在肩胛骨平面进行,至少外展60°的保护下完成,以确保旋内时内收。6~12周被动和主动前屈上举30°、45°和60°缓慢进行,开始应在仰卧位进行(此体位肩胛骨稳定),逐渐过渡到坐位或完全的站立训练。12周及以上所有强化运动都应遵循低负荷高重复的原则,以加强肩关节耐力,并将受伤或脱位的风险降至最低。

(六)出院指导

1.保持生活规律,乐观情绪,避免不良刺激。

2.避免感冒,室内经常通风换气,保持空气清新。

3.鼓励患者进食高蛋白、高热量、富含维生素饮食,如牛奶、豆类、虾皮等,以促进骨折愈合。

4.有夹板、石膏及支具固定的患者,嘱其注意观察肢体远端血液循环、活动和感觉情况,观察夹板或石膏的松紧是否适宜。

5.根据骨折愈合情况,遵医嘱继续口服接骨续筋药物,并嘱其多饮温开水。

6.继续遵医嘱功能锻炼,注意逐渐增加活动量,避免活动过量引起不适。

7.嘱患者按时复查。若有患肢疼痛等不适,应随时就诊。

第三节　锁骨骨折

锁骨骨折是指锁骨在遭受直接或间接的外力打击后断裂,文献报道锁骨骨折约占全身骨折的5.98%,各年龄均可发生,但多见于青壮年及儿童。

一、证候要点

1.气滞血瘀证:伤后1~2周,局部疼痛剧烈,痛有定处,局部肿胀。锁骨上下窝变浅或消失,可见骨折处异常隆起。舌质紫暗或有瘀斑,苔薄白,脉弦涩。

2.瘀血凝滞证:伤后3~6周,骨折处疼痛减轻,肿胀消退,骨折断端初步稳定。舌质暗红或紫暗,苔薄白或薄黄,脉弦或细。

3.肝肾亏虚证:伤后7~8周,骨折断端比较稳定,两目干涩,视物模糊,筋骨痿弱,头晕耳鸣,腰膝酸软,倦怠乏力,面色少华。舌质淡或舌红苔少,脉沉细。

二、主要症状/证候评估与施护

（一）疼痛

1.评估疼痛的程度、性质、原因、伴随症状,做好疼痛评分,记录具体分值。

2.给予中医外治:中药热硬膏外敷。

3.给予耳穴贴压:取神门、交感、皮质下、肝、肾等穴位。

4.行腕踝针治疗。

5.给予物理治疗:冷疗、磁热疗法等。

6.给予止痛药物或者中药汤剂口服,并观察用药后的反应及效果。

（二）肿胀

1.评估肿胀的部位、程度及伴随症状,并做好记录。

2.观察伤侧肢体血液循环,如锁骨带固定过紧也可致肿胀、青紫、麻木等情况。

3.指导患者进行未固定关节(肘、腕、指)活动,促进血液循环。

4.抬高患肢,以促进静脉、淋巴液回流,减轻或预防肢体肿胀。

5.受伤早期局部给予冷疗,降低毛细血管通透性,减少组织间液渗出,以减轻肿胀。

6.给予口服中药汤剂或活血化瘀、消肿药物。

7.给予冰硝散外敷、中药涂擦、中药湿敷、中药塌渍等。

（三）患肢活动障碍

1.评估患肢末梢血运、感觉及活动情况。

2.观察锁骨带固定的松紧度,发现异常,及时报告医生处理。

3.改变体位时注意保护受伤部位,避免骨折处遭受外力的干扰。

三、中医治疗与护理

（一）非手术治疗与护理

1.手法整复前告知患者整复方法及配合注意事项。

2.手法整复后注意观察患肢有无感觉异常、活动受限,若有异常,及时报告医生处理。

3.手法整复后注意观察锁骨带固定的松紧度,如有异常及时调整。

4.手法整复后指导患者进行患肢握拳、抓空增力、分指并指、肘关节的屈伸及肌肉的收缩活动,每日2~3次,每次15~20 min,循序渐进,以不疲劳为度。小儿4周、成人6周去除外固定后,逐渐做肩关节各个方向的活动,重点做肩外展和旋转活动,防止关节粘连。

5.手法整复后下床活动时,应在医护人员指导下佩戴锁骨带下床。

（二）手术治疗与护理

1.术前

（1）评估患者全身、生命体征、骨伤专科、生活自理能力、皮肤及用药等情况。

（2）治疗和控制原发病,按要求定时测量生命体征,如有异常,及时报告医生。

（3）做好术前宣教和心理护理,告知患者手术相关注意事项,取得患者配合。

（4）根据季节变化做好防护,戒烟戒酒,避免六淫侵袭,预防感冒。

（5）做好术前皮肤准备,更换干净衣裤,保持个人卫生。

（6）术前根据手术台次进行肠道准备。

（7）做好药敏试验等准备,并做好记录。

（8）遵医嘱给予耳穴贴压,缓解患者焦虑情绪。

2.术后

（1）抬高患肢,保持功能位或治疗性体位。手术后前臂悬吊带或贴胸固定带固定患肢,肘关节屈曲90°,前臂中立位。卧床休息时,应肩胛区垫高,以保持两肩后伸。

（2）监测生命体征。

（3）观察患肢末梢循环、感觉、运动及伤口渗血情况。

（4）根据麻醉方式告知患者进食时间,并给予饮食调护。

（5）根据手术方式,术后协助患者佩戴锁骨带下床活动,做好安全防护。

（6）积极进行护理干预,预防肺部感染、尿路感染、压力性损伤及下肢深静脉血栓形成等并发症的发生。

（7）麻醉恢复即开始指导患者进行腕关节、掌指关节、指间关节、肘关节屈伸功能锻炼。术后2~3 d根据患者情况进行患肢上臂肌肉的等长收缩锻炼,每日2~3次,每次15~20 min,循序渐进,以不疲劳为度。

（8）给予穴位按摩（内关、合谷）以达疏通经络、宽胸理气的作用,预防恶心、呕吐。

（三）临证施护

1.气胸

（1）观察患者的生命体征变化。

（2）当患者出现憋气,呼吸频率加快,呼吸困难,应高度警惕气胸的发生。

2.臂丛神经损伤:观察患侧肢体、手指的感觉及运动功能,有异常时及时报告医生。

▶▶ 四、健康指导

（一）生活起居

1. 保持病室安静、整洁，空气清新，温、湿度适宜。

2. 慎起居，避风寒，注意保暖，防止受凉。

3. 下床活动时做好安全防护，防跌倒。

（二）体位指导

1. 卧床时将肩胛区垫高，以保持两肩后伸禁止患侧卧位。

2. 下床活动时要佩戴锁骨带固定，双手叉腰、昂首挺胸，以缓解对双侧腋下神经、血管的压迫。

3. 切开复位术患者，术后给予前臂悬吊带或贴胸带悬吊患肢。

（三）饮食指导

1. 气滞血瘀证：宜食行气活血、消肿化瘀的食品，如白萝卜、红糖、山楂、生姜等，少食甜食、土豆等胀气食物，忌食酸辣、燥热、油腻食物，切不可过早食肥腻滋补之品，避免瘀血积滞，使骨痂生长迟缓。

2. 瘀血凝滞证：宜食和营止痛、接骨续筋、舒筋活络的食品，满足骨痂生长的需要。食谱上给以骨头汤、田七煲鸡、鸽子汤、动物肝脏之类，以补给更多的维生素 A、维生素 D、钙及蛋白质。

3. 肝肾亏虚证：宜食补气养血、健脾益胃、补益肝肾、强筋健骨的食品，如鱼、虾、肉、蛋、牛奶、新鲜蔬菜、水果，可再配以老母鸡汤、猪骨汤、半骨汤、鹿筋汤、炖水鱼等，能饮酒者可选用杜仲骨碎补酒、鸡血藤酒、虎骨木瓜酒等。适量食用榛子、核桃等坚果食物以补充钙及微量元素。

（四）情志护理

1. 向患者介绍本疾病的治疗经过及转归，取得患者配合。

2. 多鼓励支持患者，介绍成功的病例，帮助其树立战胜疾病的信心。

3. 建立家庭支持系统，给予亲情关怀。

4. 情绪烦躁时，指导患者安神静志法放松：闭目静心全身放松、平静呼吸，或听五行音乐，以达到周身气血流通舒畅；也可使用开天门按摩疗法以缓解烦躁情绪。

（五）康复指导

1. 在医生（康复师）的指导下，帮助和督促患者进行康复训练。

2. 告知患者应注意加强患肢的功能锻炼，复位后即可练习指、掌、腕、肘关节活动，进行上臂肌肉的主动收缩锻炼。骨折中期加强腕关节、肘关节活动。骨折后期进行肩关节锻炼。活动范围由小到大，次数由少到多。

3. 术后康复

（1）患者行切开复位内固定术，术后麻醉消失即指导患者行手、腕、肘部活动。

（2）术后 1 周，指导患者主动进行患肢握拳、伸指，腕关节掌屈、背伸，左右摆掌，屈伸肘关节,每日 2 次,每次 5 ~ 10 min。

(3)术后 2 ~ 4 周,继续上述内容,锻炼强度适当增加。

(4)术后 5 ~ 6 周,进行手部及腕、肘关节的各种活动,如抓空增力、左右侧屈、肘部伸屈等,可借助握力器、橡皮泥、橡皮圈、松紧带等工具;做肩关节活动,如屈肘耸肩、肩部后伸、钟摆活动。每日 2 次,每次 10 ~ 15 min。

(六)出院指导

1.保持生活规律,乐观情绪,避免不良刺激。

2.预防感冒,室内经常通风换气,保持空气清新。

3.鼓励患者进食高蛋白、高热量、高维生素饮食,如牛奶、豆类、虾皮等,以促进骨折愈合。

4.指导患者和家属正确佩戴锁骨带,将患肢处于中立位或治疗性体位。手法复位后儿童锁骨带固定 2 ~ 3 周,成人锁骨带固定 4 周,粉碎性骨折固定 6 周。术后前臂悬吊带或上臂贴胸带固定 5 ~ 6 周。

5.根据骨折愈合情况,遵医嘱继续口服接骨续筋药物,并嘱其多饮温开水。

6.继续遵医嘱功能锻炼,注意逐渐增加活动量,避免活动过量引起不适。

7.嘱患者按时复查。若有患肢疼痛等不适,应随时就诊。

第四节　肩关节脱位

肩关节脱位是由于肩关节的关节囊和韧带薄弱而松弛,在直接或间接暴力作用下,肱骨头突破关节囊而移位,可引起关节囊破裂及肩袖损伤,是全身关节脱位中最常见的脱位之一,约占 40% 以上,好发于 20 ~ 50 岁的男性。

▶▶ 一、证候要点

1.气滞血瘀证:伤后 1 ~ 2 周,患肢疼痛明显,局部肿胀,瘀斑,肩部活动障碍。舌质紫暗或有瘀斑,苔薄白,脉弦涩。

2.瘀血凝滞证:伤后 3 ~ 6 周,脱位处疼痛减轻,肿胀消退,脱位断端初步稳定。舌质暗红或紫暗,苔薄白或薄黄,脉弦或细。

3.肝肾亏虚证:伤后 7 ~ 8 周,脱位端比较稳定,两目干涩,视物模糊,筋骨痿弱,头晕耳鸣,腰膝酸软,倦怠乏力,面色少华。舌质淡或舌红苔少,脉沉细。

▶▶ 二、主要症状/证候评估与施护

(一)疼痛

1.评估疼痛的程度、性质、原因、伴随症状,做好疼痛评分,记录具体分值。

2.给予中医外治:中药热硬膏外敷、中药离子导入等。

3.给予耳穴贴压:取神门、交感、皮质下、肝、肾等穴位。

4.行腕踝针治疗。

5.给予物理治疗:冷疗、中频脉冲电治疗、磁热疗法等。

6.给予止痛药物或者中药汤剂口服,并观察用药后的反应及效果。

(二)肿胀和瘀斑

1.评估肿胀和瘀斑的程度、范围、伴随症状,并做好标记和记录。

2.密切观察有无肿胀进行性加重,组织紧张,皮肤张力增加,若有异常,应立即报告医生及时处理。

3.观察肢体血运及颜色。

4.抬高患肢,以促进静脉、淋巴液回流,减轻或预防肢体肿胀。

5.受伤早期局部给予冷疗,降低毛细血管通透性,减少组织间液渗出,以减轻肿胀。

6.给予口服中药汤剂或活血化瘀、消肿药物。

7.给予冰硝散外敷、中药涂擦、中药湿敷、中药封包、中药塌渍等。

(三)患肢活动障碍

1.评估患肢活动障碍的原因、性质,观察患肢循环、感觉、运动情况。

2.夹板、石膏及支具固定患者,避免外固定过紧压迫致臂丛神经损伤的发生。

3.改变体位时注意保护患肢,避免外力的干扰。

三、中医治疗与护理

(一)非手术治疗与护理

1.手法整复前告知患者整复方法及注意事项。

2.手法整复后注意观察患者腋神经、正中神经的功能,有无手指感觉麻木及活动受限,若有异常,及时告知医生处理。

3.手法整复后石膏固定或夹板固定者,注意观察石膏、夹板的松紧度,避免压力性损伤的出现。

4.手法整复后指导患者进行患肢握拳伸指、抓空增力、分指并指锻炼,前臂肌肉的收缩活动,腕关节和肘关节屈伸活动,每日 2 ~ 3 次,每次 15 ~ 20 min。

5.复位后下床活动时,在医护人员指导下下床活动,避免跌倒。

(二)手术治疗与护理

1.术前

(1)评估患者全身、生命体征、骨伤专科、生活自理能力、皮肤及用药等情况。

(2)治疗和控制原发病,按要求定时测量生命体征,如有异常,及时报告医生。

(3)做好术前宣教和心理护理,告知患者手术相关注意事项,取得患者配合。

(4)根据季节变化做好防护,戒烟戒酒,避免六淫侵袭,预防感冒。

(5)做好术前皮肤准备,更换干净衣裤,保持个人卫生。

(6)术前根据手术台次进行肠道准备。

(7)做好药敏试验等准备,并做好记录。

(8)给予耳穴贴压,缓解患者焦虑情绪。

2.术后

(1)术后妥善安置患者,抬高患肢并保持功能位或治疗性体位。

(2)监测生命体征。

(3)观察患肢末梢循环、感觉、运动及伤口渗血情况。

(4)根据麻醉方式告知患者进食时间,并给予饮食调护。

(5)根据手术方式,术后协助患者下床活动,做好安全防护。

(6)积极进行护理干预,预防肺部感染、尿路感染、压力性损伤及下肢深静脉血栓形成等并发症的发生。

(7)麻醉恢复即开始指导患者进行患肢指间关节、掌指关节、腕关节、肘关节屈伸功能锻炼,根据患者情况进行患肢上臂及前臂肌肉的等长收缩锻炼,每日 2～3 次,每次 15～20 min。

(三)临证施护

1.神经损伤

(1)评估患肢疼痛、感觉的性质、范围、程度,必要时与健肢对比。

(2)对有神经损伤的患者,保持患肢中立位,肢体功能位放置,鼓励主、被动活动,防止肌肉萎缩或关节粘连;以上症状出现进行性加重时及时报告。

2.压力性损伤:夹板、石膏及支具固定的患者,避免固定过紧,以免造成周围皮肤压力性损伤的发生。

▶▶ 四、健康指导

(一)生活起居

1.保持病室安静、整洁,空气清新,温、湿度适宜。

2.慎起居,避风寒,注意保暖,防止受凉。

3.下床活动时做好安全防护,防跌倒。

(二)体位指导

1.给予支具固定,抬高患肢并保持功能位或治疗性体位。

2.卧位时抬高患肢,以促进静脉、淋巴液回流,减轻或预防肢体肿胀。

3.患者站立或行走时佩戴前臂吊带。

4.改变体位时注意保护患肢,避免诱发再次脱位。

(三)饮食指导

1.气滞血瘀证:宜食行气活血、消肿化瘀的食物,如白萝卜、红糖、山楂、生姜等,忌食酸辣、燥热、油腻食物,尤不可过早施以肥腻滋补之品,避免瘀血积滞,使骨痂生长迟缓。

2.瘀血凝滞证:宜食和营止痛、接骨续筋、舒筋活络的食物,给予骨头汤、田七煲鸡、鸽子汤、动物肝脏之类,以补给更多的维生素 A、维生素 D、钙及蛋白质,满足骨痂生长的需要。

3.肝肾亏虚证:宜食补气养血、健脾益胃、补益肝肾、强筋健骨的食物。饮食上可以解除禁忌,食谱可再配以老母鸡汤、猪骨汤等,能饮酒者可选用杜仲骨碎补酒、鸡血藤酒、虎骨木瓜酒等。适量食用榛子、核桃等坚果食物。

(四)情志护理

1.向患者介绍本疾病的治疗经过及转归,取得患者配合。

2.多鼓励支持患者,介绍成功的病例,帮助其树立战胜疾病的信心。

3.建立家庭支持系统,给予亲情关怀。

4.情绪烦躁时,指导患者安神静志法放松:闭目静心全身放松、平静呼吸,或听五行音乐,以达到周身气血流通舒畅;也可使用开天门按摩疗法以缓解烦躁情绪。

(五)康复指导

1.在医生(康复师)的指导下,帮助和督促患者进行康复训练。

2.告知患者应坚持功能锻炼,促进肩部功能恢复,增强患者自我保健意识。

3.康复锻炼

(1)复位或手术后一般用弹力带将肩关节固定于内收、旋内位,肘部过屈位固定,肘关节屈曲120°。注意松紧带的松紧度,过松过紧及时调整。平卧位休息,禁止患侧卧位。

(2)1~2周后,进行手部及腕关节的各种活动,如抓空增力、左右侧屈、掌屈背伸等,每日2~3次,每次5~10 min,以不感到疼痛为宜。

(3)3~4周后,在早期活动的基础上进行肩关节的轻度活动,如屈肘耸肩等。每日2~3次,每次15~20 min。

(4)5~6周解除外固定后,配合中药熏洗、蜡疗、按摩、火龙罐等中医疗法。进行肘关节、肩关节的活动,如屈肘展肩、内收探肩、后伸探背、上肢回旋、弯腰划圈、外展指路、手指爬墙、手拉滑车等,每日2~3次,每次15~20 min。

(六)出院指导

1.保持生活规律,乐观情绪,避免不良刺激。

2.避免感冒,室内经常通风换气,保持空气清新。

3.鼓励患者进食高蛋白、高热量、高维生素饮食,如牛奶、豆类、虾皮等,以促进骨折愈合。

4.有夹板、石膏及支具固定的患者,嘱其注意观察肢体远端血液循环、活动和感觉情况,观察夹板或石膏的松紧是否适宜。

5.根据骨折愈合情况,遵医嘱继续口服接骨续筋药物,并嘱其多饮温开水。

6.继续遵医嘱功能锻炼,注意逐渐增加活动量,避免活动过度引起不适。

7.嘱患者按时复查。若有患肢疼痛等不适,应随时就诊。

第五节 肩袖损伤

肩袖损伤是临床中常见的肩部损伤之一,是以肩关节疼痛和功能障碍为主要特征的疾病,严重时可伴有肌肉萎缩症状,常见于老年人。

▶▶ 一、证候要点

1.气滞血瘀证:有急性损伤史、重复性或累积性损伤史,患肩疼痛,急性期疼痛剧烈,呈持续性,慢性期呈自发性钝痛。夜间痛甚,患臂外展上举60°～120°疼痛加重,患肩活动障碍。舌质紫暗或有瘀斑,苔薄白,脉弦涩。

2.肝肾亏虚证:系退变所致,患肩疼痛,初期呈间歇性,在劳作及夜间加重,休息后减轻,患臂外展上举60°～120°疼痛加重,夜间痛甚,患肩活动障碍。病程较长者,肩周有不同程度的肌肉萎缩。两目干涩,视物模糊,筋骨痿弱,头晕耳鸣,腰膝酸软,倦怠乏力,面色少华。舌质淡或舌红苔少,脉沉细。

▶▶ 二、主要症状/证候评估与施护

（一）疼痛

1.评估疼痛的程度、性质、原因、伴随症状,做好疼痛评分,记录具体分值。

2.给予中医外治:中药热硬膏外敷、中药熏洗。

3.给予耳穴贴压:取神门、交感、皮质下、肝、肾等穴位。

4.行腕踝针治疗。

5.给予物理治疗:冷疗、中频脉冲电治疗、磁热疗法等。

6.给予止痛药物或者中药汤剂口服,并观察用药后反应及效果。

（二）患肢活动障碍

1.评估患肢末梢血运、感觉及肢体活动情况。

2.外展支具固定,保持肩关节外展位。

3.改变体位时注意保护患肢,保持支具固定稳妥。

▶▶ 三、中医治疗与护理

（一）非手术治疗与护理

1.支具固定者,告知其相关注意事项,注意观察支具是否适宜,防止压力性损伤,注意保持身体平衡,以防跌倒。

2.应用非甾体抗炎药者,注意观察用药效果并及时记录。

3.外敷活血化瘀中药者,向患者讲解相关注意事项。

4.局部封闭的患者要观察封闭后的反应及效果。

5.根据肩袖损伤程度分期逐渐进行功能锻炼。

6.给予中医外治疗法:针灸、中医定向透药疗法、中药熏洗等。

（二）手术治疗与护理

1.术前

（1）评估患者全身、生命体征、骨伤专科、生活自理能力、皮肤及用药等情况。

（2）治疗和控制原发病，按要求定时测量生命体征，如有异常，及时报告医生。

（3）做好术前宣教和心理护理，告知患者手术相关注意事项，取得患者配合。

（4）根据季节变化做好防护，戒烟戒酒，避免六淫侵袭，预防感冒。

（5）做好术前皮肤准备，更换干净衣裤，保持个人卫生。

（6）术前根据手术台次进行肠道准备。

（7）做好药敏试验等准备，并做好记录。

（8）给予耳穴贴压，缓解焦虑情绪。

2. 术后

（1）抬高患肢，保持功能位或治疗性体位肩部抬高，屈肘位将患肢置于胸前；下床时用前臂吊带或贴胸带固定；应用外展支具固定者保持固定稳妥。

（2）监测生命体征。

（3）观察患肢末梢循环、感觉、运动及伤口渗血情况。

（4）根据麻醉方式告知患者进食时间，并给予饮食调护。

（5）积极进行护理干预，预防肺部感染、尿路感染、压力性损伤及下肢深静脉血栓形成等并发症的发生。

（6）嘱患者术后返回病房即握松拳及屈肘运动，握松拳每分钟 30 次，每次 15 min；循序渐进开展伸肘、屈肘、屈腕关节和背伸腕关节活动；术后第 1 天，在保持握松拳及屈肘运动的同时，增加肩关节的被动活动；术后第 3 天可进行内收、旋内、外展的肩关节运动，可进行术后摆掌运动，伸直患肢五指，手掌向身体前侧来回摆动。

▶▶ 四、健康指导

（一）生活起居

1. 保持病室安静、整洁，空气清新，温、湿度适宜。

2. 慎起居，避风寒，注意保暖，防止受凉。

3. 下床活动时做好安全防护，防跌倒。

4. 指导患者日常生活中注意避免重复性或累积性的损伤。

（二）体位指导

1. 平卧位，肩部抬高，屈肘位将患肢置于胸前。

2. 下床时用前臂吊带或贴胸带固定。

3. 应用外展支具固定者保持固定稳妥。

（三）饮食指导

1. 气滞血瘀证：宜食行气止痛、活血化瘀的食物，如白萝卜、红糖、山楂等，少食寒凉、辛辣刺激等食物，尤其不可过食肥腻滋补之品。

2. 肝肾亏虚证：宜食滋补肝肾、补益气血的食物，如鱼、虾、肉、蛋、牛奶、新鲜蔬菜、水果等。多食富含胶原蛋白的食物，如蹄筋、大骨汤等。

（四）情志护理

1. 向患者介绍本疾病的治疗经过及转归，取得患者配合。

2. 多鼓励支持患者,介绍成功的病例,帮助其树立战胜疾病的信心。

3. 建立家庭支持系统,给予患者亲情关怀。

4. 患者情绪烦躁时,指导其安神静志法放松:闭目静心全身放松、平静呼吸,或听五行音乐,以达到周身气血流通舒畅;也可使用开天门按摩疗法以缓解烦躁情绪。

(五)康复指导

1. 在医生(康复师)的指导下,帮助和督促患者进行康复训练。

2. 告知患者功能锻炼的方法及重要性,指导其进行手、腕、肘、肩关节活动,活动范围由小到大,次数由少到多,且不可操之过急。

3. 术后康复

(1)患者行切开修补或肩关节镜下修补术,术后麻醉消失即遵医嘱指导患者进行手指、腕关节主动活动,肘关节被动屈伸活动。

(2)肩袖损伤(<3 cm 的撕裂)

1)术后 2 周内肩部制动,遵医嘱指导患者进行指间关节、掌指关节的活动,如握拳、抓空增力、五指起落等;腕关节的掌屈背伸、左右摆掌等;主动伸屈肘关节,每日 3 次,每次 5～10 min。

2)术后 3～6 周,在上述活动的基础上,协助患者被动肩关节活动训练,如钟摆运动、前屈、外旋等,每日 3 次,每次 5～10 min。此期避免肩关节内收活动。

3)术后 7～12 周,可主动肩关节前屈、后伸、内收、外展、旋内、旋外、环转活动锻炼,如弯腰划圈、后伸探背、手指爬墙、屈肘耸肩、托手屈肘上举等,每日 3 次,每次 10～15 min。

4)术后 13～16 周,从肩关节主动活动锻炼过渡到肩袖的肌力训练,如手拉滑车,弹力带抗阻力肩关节前屈、旋内、旋外等,每日 3 次,每次 20～30 min。

(3)肩袖损伤(>3 cm 的撕裂)

1)术后 4 周内肩部制动,遵医嘱指导患者进行指间关节、掌指关节及腕关节、肘关节活动。

2)术后 5～8 周,在上述活动的基础上,协助患者被动肩关节活动训练,此期避免肩关节内收活动。

3)术后 9～12 周,可主动肩关节前屈、后伸、内收、外展、旋内、旋外、环转活动锻炼。

4)术后 13～16 周,从肩关节主动活动锻炼过渡到肩袖的肌力训练。

(六)出院指导

1. 保持生活规律,情绪乐观,避免不良刺激。

2. 避免感冒,室内经常通风换气,保持空气清新。

3. 鼓励患者多食滋肝补肾的食物,如鸽子汤、核桃等。

4. 指导患者正确佩戴外展支具,将患肢置于外展位或治疗所需体位。休息时应仰卧位,避免术侧卧位。

5. 继续遵医嘱功能锻炼,注意逐渐增加活动量,避免活动过量引起不适。

6. 嘱患者按时复查。若有患肢疼痛等不适,应随时就诊。

第六节　网球肘

网球肘(肱骨外上髁炎)是肘关节劳损的常见病变,属运动系统肌肉软组织损伤性疾病。其主要症状是肘关节外侧疼痛,活动受限,以旋前伸肘为甚,肱骨外上髁附近常有明显压痛点,是上肢常见的损伤之一,发病率为1.0% ~ 12.2%,多见于45 ~ 54岁人群。

▶▶ 一、证候要点

1.风寒阻络证:肘部酸痛麻木、屈伸不利、遇寒加重、得温痛缓。舌苔薄白或白滑,脉弦紧或浮紧。

2.湿热内蕴证:肘外侧疼痛,有热感,局部压痛明显,活动后疼痛减轻,伴口渴不欲饮。舌苔黄腻,脉濡数。

3.气血亏虚证:起病时间较长,肘部酸痛反复发作,提物无力,肘外侧压痛,喜按喜揉,并见少气懒言,面色苍白。舌淡苔白,脉沉细。

▶▶ 二、主要症状/证候评估与施护

(一)疼痛

1.评估疼痛的程度、性质、原因、伴随症状,做好疼痛评分,记录具体分值。

2.给予中医外治疗法:中药外敷、中药塌渍、中药封包、中药熏洗、中药离子导入等。

3.给予中医疗法:推拿、刮痧、火龙罐、艾灸、蜡疗、耳穴贴压、针灸、针刀、臭氧注射、腕踝针等。

4.给予物理疗法:红外线照射、磁热疗法、冷冻疗法、光疗、体外冲击波等。

5.给予止痛药物或者中药汤剂口服,并观察用药后的反应及效果。

(二)患肢活动障碍

1.评估患肢活动障碍的原因、性质,观察上肢循环、感觉、运动情况。

2.给予支具固定,抬高患肢并保持功能位或治疗性体位。

3.改变体位时注意保护患肢,避免前臂做过度旋内或旋外位的动作,禁止提重物。

▶▶ 三、中医治疗与护理

(一)非手术治疗与护理

1.治疗前告知患者治疗的方法及注意事项。

2.治疗后观察患肢末梢血液循环、感觉、运动情况。如有异常及时告知医生处理。

3.治疗后支具固定者,防止皮肤压力性损伤的发生。

4.分阶段指导患者进行康复锻炼。早期使用支具保护肘关节,进行指间关节、掌指关节、腕关节、肩关节的锻炼;中期在早期锻炼的基础上做有阻力的前臂旋内、旋外训练

和肩部肌肉力量训练;后期继续加强上肢肌肉力量训练、握力训练和专业运动训练,如轻微挥网球拍等。每日 2 ~ 3 次,每次 15 ~ 20 min。

（二）手术治疗与护理

1. 术前

（1）评估患者全身、生命体征、骨伤专科、生活自理能力、皮肤及用药等情况。

（2）治疗和控制原发病,按要求定时测量生命体征,如有异常,及时报告医生处理。

（3）做好术前宣教和心理护理,告知患者手术相关注意事项,取得患者配合。

（4）根据季节变化做好防护,戒烟戒酒,避免六淫侵袭,预防感冒。

（5）做好术前皮肤准备,更换干净衣裤,保持个人卫生。

（6）术前根据手术台次进行肠道准备。

（7）做好药敏试验等准备,并做好记录。

（8）给予耳穴贴压,缓解患者焦虑情绪。

2. 术后

（1）术后妥善安置患者,抬高患肢并保持功能位或治疗性体位。

（2）监测患者生命体征。

（3）观察患肢末梢循环、感觉、运动及伤口渗血情况。

（4）根据麻醉方式告知患者进食时间,并给予饮食调护。

（5）根据手术方式,术后协助患者佩戴前臂吊带下床活动时,做好安全防护。

（6）积极进行护理干预,预防患者肺部感染、尿路感染、压力性损伤及下肢深静脉血栓形成等并发症的发生。

（7）麻醉恢复即开始指导患者进行患肢指间关节、掌指关节、腕关节、肩关节功能锻炼,每日 2 ~ 3 次,每次 15 ~ 20 min。

（8）术后 24 ~ 48 h 内使用冷疗治疗。

▶▶ 四、健康指导

（一）生活起居

1. 保持病室安静、整洁,空气清新,温、湿度适宜。

2. 慎起居,避风寒,注意保暖,防止受凉。

3. 下床活动时做好安全防护,防跌倒。

（二）体位指导

1. 卧位时,抬高患肢,以促进静脉、淋巴液回流,减轻或预防肢体肿胀。

2. 下床活动时佩戴前臂吊带。

（三）饮食指导

1. 风寒阻络证:宜食祛风散寒温性食物,如大豆、羊肉、狗肉、胡椒、花椒等,忌食凉性食物及生冷瓜果、冷饮,多饮温热茶饮。

2. 湿热内蕴证:宜食清热利湿的食物,如薏苡仁、冬瓜等。忌食生冷、辛辣、滋腻、温燥、伤阴的食品,如洋葱、荔枝、狗肉、羊肉等。

3.气血亏虚证:宜食益气养阴的食物,如莲子、红枣、桂圆等。

(四)情志护理

1.向患者介绍本疾病的治疗经过及转归,取得患者配合。

2.多鼓励支持患者,介绍成功病例,帮助其树立战胜疾病的信心。

3.建立家庭支持系统,给予患者亲情关怀。

4.患者情绪烦躁时,指导其以安神静志法放松:闭目静心、全身放松、平静呼吸,或听五行音乐,以达到周身气血流通舒畅;也可使用开天门按摩疗法以缓解烦躁情绪。

(五)康复指导

1.急性发作期避免做抓握或提举物体的动作,必要时可做适当固定,选择三角巾悬吊或前臂石膏固定3周左右。

2.疼痛明显缓解后应解除固定并逐渐开始进行肘关节活动。

3.术后康复

(1)0~6周:肘关节屈肘90°固定,前臂中立位,手腕部不固定,维持48 h。麻醉消失后指导患者进行手腕部活动。术后48 h即开始练习肘关节主动活动。此后肘关节间断用外固定保护3~5 d,期间可进行正常的日常活动。术后5~6 d根据患者情况可进行不对抗阻力的主动腕关节屈伸、左右摆掌及前臂旋内、旋外练习。术后3周开始腕关节抗阻力练习。每日2~3次,每次15~20 min。此期禁止抓握和提重物。

(2)6~12周:加大肩关节及肩部肌肉力量训练,根据患者的具体情况,指导患者在支具保护下对抗外力练习腕关节屈伸、左右摆掌及前臂旋前、旋后。每日2~3次,每次15~20 min。此期可做适度抓握和肌肉训练。

(3)12~20周:继续肩部及前臂肌肉训练,增加腕关节功能训练,抓握力训练。对有更高要求的患者,可以继续应用对抗外力支具。外固定解除后,配合中药熏洗、蜡疗、艾灸、火龙罐按摩等中医疗法,全面锻炼患肢功能。

(4)功能锻炼以患者自感稍微疲劳、休息后能缓解、不引起疼痛为原则,并应循序渐进。

(六)出院指导

1.保持生活规律,情绪乐观,避免不良刺激。

2.避免感冒,室内经常通风换气,保持空气清新

3.遵医嘱正确服用非甾体抗炎药,告知注意事项。

4.安排合适的运动方式,注意防止过重体力劳动。

5.疼痛发作后用冰袋冰敷缓解疼痛,每日数次,直至疼痛缓解。

6.抓握或扭转胳膊时,佩戴网球肘护具。

7.定期复查,不适随诊。

第七节　手部骨折

手部是骨折的常见部位之一。近几年随着交通行业的发展,交通事故频发,手部骨折的患病率明显增加,掌、指骨骨折是手部骨折最为常见的骨折类型之一,指某种原因导致手部骨头的连续性以及完整性受到了破坏,骨折后手指有明显的短缩、畸形、反常活动。

▶▶ 一、证候要点

1. 气滞血瘀证:伤后1~2周,患肢疼痛明显,局部肿胀,瘀斑。舌质紫暗或有瘀斑,苔薄白,脉弦涩。

2. 瘀血凝滞证:伤后3~6周,骨折处疼痛减轻,肿胀消退,骨折断端初步稳定。舌质暗红或紫暗,苔薄白或薄黄,脉弦或细。

3. 肝肾亏虚证:伤后7~8周,骨折断端比较稳定,两目干涩、视物模糊、筋骨痿弱、头晕耳鸣、腰膝酸软、倦怠乏力、面色少华。舌质淡或舌红苔少,脉沉细。

▶▶ 二、主要症状/证候评估与施护

(一)疼痛

1. 评估疼痛的性质、部位、持续时间与活动、体位关系,做好疼痛评分,记录具体分值。

2. 给予耳穴贴压:取神门、交感、皮质下、心等穴位。

3. 给予物理治疗。

4. 正确应用镇痛泵,并观察用药后的反应和效果。

5. 保持患肢功能位。

(二)肿胀

1. 评估肿胀的部位、程度、伴随症状,有无张力性水疱并做好标记和记录。

2. 密切观察肢体肿胀、皮肤张力有无进行性加重,肢体末端有无被动牵拉痛,桡动脉搏动情况及肢体颜色有无发绀或苍白,肢体有无蚁行感,警惕骨-筋膜室综合征的发生。如有异常应立即报告医生进行处理。

3. 观察肢体血运及颜色。

4. 抬高患肢,以促进静脉、淋巴液回流,减轻或预防肢体肿胀。

5. 受伤早期局部给予冷疗,降低毛细血管通透性,减少组织间液渗出,以减轻肿胀。

6. 给予口服中药汤剂或活血化瘀、消肿药物。

7. 给予冰硝散外敷、中药涂擦、中药湿敷、中药封包、中药塌渍等。

(三)患肢活动障碍

1. 评估患肢末梢血液循环、感觉、运动情况,防止夹板、石膏、支具外固定造成的压力

性损伤或过紧导致骨-筋膜室综合征的发生。

2.给予支具固定,抬高患肢并保持功能位或治疗性体位。

3.改变体位时注意保护患肢,避免骨折处遭受旋转和成角外力的干扰。

▶▶ 三、中医治疗与护理

（一）非手术治疗与护理

1.手法整复前告知患者整复方法及配合注意事项。

2.手法整复后注意观察患肢有无感觉异常、活动受限,若有异常,及时报告医生处理。

3.手法整复后石膏、夹板或支具固定者,注意观察患肢疼痛、肿胀、末梢感觉、运动及颜色、皮温情况。

4.手法整复后下床活动时,应在医护人员指导下下床。

5.手法根据骨折分期进行功能锻炼。

（二）手术治疗与护理

1.术前

(1)评估患者全身、生命体征、骨伤专科、生活自理能力、皮肤及用药等情况。

(2)治疗和控制原发病,按要求定时测量生命体征,如有异常,及时报告医生。

(3)做好术前宣教和心理护理,告知患者手术相关注意事项,取得患者配合,急诊患者要做好心理疏导,消除其恐惧、紧张情绪。

(4)根据季节变化做好防护,戒烟,避免六淫侵袭,预防感冒。

(5)做好术前皮肤准备,更换干净衣裤,保持个人卫生。

(6)术前根据手术台次进行肠道准备。

(7)做好药敏试验等准备,并做好记录。

(8)给予耳穴贴压,缓解患者的焦虑情绪。

(9)合并有手外伤的患者要严格关注其生命体征的变化,对出血较多的及时输液,并做好配血,以备输血。

2.术后

(1)抬高患肢,保持功能位或治疗性体位,即腕关节背伸30°,掌指关节屈曲45°,指关节稍屈或拇指对掌位。避免患侧长时间卧位,以免影响患肢血液循环,加重水肿。患者坐位或站位时将患肢悬吊于胸前。

(2)监测患者生命体征。

(3)观察体温及刀口有无渗出或异味,患者有无主诉伤口剧痛,手指末端皮肤的颜色、温度、弹性等情况,如发现皮肤苍白或发绀,皮温降低,显著肿胀或指腹萎陷等,立即报告医生及时处理。

(4)合并神经损伤的患者,观察原失去神经支配的区域感觉是否有所恢复,麻木区的范围有无缩小。观察手指活动功能、肌力增长等神经恢复情况。

(5)根据麻醉方式告知患者进食时间,并给予饮食调护。

（6）根据手术方式,术后协助患者佩戴前臂吊带下床活动,做好安全防护。

（7）积极进行护理干预,预防肺部感染、尿路感染、压力性损伤及下肢深静脉血栓形成等并发症的发生。

（三）临证施护

1.骨-筋膜室综合征

（1）详细询问病史,了解受伤机制,受力的大小、方向。

（2）观察患肢疼痛与损伤程度是否成正比,有无持续烧灼样或针刺样剧烈疼痛,被动牵拉时疼痛是否加剧,牵涉痛是骨-筋膜室综合征早期的典型表现。

（3）若患者患肢有蚁行感、麻木感、束带感等异常感觉,应高度警惕。

（4）观察患肢肿胀情况,骨-筋膜室综合征患者肢体严重肿胀呈圆筒状,且坚硬无弹性,皮肤起水疱。观察患肢皮肤颜色,此征患者早期肢体末端潮红、皮温稍高,继而皮肤光亮菲薄,继续发展则呈暗红色或紫暗色,皮温降低,有时可出现大理石样花斑,最后皮肤呈皮革样改变。

（5）将患肢放平,尽量减少患肢活动,严禁按摩、热敷、烤灯照射,必要时冷敷。

2.支具固定患者:预防周围皮肤出现压力性损伤。

四、健康指导

（一）生活起居

1.保持病室安静、整洁,空气清新,温、湿度适宜。

2.慎起居,避风寒,注意保暖,防止受凉。

3.下床活动时做好安全防护,防跌倒。

4.禁止吸烟、饮酒等。

（二）体位指导

1.保持手部功能位:腕关节背伸30°,掌指关节屈曲45°,指关节稍屈或拇指对掌位。避免患侧长时间卧位,以免影响患肢血液循环,加重水肿。

2.平卧位时,抬高患肢,略高于心脏水平,促进静脉和淋巴液回流,减轻肢体肿胀。

3.坐位或站位时将患肢悬吊于胸前。

（三）饮食指导

1.气滞血瘀证:宜食行气活血、消肿化瘀的食品,如白萝卜、红糖、山楂、生姜等,少食甜食、土豆等胀气食物,忌食酸辣、燥热、油腻食物,切不可过早食肥腻滋补之品,避免瘀血积滞,使骨痂生长迟缓。

2.瘀血凝滞证:宜食和营止痛、接骨续筋、舒筋活络的食品,满足骨痂生长的需要。食谱上可给予骨头汤、田七煲鸡、鸽子汤、动物肝脏之类,以补给更多的维生素 A、维生素 D、钙及蛋白质。

3.肝肾亏虚证:宜食补气养血、健脾益胃、补益肝肾、强筋健骨的食品,如鱼、虾、肉、蛋、牛奶,新鲜蔬菜、水果,可再配以老母鸡汤、猪骨汤、半骨汤、鹿筋汤、炖水鱼等,能饮酒者可选用杜仲骨碎补酒、鸡血藤酒、虎骨木瓜酒等。适量食用榛子、核桃等坚果食物以补充钙及微量元素。

（四）情志护理

1. 向患者介绍本疾病的治疗经过及转归，取得患者配合。

2. 多鼓励支持患者，介绍成功病例，帮助其树立战胜疾病的信心。

3. 建立家庭支持系统，给予亲情关怀。

4. 患者情绪烦躁时，指导其以安神静志法放松：闭目静心全身放松、平静呼吸，或听五行音乐，以达到周身气血流通舒畅；也可使用开天门按摩疗法以缓解烦躁情绪。

（五）康复指导

1. 骨折术后石膏、支具固定 3～4 周，固定期间指导患者正常手指屈伸活动，患指开始以被动活动为主，用健手辅助进行各关节的屈伸，活动量以不引起疲劳疼痛为度。

2. 去除外固定后，指导患者做缓慢的主动屈伸活动，每次活动度争取达到最大范围，每日 2～3 次，每次 5～10 min。

3. 去除固定后功能未能正常恢复时，可采用手部作业疗法。

（1）治疗泥手锻炼：治疗泥是采用黏土或着色的橡胶黏土，可根据不同时期调节黏土的量及软硬度，以增强手指肌力、耐力及改善手指灵巧性和协调动作的效果。

（2）弹力治疗带锻炼：根据弹力强度和治疗用途不同，治疗带可分为轻度、中度和强度等数种，主要用于肌力、耐力、协调性和关节活动度的训练。

（3）娱乐性治疗：如捡黄豆、玻璃球或利用镊子或衣夹进行对指、夹捏和手的灵巧性及协调性的练习，也可用圆柱上串珠子的游戏增强手的灵巧性和手眼协调能力。

（六）出院指导

1. 保持生活规律，情绪乐观，避免不良刺激。

2. 避免感冒，室内经常通风换气，保持空气清新。

3. 鼓励患者进食高蛋白、高热量、高维生素饮食，如牛奶、豆类、虾皮等，以促进骨折愈合。

4. 有夹板、石膏及支具固定的患者，嘱其注意观察肢体远端血液循环、活动和感觉情况，观察夹板或石膏的松紧是否适宜。

5. 根据骨折愈合情况，遵医嘱继续口服接骨续筋药物，并嘱其多饮温开水。

6. 继续遵医嘱进行功能锻炼，注意逐渐增加活动量，避免活动过量引起不适。

7. 嘱患者按时复查。若有患肢疼痛等不适，应随时就诊。

第八节　腕管综合征

腕管综合征（carpal tunnel syndrome，CTS）属于临床上较为常见的一种周围神经卡压性疾病，主要指因一系列因素共同作用，促使腕管内容积减小及压力增高，进一步导致正中神经于腕管内受到卡压，最终引发以该神经支配区域麻木、疼痛、无力为主的感觉、运动和自主神经功能紊乱的一组综合征。

一、证候要点

1.寒湿阻络证:肢体关节存在疼痛、酸楚,或肿胀,或抽搐,或麻木不仁,或弛缓;轻者手部麻木,甩手后缓解,重者麻木可放射至前臂,有夜间麻醒史。舌苔呈黄色或白色,脉濡、弦细。

2.气阴两虚证:肢体隐隐作痛,或麻木不仁,或抽搐,肌肉萎缩,疲软无力,局部皮肤发白、发凉,皮肤干燥。手部桡侧三指麻木,对掌活动差,拇短展肌萎缩。晚期大鱼际可有明显萎缩,拇指对掌功能受限。舌苔呈红色,苔薄或少,脉细数。

二、主要症状/证候评估与施护

(一)疼痛、麻木

1.评估疼痛的程度、性质、原因、伴随症状,做好疼痛评分,记录具体分值。

2.给予中医外治:中药热硬膏外敷、中药热熨疗法、中药熏蒸。

3.给予耳穴贴压:取肘、腕、指、风湿线等。

4.给予针灸治疗:合谷刺法、阿是穴刺法、远道巨刺法、电针法、温针灸、麦粒灸等。

5.行腕踝针治疗。

6.给予推拿疗法。

(二)肢体活动障碍

1.评估患肢末梢血运、感觉及活动情况。

2.给予支具固定,抬高患肢并保持功能位。

三、中医治疗与护理

(一)非手术治疗与护理

1.夹板、支具短期固定或减少腕部活动。

2.舒筋活络药内服或外用。内服注意配伍禁忌,外用注意观察皮肤有无过敏反应。

3.局部封闭:利多卡因和曲安奈德注射液腕管内封闭,每周1次,3次为一疗程。封闭后注意做好针眼护理和观察症状改善情况。

4.针灸疗法:在阳溪、偏历、大陵、曲泽、合谷、鱼际、足三里、手三里常规针刺,外劳宫、内劳宫、内关、外关透刺等基础上配合电针及温针灸。

5.若为扭挫伤或劳损引起本病,可用手法治疗,以舒筋活络、舒通气血。术者可用拇、示指腹或指尖按压,按摩患者外关、阳溪、鱼际、合谷、劳宫及痛点等穴,然后将患手在轻度拔伸下缓缓旋转,屈伸腕关节。而后依次拔伸1、2、3、4指,以能发生弹响为佳。

(二)手术治疗与护理

1.术前

(1)评估患者全身、生命体征、骨伤专科、生活自理能力、皮肤及用药等情况。

（2）治疗和控制原发病,按要求定时测量生命体征,如有异常,及时报告医生。

（3）做好术前宣教和心理护理,告知患者手术相关注意事项,取得患者配合。

（4）根据季节变化做好防护,戒烟戒酒,避免六淫侵袭,预防感冒。

（5）做好术前皮肤准备,更换干净衣裤,保持个人卫生。

（6）术前根据手术台次进行肠道准备。

（7）做好药敏试验等准备,并做好记录。

（8）给予耳穴贴压,缓解患者的焦虑情绪。

2.术后

（1）抬高患肢,保持功能位或治疗性体位。

（2）监测患者生命体征。

（3）观察患肢末梢循环、感觉、运动及伤口渗血情况。

（4）根据麻醉方式告知患者进食时间,并给予饮食调护。

（5）根据手术方式,术后协助患者下床活动,做好安全防护。

（6）积极进行护理干预,预防并发症的发生。

（7）观察正中神经支配的区域感觉是否有所恢复,麻木区的范围有无缩小,手指活动功能、肌力增长等神经恢复情况。

▶▶ 四、健康指导

（一）生活起居

1.保持病室安静、整洁,空气清新,温、湿度适宜。

2.慎起居,避风寒,注意保暖,防止受凉。

3.注意手腕部保暖,患手应避免劳累、提重物,睡觉时患手要垫高,防止手腕部受压。

（二）体位指导

1.平卧位时,抬高患肢,保持手部功能位。

2.坐位或站位时将患肢悬吊于胸前,不要下垂。

（三）饮食指导

1.寒湿阻络证:宜食行气止痛、祛风除湿、活血化瘀的食品,如白萝卜、红糖、山楂、生姜等,少食甜食、土豆等胀气食物,不可过食肥腻滋补之品。

2.气阴两虚证:宜食补气养阴之品,如鸭肉、燕窝、海参、桑葚、黑芝麻、藕、山药、甲鱼等,少吃辛辣刺激之品。

（四）情志护理

1.全面了解病情,有针对性地进行疏导,使患者解除顾虑。

2.鼓励患者多参加各种集会、社交活动和串亲访友,分散其注意力,保持情绪平静稳定。

3.介绍成功的病例,帮助患者树立战胜疾病的信心。

（五）康复指导

1.在医生（康复师）的指导下,帮助和督促患者康复训练。

2.告知患者应坚持功能锻炼,增强自我保健意识。

3.指导患者行肘关节伸屈、前臂旋转、腕关节掌屈背伸锻炼,每日2～3次,每次5～10 min。

4.练习手指精细动作,促进功能恢复

(1)患肢手指依次做360°划圈运动。

(2)练习患手握拳、抓空增力、拇指对掌、捡黄豆和米粒等,每日2～3次,每次5～10 min,循序渐进。

（六）出院指导

1.保持生活规律,情绪乐观,避免不良刺激。

2.预防感冒,室内经常通风换气,保持空气清新。

3.嘱患者注意休息,避免患手劳累、提重物,睡觉时患手要垫高,防止手腕部受压。

4.指导患者正确使用药物。

5.继续遵医嘱进行功能锻炼,注意逐渐增加活动量,避免活动过量引起不适。

6.嘱患者按时复查。若有不适,应随时就诊。

第九节　骨皮质缺损

骨皮质缺损指的是四肢皮肤缺损且伴有骨缺损。应用其他治疗效果不佳时,可采用皮瓣移植手术有效修复患者因外伤导致的皮肤缺损及骨质缺损,能最大限度恢复患肢正常功能,提高患者生活质量。皮瓣移植手术主要应用于:①身体任何部位的皮肤缺损,可采用游离移植。②小腿中上段及膝部皮肤缺损,可采用带血管蒂顺行转位移植;小腿下段及足跟部皮肤缺损,可采用逆行转位移植;对侧下肢无法用同侧皮瓣或游离皮瓣修复的皮肤缺损,可采用带血管蒂交叉移植。③同一血管蒂的小腿内侧双叶皮瓣移植可修复手、足部皮肤贯通性缺损或同一肢体相距较近的两处皮肤缺损。④受区血管条件相对较差时,可采用无缺血期的游离小腿内侧皮瓣或胫骨皮瓣进行移植。

▶▶ 一、证候要点

1.气滞血瘀证:伤后1～2周,局部肿胀疼痛,舌质紫暗或有瘀斑,苔薄白,脉弦涩。

2.气血两虚证:伤后3～6周,关节屈伸不利,肢体麻木,四肢乏力;或伴形体虚弱,纳呆,舌质淡,苔薄白。

3.肝肾亏虚证:伤后7～8周,肢体萎软无力,两目干涩,视物模糊,头晕耳鸣,腰膝酸软,倦怠乏力,面色少华,舌质淡或舌红苔少,脉沉细。

▶▶ 二、主要症状/证候评估与施护

（一）疼痛

1.评估疼痛的程度、性质、原因、伴随症状,做好疼痛评分,记录具体分值。

2.保持肢体舒适体位。

3.给予耳穴贴压,取神门、交感、皮质下、肝、肾等穴。

4.行腕踝针治疗。

5.遵医嘱给予止痛药物应用,并观察用药后的反应和效果。

（二）肿胀

1.评估皮瓣肿胀的程度、范围,有无张力性水疱并做好记录。

2.检查蒂部是否扭曲、受压、折叠等。

3.抬高患肢,促进静脉回流。

4.给予活血化瘀、消肿药物,并做好用药指导。

（三）出血

1.评估出血的性质、颜色、量,并做好记录。

2.及时报告医生,查明原因,必要时根据医嘱停止使用抗凝药物。

（四）活动障碍

1.评估疾病对患者日常生活能力的影响,指导健肢操作,以适应患者日常生活。

2.正确及时分阶段指导患者进行患肢功能锻炼。

3.评估皮瓣的温度、弹性、毛细血管充盈情况及患肢末梢血液循环、感觉及肢体活动情况。

三、中医治疗与护理

（一）手术治疗与护理

1.术前

（1）评估患者全身、生命体征、骨伤专科、生活自理能力、皮肤及用药等情况。

（2）治疗和控制原发病,按要求定时测量生命体征,如有异常及时报告医生。

（3）做好术前宣教和心理护理,告知患者手术相关注意事项,取得患者配合。

（4）根据季节变化做好防护,戒烟戒酒,避免六淫侵袭,预防感冒。

（5）做好术前皮肤准备,给予患肢中药泡洗,更换干净衣裤,保持个人卫生。

（6）术前根据医嘱做好肠道准备。

（7）根据医嘱做好配血、药敏试验等准备,并做好记录。

（8）交腿皮瓣移植的患者,指导进行体位适应性练习。

（9）指导患者床上正确使用大小便器。

（10）给予耳穴贴压,减轻紧张情绪,促进患者睡眠。

2.术后

（1）术后妥善安置患者,搬运患者时,注意保护好皮瓣患肢。

（2）保持病房环境安静,整洁,温湿度适宜,禁止主动和被动吸烟。

（3）根据不同的麻醉方式,正确指导患者进食时间。

（4）监测患者生命体征。

（5）嘱患者绝对卧床休息，保持患肢功能位或治疗性体位，以皮瓣蒂部舒展、不折叠、不扭曲为宜。如腹股沟皮瓣置平卧屈膝位，以减少腹部张力；交腿皮瓣置平卧位，抬高双下肢，禁翻身、侧卧。变换体位时动作轻柔，注意保持外固定架固定稳妥。

（6）观察皮瓣血液循环、弹性、颜色、温度、毛细血管充盈情况，每 2 h 观察 1 次，防止发生血管危象。如有异常，及时报告医生处理。

（7）积极进行护理干预，预防肺部感染、尿路感染、压力性损伤及下肢深静脉血栓形成等并发症的发生。

（8）对排尿困难者，可取艾灸关元、中极等穴位，以促进排尿。

（9）给予神阙穴穴位贴敷，预防患者便秘。

（10）给药护理

1）定时应用三抗（抗感染、抗栓塞、抗痉挛）药物治疗。应用抗凝药物时，应注意观察患者有无出血现象。

2）静脉应用活血化瘀中成药注射液时，注意观察滴速和不良反应，使用中药封包治疗减轻药物对血管的刺激，预防静脉炎，提高患者输液时的舒适度。

3）遵医嘱中药内服时，中药汤剂宜饭后 1 h 温服，并观察用药后反应和效果。

（11）指导患者进行床上功能锻炼，预防肌肉萎缩及深静脉血栓形成。

（12）皮瓣阻断试验：皮瓣术后 3～4 周可用卵圆钳或橡皮筋行皮瓣阻断法，观察皮瓣温度、弹性及毛细血管充盈情况，每日 2 次，每次 10～15 min，夹持力度及时间根据皮瓣血液循环情况及患者耐受性逐渐增加，2 d 后可延长为 50～60 min，约 1 周后行断蒂术。骨皮瓣术后两个半月开始皮瓣阻断试验，约 2 周后行断蒂术。

（二）临证施护

1. 血管危象

（1）保持病房环境安静，整洁，温、湿度适宜，室温宜保持在 22～25 ℃，局部烤灯照射。

（2）严禁主动和被动吸烟。

（3）观察皮瓣血液循环、弹性、颜色、温度、毛细血管充盈情况，每 2 h 观察 1 次，防止发生血管危象。如有异常，及时报告医生处理。

（4）术后绝对卧床，禁止患侧卧位压迫肢体引起血运障碍。

（5）做好心理护理，保持乐观情绪。

（6）保持大便通畅。

（7）及时有效地止痛。

2. 恶心、呕吐

（1）观察呕吐物的颜色、气味、性质及量，如呕吐物中呈咖啡色或鲜红色，及时报告医生处理。

（2）给予穴位贴敷：取中脘、足三里、内关等穴。

（3）给予穴位按摩：取内关、足三里等穴。

（4）给予耳穴贴压：取脾、胃、交感、神门、贲门、耳中等穴。

（5）给予吴茱萸热奄包热熨：取上脘、中脘、下脘等穴。

3.腹胀、便秘

（1）给予穴位按摩：取关元、足三里、大横、天枢等穴。

（2）给予耳穴贴压：取大肠、小肠、脾、胃、交感等穴。

（3）给予艾灸：取神阙、天枢、关元等穴位。

（4）指导患者顺结肠方向按摩腹部，必要时遵医嘱给予中药贴脐、中药灌肠。

（5）指导患肢叩击四缝穴、劳宫穴等。

4.失眠

（1）给予五行音乐疗法。

（2）给予开天门按摩促进睡眠。

（3）遵医嘱给予耳穴贴压：取神门、交感、皮质下、内分泌、心、肝、肾等穴。

▶▶ 四、健康指导

（一）生活起居

1.保持病室安静、整洁,空气清新,温、湿度适宜。

2.慎起居,避风寒,注意保暖,防止受凉。

3.注意患肢皮瓣的保暖,防烫伤、磕伤等。

4.交腿皮瓣断蒂后适时指导患者正确使用拐杖下床活动,防跌倒。

5.禁止吸烟、饮酒等。

（二）体位指导

1.卧床休息,保持患肢功能位或治疗性体位,以皮瓣蒂部舒展、不折叠、不扭曲为宜。变换体位时动作轻柔,注意保持外固定架固定稳妥。

2.腹股沟皮瓣置平卧屈膝位,以减少腹部张力。

3.交腿皮瓣置平卧位,抬高双下肢,禁翻身、侧卧。

（三）饮食指导

1.气滞血瘀证:宜食行气止痛、活血化瘀的食物,如白萝卜、红糖、山楂、生姜等,少食甜食、土豆等胀气食物,尤其不可过早食肥腻滋补之品。

2.气血两虚证:宜食补益气血的食物,如大枣、桂圆、阿胶,同时多进食动物肝脏、菠菜等富含铁的食物。

3.肝肾亏虚证:宜食滋补肝肾的食物,如鱼、虾、肉、蛋、牛奶、新鲜蔬菜、水果。适量食用榛子、核桃等坚果类食物。

（四）情志护理

1.向患者介绍本疾病的治疗经过及转归,取得患者配合。

2.因患者术后卧床时间较长,多给予鼓励和支持,介绍成功的病例,帮助患者树立战胜疾病的信心。

3.建立家庭支持系统,给予患者亲情关怀。

4.患者情绪烦躁时,指导其用安神静志法放松:闭目静心全身放松、平静呼吸,或听五行音乐,以达到周身气血流通舒畅;也可使用开天门按摩疗法以缓解烦躁情绪。

（五）康复指导

1. 向患者及其家属讲解功能锻炼的重要性,以取得配合,提高遵医行为。

2. 断蒂前指导并协助患者进行患肢健指各关节主被动活动,每日 2 次,每次 5 ~ 10 min。

3. 断蒂后次日活动腕关节、肘关节及肩关节(交腿皮瓣活动膝、踝关节),每日 2 次,每次 5 ~ 10 min。

4. 功能锻炼以患者自感稍微疲劳、休息后能缓解、不引起疼痛为原则,应循序渐进。

（六）出院指导

1. 生活规律,禁止吸烟,保持乐观情绪,避免不良情绪。

2. 避免感冒,室内经常通风换气,保持空气清新。

3. 鼓励患者进食高蛋白、高热量、高维生素饮食,如牛奶、豆类、虾皮等以促进伤口愈合。

4. 做好患者安全教育,注意皮瓣保暖,防冻伤、烫伤、擦伤等,下肢受伤患者下床活动时防止跌倒。

5. 加强营养,增强机体抵抗力,促进康复。

6. 指导患者正确使用药物治疗。

7. 继续遵医嘱功能锻炼,注意逐渐增加活动量,避免活动过量引起不适。

8. 嘱患者按时复查。如有不适,随时就诊。

第十节 断肢(指)再植

断肢(指)系肢(指)因外伤完全或大部分脱离肢体,是临床中较为严重的一种损伤。断肢(指)再植术是一种将完全或者未完全离断的肢体血管重新吻合以恢复血液循环,并同时进行彻底清创和骨、神经、肌腱及皮肤修复以恢复其功能的精细手术。

▶▶ 一、证候要点

1. 气滞血瘀证:伤后 1 ~ 2 周,肢(指)体离断后骨断筋伤,局部肿胀疼痛。舌质紫暗或有瘀斑,苔薄白,脉弦涩。

2. 气血两虚证:伤后 3 ~ 6 周,关节屈伸不利,肢体麻木,四肢乏力;或伴形体虚弱,纳呆,舌质淡,苔薄白。

3. 肝肾亏虚证:伤后 7 ~ 8 周,肢体萎软无力,两目干涩,视物模糊,头晕耳鸣,腰膝酸软,倦怠乏力,面色少华。舌质淡或舌红苔少,脉沉细。

二、主要症状/证候评估与施护

（一）疼痛

1. 评估疼痛的程度、性质、原因、伴随症状，做好疼痛评分，记录具体分值。

2. 给予耳穴贴压：取神门、交感、皮质下、肝、肾等穴。

3. 行腕踝针治疗。

4. 给予物理治疗：冷疗、中频脉冲电治疗、磁热疗法等。

5. 给予止痛药物或者中药汤剂口服，并观察用药后的反应及效果。

（二）肿胀

1. 评估肿胀的程度、范围、伴随症状，有无张力性水疱并做好记录。再植（移植）组织张力正常时，皮肤张力适中，同健侧或略高于健侧；有血液循环障碍，皮肤无弹性或弹性差；如果动脉供血障碍，则张力降低，组织瘪陷，同时伴有皮肤灰白或苍白，温度降低；如果静脉回流不畅，则张力增加，组织变硬，皮肤变紫。

2. 密切观察再植肢体血运、颜色、温度及毛细血管充盈情况。

3. 抬高患肢，以促进静脉、淋巴液回流，减轻或预防肢体肿胀。

4. 遵医嘱给予口服中药汤剂或活血化瘀、消肿药物。

（三）患肢活动障碍

1. 评估患肢末梢血液循环、感觉、运动情况，防止石膏、支具外固定造成的压力性损伤。

2. 给予支具固定，抬高患肢并保持功能位或治疗性体位。

3. 改变体位时注意保护患肢，避免外力的干扰。

三、中医治疗与护理

（一）手术治疗与护理

1. 术前

（1）给予患者安慰和鼓励，消除患者恐惧、紧张等负性心理。

（2）妥善保存离断的肢（指）体，离体断肢（指）灌注专用保存液后置于4 ℃冰箱低温保存。

（3）大的肢体离断患者使用止血带，详细记录使用止血带时间，定时松解止血带。

（4）严密观察生命体征的变化，发现问题及时报告处理。

（5）迅速做好术前准备，采血检验、导尿、配血、皮试等。

（6）根据医嘱做好药敏试验等准备，并做好记录。

（7）给予耳穴贴压，缓解焦虑情绪。

2. 术后

（1）监测生命体征。

（2）密切观察再植肢体的末梢循环、感觉、运动、伤口渗血、温度、弹性及毛细血管充盈情况。如有异常,及时报告医生给予处理。

(3)根据麻醉方式告知患者进食时间,并给予饮食调护。

(4)保持病房环境安静、整洁,温、湿度适宜,室温宜保持在 22～25 ℃。禁止主动和被动吸烟。

(5)局部遵医嘱进行可见光治疗,距离 30～40 cm,照射在血管吻合口处,提高局部温度,以促进再植肢(指)体的血运。

(6)绝对卧床休息 1～2 周,抬高患肢,保持患肢功能位或治疗体位。

(7)给予神阙穴穴位贴敷,预防患者便秘。

(8)给药护理

1)定时应用三抗(抗感染、抗栓塞、抗痉挛)药物治疗。应用抗凝药物时,应注意观察患者有无出血现象。

2)静脉应用活血化瘀中成药注射液时,注意观察滴速和不良反应,使用中药封包治疗以减轻药物对血管刺激,预防静脉炎,提高患者输液时的舒适度。

3)遵医嘱中药内服时,中药汤剂宜饭后 1 h 温服,并观察用药后反应和效果。

(9)预防皮肤压力性损伤。应用气垫床,保持床铺清洁、干燥,平整无碎屑;定时翻身;中药涂擦易受压部位。

(10)积极进行护理干预,预防肺部感染、尿路感染、压力性损伤及下肢深静脉血栓形成等并发症的发生。

(11)指导患者进行三期功能锻炼,预防肌肉萎缩及深静脉血栓。

(二)临证施护

1.血管危象

(1)密切观察再植肢(指)体的血运、弹性、颜色、温度、毛细血管充盈情况,每 2 h 观察 1 次,防止发生血管危象。

(2)保持患者大便通畅,可以使用穴位贴敷、腹部推拿等中医技术,防止因便秘时用力过大导致血管危象的发生。

(3)使用多普勒动态血流测试仪观察再植肢体的血流情况。

(4)再植肢(指)体颜色由红润转为灰暗或苍白,皮温降低,弹性(张力)下降,皮肤皱纹加深,或抬高患肢时皮肤出现花斑,毛细血管充盈时间延长,动脉搏动弱甚至消失,侧方切口不出血或缓慢渗出暗红色的血液为动脉危象;再植肢(指)体颜色由红润转为紫红或暗红色,皮温下降,毛细血管充盈时间缩短,组织张力明显增高,肿胀有水疱,皮纹变浅或消失,创缘或侧方切口出血活跃,先流出暗红色血液,之后流出鲜红色血液为静脉危象。以上异常情况均应立即报告医生,及时做好处理或手术探查的术前准备。

2.大出血:肢体再植术后,由于感染、血管吻合口出血、应用抗凝药物等,可导致继发性大出血。

(1)密切观察患者生命体征、神志、意识、尿量等,观察绷带松紧度及再植肢体石膏固定松紧度。

(2)观察伤口渗血的性质、颜色、量并做好记录。

(3)绝对卧床,避免翻动幅度过大。

(4)床尾常规备止血带,对出血严重者,在采取临时有效止血措施的同时,积极做好亚急诊手术探查准备。

(5)保持大便通畅。

3.腹胀便秘

(1)给予穴位按摩:取关元、足三里、大横、天枢等穴。

(2)给予耳穴贴压:取大肠、小肠、脾、胃、交感等穴。

(3)给予艾灸:取神阙、天枢、关元等穴。

(4)指导患者顺结肠方向按摩腹部,必要时遵医嘱给予中药贴脐、中药灌肠。

(5)指导患肢叩击四缝穴、劳宫穴等。

▶▶ 四、健康指导

(一)生活起居

1.保持病室安静、整洁,空气清新,温、湿度适宜。

2.慎起居,避风寒,注意保暖,防止受凉。

3.指导患者早期绝对卧床,中后期下床时注意预防跌倒。

4.告知患者禁烟酒,多食香蕉、蜂蜜等润肠通便之品,预防便秘。

(二)体位指导

1.抬高患肢并保持关节功能位,将上肢垫枕或下肢垫枕置于患肢下方,将患肢抬高15～20 cm为宜,以促进静脉回流,减轻肿胀。

2.改变体位时注意保护患肢,避免翻动幅度过大。

3.夜间加强巡视,防止患者睡后不自觉肢体变位。

(三)饮食指导

1.气滞血瘀证:宜食行气止痛、活血化瘀的食物,如白萝卜、红糖、山楂、生姜等,少食甜食、土豆等胀气食物,尤其不可过早食肥腻滋补之品。

2.气血两虚证:宜食补益气血的食物,如大枣、桂圆、阿胶,同时多进食动物肝脏、菠菜等富含铁的食物。

3.肝肾亏虚证:宜食滋补肝肾的食物,如鱼、虾、肉、蛋、牛奶、新鲜蔬菜、水果。适量食用榛子、核桃等坚果类食物。

(四)情志护理

1.向患者介绍本病的治疗经过及转归,取得患者配合。

2.多给予患者鼓励和支持,介绍成功的病例,帮助患者树立战胜疾病的信心。

3.建立家庭支持系统,给予亲情关怀。

4.情绪烦躁时,指导患者安神静志法放松:闭目静心全身放松、平静呼吸,或听五行音乐,以达到周身气血流通舒畅;也可使用开天门按摩疗法以缓解烦躁情绪。

(五)康复指导

1.术后1～3周,医护人员用手指自患肢(指)远端做向心性按摩,未制动的关节可做轻微的伸曲活动,每日 2 次,每次 5 ~ 10 min。

2. 术后 4 ~ 6 周,为无负荷功能恢复期,重点预防关节僵直和肌肉、肌腱粘连及失用性肌肉萎缩。练习患肢(指)屈曲、握拳、对掌分指、直腿抬高伸屈等动作,每日 2 次,每次 5 ~ 10 min,酌情逐渐增加。

3. 术后 6 ~ 8 周开始,重点是促进神经功能恢复,软化瘢痕减少粘连,加强感觉和运动训练。用理疗、中药熏洗、按摩等方法,同时配合主、被动活动,进行推墙、抓皮球、蹬自行车、捏花生米等作业疗法,直到功能满意为止,每日 2 次,每次每个关节活动 5 ~ 10 min。

(六)出院指导

1. 告知患者禁烟酒,因烟中的尼古丁可引起血管痉挛。

2. 保持生活规律,情绪乐观,避免不良刺激。

3. 避免感冒,室内经常通风换气,保持空气清新。

4. 注意保暖,防冻伤、烫伤、擦伤等,下床活动时防止跌倒。

5. 继续加强肢体功能锻炼。

6. 加强营养,增强机体抵抗力,促进康复。

7. 指导患者正确使用药物治疗。

8. 定期复查,不适随诊。

第十一节　创伤性截肢

创伤性截肢是指通过手术切除失去生存能力,没有生理功能,危害人体生命的部分或全部肢体,以挽救患者生命,并通过安装假肢和康复训练来改进肢体功能。

▶▶ 一、证候要点

1. 气滞血瘀证:术后 1 ~ 2 周,患肢肿胀疼痛,舌质紫暗或有瘀斑,苔薄白,脉弦涩。

2. 气血两虚证:术后 3 ~ 6 周,截肢肢体形体虚弱,麻木、乏力,舌质淡,苔薄白。

3. 肝肾亏虚证:术后 7 ~ 8 周,肢体萎软无力,两目干涩,视物模糊,筋骨痿弱,头晕耳鸣,腰膝酸软,倦怠乏力,面色少华。舌质淡或舌红苔少,脉沉细。

▶▶ 二、主要症状/证候评估与施护

(一)残端渗血

1. 床头备止血带。

2. 观察残端渗血情况,评估残端渗血的性质、颜色、量并做好记录。

3. 残端渗血较多时,及时报告医生,查明原因,预防大出血。

(二)患肢痛

1. 做好患者心理护理,尽快接受截肢现实,帮助患者认识疾病,接受患者角色,以正

确的态度对待所患疾病。

2.帮助患者适应医院环境,建立新的人际关系,分散患者注意力,降低患者对幻肢痛的敏感性。

3.和患者共情进行护理干预。

4.鼓励患者积极配合治疗和康复训练,伤口愈合后可开始轻拍患肢,每天 1 ~ 2 次,每次 10 ~ 15 min,并逐渐增加拍打次数和力量。加强残端肌肉锻炼。

5.给予耳穴贴压,取神门、交感、皮质下、肝、肾等穴。

6.必要时应用止痛药物,并观察用药后的反应和效果。

7.给予腕踝针治疗。

(三)活动障碍

1.评估疾病对患者日常生活能力的影响,指导健肢操作,以适应患者日常生活。

2.正确分阶段指导患者进行患肢功能锻炼。

▶▶ 三、中医治疗与护理

(一)手术治疗与护理

1.术前

(1)告知患者及家属做好心理准备。

(2)评估患者全身、生命体征、骨伤专科、生活自理能力、皮肤及用药等情况。

(3)治疗和控制原发病,按要求定时测量生命体征,如有异常,及时报告医生。

(4)必要时建立静脉输液通路。

(5)做好术前皮肤准备,更换干净衣裤,保持个人卫生。

(6)术前根据手术台次进行肠道准备。

(7)做好药敏试验等准备,并做好记录。

(8)给予耳穴贴压,缓解焦虑情绪。

(9)如需使用止血带,准确记录使用时间,严密做好交接班等。

2.术后

(1)床头备止血带,密切观察残端渗血情况。如渗血较多,及时报告医生,预防大出血。

(2)监测患者生命体征。

(3)根据麻醉方式告知患者进食时间,并给予饮食调护。

(4)做好患者心理疏导,家属应积极参与其中,避免对患者表露不愉快的情绪,以减轻患者负担,解除患者孤立无助感。

(5)加强营养,多食高蛋白、粗纤维及润肠通便食物,增加抵抗力,促进伤口愈合,保持大便通畅。

(6)术后为预防关节屈曲、变形影响装置假肢,患肢应保持内收及自然伸直姿势,如上肢截肢时肘关节维持伸直;下肢截肢时膝关节、髋关节应放于伸直位,尤其是小腿截肢,要保持功能位,防止屈曲、畸形、肌肉萎缩。

（7）积极进行护理干预,预防肺部感染、尿路感染、压力性损伤及下肢深静脉血栓形成等并发症。

（二）临证施护

1. 恶心呕吐

（1）观察呕吐物的颜色、气味、性质及量,如呕吐物中呈咖啡色或鲜红色,及时报告医生处理。

（2）给予穴位贴敷:取中脘、足三里、内关等穴。

（3）给予穴位按摩:取内关、足三里等穴。

（4）给予耳穴贴压:取脾、胃、交感、神门、贲门、耳中等穴。

（5）给予吴茱萸热奄包热熨:取上脘、中脘、下脘等穴。

2. 腹胀便秘

（1）给予穴位按摩:取关元、足三里、大横、天枢等穴。

（2）给予耳穴贴压:取大肠、小肠、脾、胃、交感等穴。

（3）给予艾灸:取神阙、天枢、关元等穴位。

（4）指导患者顺着结肠方向按摩腹部,必要时遵医嘱给予中药贴脐、中药灌肠。

（5）指导患肢叩击四缝穴、劳宫穴等。

3. 失眠

（1）给予五行音乐疗法。

（2）给予开天门按摩促进睡眠。

（3）遵医嘱给予耳穴贴压:取神门、交感、皮质下、内分泌、心、肝、肾等穴。

▶▶ 四、健康指导

（一）生活起居

1. 保持病室安静、整洁,空气清新,温、湿度适宜。

2. 慎起居,避风寒,注意保暖,防止受凉。

3. 做好患者安全教育,下床活动时保持好平衡,防止跌倒。

4. 上肢截肢患者指导其健肢操作,以适应日常生活。

5. 下肢截肢指导患者正确使用拐杖下床活动。

（二）体位指导

1. 术后为预防关节屈曲、变形影响装置假肢,患肢应保持内收及自然伸直姿势。

2. 上肢截肢时肘关节维持伸直。

3. 下肢截肢时膝关节、髋关节应放于伸直位,尤其是小腿截肢,要保持功能位,防止屈曲、畸形、肌肉萎缩。

（三）饮食指导

1. 气滞血瘀证:宜食行气止痛、活血化瘀的食物,如白萝卜、红糖、山楂、生姜等,少食甜食、土豆等胀气食物,尤其不可过早食用肥腻滋补之品。

2.气血两虚证:宜食补益气血的食物,如大枣、桂圆、阿胶,同时多进食动物肝脏、菠菜等富含铁的食物。

3.肝肾亏虚证:宜食滋补肝肾的食物,如鱼、虾、肉、蛋、牛奶,新鲜蔬菜水果,适量食用榛子、核桃等坚果类食物。

(四)情志护理

1.做好患者及家属心理疏导,避免对患者表露不愉快情绪,以减轻患者负担及孤立无助感。

2.向患者介绍同类患者生活日常,鼓励患者积极参与治疗,促进身体康复。

3.出现患肢痛时安抚患者,分散其注意力,全身放松、平静呼吸或听五行音乐。

(五)康复指导

1.向患者及其家属讲解功能锻炼的重要性,以取得配合,提高遵医行为。

2.指导患者伤口愈合后即可开始轻拍患肢,每天1~2次,每次10~15 min,并逐渐增加拍打次数和力量。

3.加强残端肌肉锻炼。

4.尽早安装合适的假肢,提高日常生活能力。

(六)出院指导

1.保持生活规律,情绪乐观,避免不良刺激。

2.避免感冒,室内经常通风换气,保持空气清新。

3.做好患者安全教育,下床活动时保持好平衡,防止跌倒。

4.指导患者继续加强肢体功能锻炼。

5.定期复查,如出现残端疼痛等不适及时就诊。

6.根据患者术前情况及术后康复进展,一般患者患肢于1~3个月后可缩至原来肢体大小,即可安装假肢。向患者及其家属讲解安装假肢的注意事项。

(1)注意残端部位的卫生,每天用中性肥皂清洗残端,勿浸泡或在残端涂擦霜或油,以免软化残端皮肤。也不可擦酒精、贴胶布。

(2)注意观察残端皮肤有无发红、撕裂、压痛、皮肤糜烂等情况。

(3)脱掉假肢时,应使用弹性绷带包扎残端,以防止肿胀或脂肪沉积,每天用酒精纱布擦拭假肢接受腔,保持清洁。

(4)合理饮食,保持适当的体重,避免肥胖影响假肢的穿戴。

(5)如患者体重改变或成长中的小孩暂不装永久性假肢。

(6)假肢有损坏或不合适时需随时修护。

第十二节　桡骨小头半脱位

桡骨小头半脱位是临床上小儿常见的肘部损伤,又称牵拉肘、提拉肘、肘脱环、保姆肘、愤怒肘等,多由于手腕和前臂被牵拉所致。本病主要表现为疼痛和功能障碍,多发生于5岁以下幼儿,左侧比右侧多见。

▶▶ 一、证候要点

1.气滞血瘀证:脱位初期,肘关节局部疼痛,动则痛甚,活动受限,舌质紫暗或有瘀斑,苔薄白,脉弦涩。

2.肝肾亏虚证:发病隐蔽,疼痛绵绵,倦怠乏力,面色少华。舌质淡或舌红苔少,脉沉细。

▶▶ 二、主要症状/证候评估与施护

(一)疼痛

1.评估疼痛的程度、性质、原因、伴随症状,做好疼痛评分,记录具体分值。

2.给予耳穴贴压:取神门、心、皮质下、肝、肾等穴位。

3.行腕踝针治疗。

4.给予物理治疗:中频脉冲电治疗、磁热疗法等。

5.必要时给予止痛药物或者中药汤剂口服,并观察用药后反应及效果。

(二)患肢活动障碍

1.评估患肢末梢血运、感觉及肢体活动情况。如发现异常,应及时通知医生进行处理。

2.抬高患肢并保持舒适体位。

3.未复位前减少被动活动。

▶▶ 三、中医治疗与护理

(一)非手术治疗与护理

1.安抚家长,本病复位及时,预后良好,以稳定情绪。

2.复位后需三角巾或石膏、支具固定,同时佩戴合适的前臂悬吊带。

3.石膏固定者石膏未干前不能捏、抓石膏,需移动患肢时用双手手掌平托,以免形成凹陷致局部皮肤受压。

4.整复后注意观察患肢的末梢血液循环、感觉、运动情况,注意有无感觉异常、活动受限,若有异常,及时报告医生处理。

5.石膏、支具固定者,注意避免骨突处受压,防止压力性损伤的发生。

6.监督患儿保持固定姿势,不可随意更换姿势。

7.恢复期观察患者有无疼痛感,有疼痛时及时处理。

(二)临证施护

患儿哭闹可采取以下措施。

1.嘱托家长不要暴力牵连患儿,照顾小儿时动作轻柔,不要粗暴。

2.嘱家长不要急躁,安抚患儿。

3.穿衣时动作要轻柔,先穿患肢,再穿键肢。

▶▶ 四、健康指导

（一）生活起居

1.生活中家长应避免粗暴地给患儿穿脱衣服,尽量轻柔地先穿袖子再套头。

2.监督患儿避免用力甩手,家长避免用力给孩子撸袖子、洗手。

3.平时避免拔河、单杠等需要用力运动。

（二）体位指导

复位后屈肘保持功能位,三角巾或石膏固定。

（三）饮食指导

1.气滞血瘀证:宜食行气止痛、活血化瘀的食物,如白萝卜、红糖、山楂、生姜等,少食甜食、土豆等胀气食物,尤其不可过早食用肥腻滋补之品。

2.肝肾亏虚证:宜食补益肝肾、强壮筋骨的食物,如牛奶、黑芝麻、核桃仁、藕粉、胡萝卜、粟米、牛骨髓等。

（四）情志护理

1.向患儿及家属介绍本疾病的发生、发展及转归,取得患儿及家属的理解和配合,消除不良情绪。

2.向患儿及家属介绍成功的病例,与家属共同帮助患儿树立战胜疾病的信心。

3.因患儿多有惊吓、恐惧及对疼痛的不耐受,常出现哭闹不安,通过言语开导,鼓励、赞美,看动画片、玩玩具、做游戏等方法,使患儿情绪稳定,乐于交流,欢快积极地接受治疗,早期康复。

（五）康复指导

1.在医生(康复师)的指导下,帮助和督促患儿康复训练。

2.告知患儿及家属应坚持进行功能锻炼,制定任务,通过做游戏,使患儿主动配合,促进其肢体功能恢复。

3.功能锻炼以患儿自感稍微疲劳、休息后能缓解、不引起疼痛为原则,应循序渐进。

4.指导患儿进行握拳伸指,腕关节掌屈背伸,肩关节的锻炼,每日 3~5 次,每次 10~15 min。

（六）出院指导

1.保持生活规律,情绪乐观,避免不良刺激。

2.避免感冒,室内经常通风换气,保持空气清新。

3.按医嘱服用活血化瘀药物。

4.保持有效固定,如有石膏、支具固定的患者,嘱其注意观察肢体远端血液循环、活动和感觉情况,观察松紧是否适宜。

5.指导患儿继续加强握拳伸指、腕关节掌屈背伸、肩关节的锻炼。

6.日常生活中注意动作轻柔,避免用力甩手、牵拉幼儿。

7.定期复查,不适随诊。

第十三节　桡骨远端骨折

桡骨远端骨折是指桡骨远端2~3 cm范围内的骨折,此处为松质骨。本病多见于中老年人,女性(占65.8%)多于男性,易发生桡骨远端骨折的年龄段在40~59岁,特别是绝经后妇女,因为激素水平的改变,钙质流失速度更快,经受外力作用易造成此处骨折。

一、证候要点

1.气滞血瘀证:伤后1~2周,患者骨折处红肿热痛明显,可有瘀斑,可伴有发热。舌质紫暗或有瘀斑,苔薄白,脉弦涩。

2.瘀血凝滞证:伤后3~6周,骨折处疼痛减轻,肿胀消退,骨折断端初步稳定。舌质暗红或紫暗,苔薄白或薄黄,脉弦或细。

3.肝肾亏虚证:伤后7~8周,骨折断端比较稳定,两目干涩,视物模糊,筋骨痿弱,头晕耳鸣,腰膝酸软,倦怠乏力,面色少华。舌质淡或舌红苔少,脉沉细。

二、主要症状/证候评估与施护

（一）疼痛

1.评估疼痛的程度、性质、原因、伴随症状,做好疼痛评分,记录具体分值。

2.给予中医外治:中药热硬膏外敷、中药熏洗。

3.给予耳穴贴压:取神门、交感、皮质下、肝、肾、腕等穴。

4.行腕踝针治疗。

5.给予物理治疗:冷疗、中频脉冲电治疗、磁热疗法等。

6.给予止痛药物或者中药汤剂口服,并观察用药后的反应及效果。

（二）肿胀

1.评估肿胀的部位、程度、伴随症状,有无张力性水疱并做好标记和记录。

2.密切观察肢体血运及颜色。

3.抬高患肢,以促进静脉、淋巴液回流,减轻或预防肢体肿胀。

4.受伤早期局部给予冷疗,降低毛细血管通透性,减少组织间液渗出,以减轻肿胀。

5.给予口服中药汤剂或活血化瘀、消肿药物。

6.给予冰硝散外敷、中药涂擦、中药湿敷、中药封包、中药塌渍等。

（三）患肢活动障碍

1.评估患肢末梢血运、感觉及肢体活动情况。注意防止夹板、石膏及支具压迫神经,造成神经损伤,如发现异常,应及时通知医生处理。

2.改变体位时注意保护患肢,维持患肢固定体位,避免骨折处遭受旋转和成角,骨折再次错位。

▶▶ 三、中医治疗与护理

（一）非手术治疗与护理

1. 手法整复前告知患者整复方法及配合注意事项。

2. 整复后注意观察患肢有无感觉异常、活动受限,若有异常,及时报告医生处理。

3. 夹板固定:注意观察夹板松紧度,以扎带在夹板上下移动1 cm为度。

4. 石膏固定:避免石膏潮湿、断裂,石膏边缘皮肤及周围骨突部位,防止压力性损伤的发生。

5. 微型外固定架固定:注意观察针眼处有无渗血,微型架钢针防止松动脱落。

6. 整复后下床活动时,应在医护人员指导下佩戴前臂吊带下床。

7. 指导患者进行患肢指、肘、肩关节的功能锻炼。

（二）手术治疗与护理

1. 术前

（1）评估患者全身、生命体征、骨伤专科、生活自理能力、皮肤及用药等情况。

（2）治疗和控制原发病,按要求定时测量患者生命体征,如有异常,及时报告医生。

（3）做好术前宣教和心理护理,告知患者手术相关注意事项,以取得患者配合。

（4）根据季节变化做好防护,戒烟戒酒,避免六淫侵袭,预防感冒。

（5）做好术前皮肤准备,更换干净衣裤,保持个人卫生。

（6）术前根据手术台次进行肠道准备。

（7）做好药敏试验等准备,并做好记录。

（8）遵医嘱给予耳穴贴压,缓解患者的焦虑情绪。

2. 术后

（1）抬高患肢,保持功能位或治疗性体位。

（2）监测患者生命体征。

（3）观察患肢末梢循环、感觉、运动及伤口渗血情况。

（4）根据麻醉方式告知患者进食时间,并给予饮食调护。

（5）根据手术方式,术后协助患者下床活动,做好安全防护。

（6）积极进行护理干预,预防并发症的发生。

（7）根据患者病情及骨折分期,指导其进行患肢功能锻炼。

（三）临证施护

肿胀可采取以下措施。

1. 评估肿胀的性质、程度,有无张力性水泡并做好记录。

2. 根据肿胀的程度,及时调整夹板及石膏的松紧度。

3. 给予中药涂擦,以活血化瘀消肿。

4. 必要时给予口服中药汤剂或者活血化瘀消肿药物应用。

四、健康指导

(一)生活起居

1. 保持病室安静、整洁,空气清新,温、湿度适宜。

2. 慎起居,避风寒,注意保暖,防止受凉。

3. 下床活动时做好安全防护,防跌倒。

(二)体位指导

1. 卧位时抬高患肢,高于心脏水平面,以利静脉及淋巴回流,减轻肿胀。

2. 下床时将前臂置于中立功能位,屈肘90°用前臂吊带将患肢悬挂胸前。

(三)饮食指导

1. 气滞血瘀证:宜食行气活血、消肿化瘀的食品,如白萝卜、红糖、山楂、生姜等,少食甜食、土豆等胀气食物,忌食酸辣、燥热、油腻食物,切不可过早食肥腻滋补之品,避免瘀血积滞,使骨痂生长迟缓。

2. 瘀血凝滞证:宜食和营止痛、接骨续筋、舒筋活络的食品,以满足骨痂生长的需要。食谱上可给予骨头汤、田七煲鸡、鸽子汤、动物肝脏之类,以补给更多的维生素 A、维生素 D、钙及蛋白质。

3. 肝肾亏虚证:宜补气养血、健脾益胃、补益肝肾、强筋健骨的食品,如鱼、虾、肉、蛋、牛奶、新鲜蔬菜、水果,可再配以老母鸡汤、猪骨汤、半骨汤、鹿筋汤、炖水鱼等,能饮酒者可选用杜仲骨碎补酒、鸡血藤酒、虎骨木瓜酒等。适量食用榛子、核桃等坚果食物以补充钙及微量元素。

(四)情志护理

1. 向患者介绍本病的发生、发展及转归,取得患者理解和配合,消除不良情绪。

2. 介绍成功的病例,帮助患者树立战胜疾病的信心。

3. 患者疼痛时出现烦躁情绪,使用安神静志法:患者闭目静心、全身放松、平静呼吸,或听五行音乐,以达到周身气血流通舒畅;也可使用开天门按摩疗法缓解烦躁情绪。

(五)康复指导

1. 在医生(康复师)的指导下,帮助和督促患者康复训练。

2. 告知患者应坚持功能锻炼,促进肢体功能恢复,增强患者自我保健意识。

3. 根据患者病情及骨折分期,指导患者逐渐加强握拳伸指、并指对指,肘关节及肩关节的功能锻炼,每日 3~5 次,每次 10~15 min。

4. 功能锻炼以患者自感稍微疲劳、休息后能缓解、不引起疼痛为原则,应循序渐进。

(六)出院指导

1. 保持生活规律,情绪乐观,避免不良刺激。

2. 避免感冒,室内经常通风换气,保持空气清新。

3. 鼓励患者进食高蛋白、高热量、高维生素饮食,如牛奶、豆类、虾皮等以促进骨折愈合。

4.如有夹板、石膏及支具固定的患者,嘱其注意观察肢体远端血液循环、活动和感觉情况,观察夹板或石膏的松紧是否适宜。

5.根据骨折愈合情况,遵医嘱继续口服接骨续筋药物,并嘱其多饮温开水。

6.继续遵医嘱功能锻炼,注意逐渐增加活动量,避免活动过量。

7.嘱患者按时复查。若有患肢疼痛等不适,应随时就诊。

第十四节 肱骨髁上骨折

肱骨髁上骨折是指肱骨内外髁上下 2 cm 范围内骨折线通过鹰嘴窝的骨折,该骨折是儿童最常见的骨折,多见于 3~12 岁儿童,5~8 岁尤为多见。

▶▶ 一、证候要点 ●

1.气滞血瘀证:伤后 1~2 周,肘关节局部畸形,肿胀压痛,动则痛甚。舌质紫暗或有瘀斑,苔薄白,脉弦涩。

2.瘀血凝滞证:伤后 3~6 周,骨折处疼痛减轻,肿胀消退,骨折断端初步稳定。舌质暗红或紫暗,苔薄白或薄黄,脉弦或细。

3.肝肾亏虚证:伤后 7~8 周,骨折断端比较稳定,两目干涩,视物模糊,筋骨痿弱,头晕耳鸣,腰膝酸软,倦怠乏力,面色少华。舌质淡或舌红苔少,脉沉细。

▶▶ 二、主要症状/证候评估与施护 ●

(一)疼痛

1.评估疼痛的程度、性质、原因、伴随症状,做好疼痛评分,记录具体分值。

2.给予中医外治:中药热硬膏外敷。

3.给予耳穴贴压:取神门、交感、皮质下、肝、肾、腕等穴。

4.行腕踝针治疗。

5.给予物理治疗:冷疗、中频脉冲电治疗、磁热疗法等。

6.给予止痛药物或者中药汤剂口服,并观察用药后反应及效果。

(二)肿胀

1.评估肿胀的部位、程度、伴随症状,有无张力性水疱并做好标记和记录。

2.观察肢体血运及颜色。

3.抬高患肢,以促进静脉、淋巴液回流,减轻或预防肢体肿胀。

4.受伤早期局部给予冷疗,降低毛细血管通透性,减少组织间液渗出,以减轻肿胀。

5.给予口服中药汤剂或活血化瘀、消肿药物应用。

6.给予中药涂擦、中药湿敷、中药封包、中药塌渍。

(三)患肢活动障碍

1.评估患肢末梢血运、感觉及肢体活动情况。注意防止夹板、石膏压迫神经造成神经损伤,如发现异常,应及时通知医生处理。

2.改变体位时注意保护患肢,维持患肢固定体位,避免骨折处遭受旋转和成角,骨折再次错位。

三、中医治疗与护理

（一）非手术治疗与护理

1.向患儿及家长讲解疾病相关知识,安抚家长及患儿,以稳定情绪。

2.观察患儿患肢疼痛、肿胀及末梢血液循环、感觉、运动情况,判断有无神经血管损伤。

3.卧床休息,抬高患肢,高于心脏水平。

4.夹板固定:注意观察夹板松紧度,以扎带在夹板上下移动1 cm为度。

5.石膏固定:避免石膏潮湿、断裂,石膏边缘皮肤及周围骨突部位,防止压力性损伤发生。

6.闭合复位穿针注意观察针眼处有无渗血,钢针有无脱出。

7.指导患儿进行患肢指、腕、肩关节的功能锻炼。

（二）手术治疗与护理

1.术前

（1）评估患者儿全身、生命体征、骨伤专科、生活自理能力、皮肤及用药等情况。

（2）治疗和控制原发病,按要求定时测量患儿生命体征,如有异常,及时报告医生。

（3）做好术前宣教和心理护理,告知患儿及其家人手术相关注意事项,取得患者配合。

（4）根据季节变化做好防护,避免六淫侵袭,预防感冒。

（5）做好术前皮肤准备,更换干净衣裤,保持个人卫生。

（6）术前根据手术台次进行肠道准备。

（7）做好药敏试验等准备,并做好记录。

（8）给予耳穴贴压,以缓解患儿的焦虑、恐惧情绪。

2.术后

（1）抬高患肢,保持功能位或治疗性体位。

（2）监测生命体征。

（3）观察患肢末梢循环、感觉、运动及伤口渗血情况。

（4）根据麻醉方式告知患儿及其家人进食时间,并给予饮食调护。

（5）根据手术方式,术后协助患儿下床活动时,做好安全防护。

（6）积极进行护理干预,预防并发症的发生。

（7）根据患儿病情及骨折分期,指导患儿进行患肢功能锻炼。

▶▶ **四、健康指导**

（一）生活起居

1. 保持病室安静、整洁，空气清新，温、湿度适宜。

2. 慎起居，避风寒，注意保暖，防止受凉。

3. 下床活动时做好安全防护，防跌倒。

（二）体位指导

1. 卧位时应抬高患肢，高于心脏水平面，以利于静脉及淋巴回流，减轻肿胀。

2. 下床时使用前臂吊带将患肢悬挂胸前。

（三）饮食指导

1. 气滞血瘀证：宜食行气活血、消肿化瘀的食品，如白萝卜、红糖、山楂、生姜等，少食甜食、土豆等胀气食物，忌食酸辣、燥热、油腻食物，切不可过早食肥腻滋补之品，避免瘀血积滞，使骨痂生长迟缓。

2. 瘀血凝滞证：宜和营止痛、接骨续筋、舒筋活络的食品，以满足骨痂生长的需要。食谱上可给予骨头汤、田七煲鸡、鸽子汤、动物肝脏之类，以补给更多的维生素 A、维生素 D、钙及蛋白质。

3. 肝肾亏虚证：宜食补气养血、健脾益胃、补益肝肾、强筋健骨的食品，如鱼、虾、肉、蛋、牛奶、新鲜蔬菜、水果，可再配以老母鸡汤、猪骨汤、半骨汤、鹿筋汤、炖水鱼等，能饮酒者可选用杜仲骨碎补酒、鸡血藤酒、虎骨木瓜酒等。适量食用榛子、核桃等坚果食物以补充钙及微量元素。

（四）情志护理

1. 向患儿及其家属介绍本疾病的发生、发展及转归，取得患儿及其家属的理解和配合，消除不良情绪。

2. 向患儿及其家属介绍成功的病例，与家属共同帮助患儿树立战胜疾病的信心。

3. 因患儿多有惊吓、恐惧以及对疼痛的不耐受，常出现哭闹不安，通过言语开导、鼓励、赞美、看动画片、玩玩具、做游戏等方法，使患儿情绪稳定，乐于交流，欢快积极地接受治疗，早日康复。

（五）康复指导

1. 在医生（康复师）的指导下，帮助和督促患儿康复训练。

2. 告知患儿及其家属应坚持进行功能锻炼，促进肢体功能恢复，增强患儿自我保健意识。

3. 根据患儿病情及骨折分期，指导患儿逐渐加强握拳伸指、腕关节及肩关节的功能锻炼，每日 3~5 次，每次 10~15 min。

4. 功能锻炼以患儿自感稍微疲劳、休息后能缓解、不引起疼痛为原则，应循序渐进。

（六）出院指导

1. 按医嘱服用接骨续筋、活血化瘀药物。

2. 鼓励患儿进食高蛋白、高热量、高维生素饮食,如牛奶、豆类、虾皮等以促进骨折愈合。

3. 注意休息,劳逸结合,合理饮食,增强体质。

4. 根据患儿病情及骨折分期,制订功能锻炼计划,告知家属督导患儿加强握拳伸指、腕关节及肩关节的功能锻炼。

5. 有夹板、石膏及支具固定的患儿,嘱其家属注意观察肢体远端血液循环、活动和感觉情况,观察夹板或石膏的松紧是否适宜。

6. 定期复查,不适随诊。

第二章　下肢骨伤病中医护理方案

第一节　股骨干骨折

股骨干骨折是指股骨小转子下 2～5 cm 起至股骨髁上 2～5 cm 的股骨骨折,多见于青壮年。股骨干骨折由于骨折部位不同可分为上 1/3 骨折,中 1/3 骨折和下 1/3 骨折。其中以下 1/3 骨折最常见;股骨下 1/3 骨折易损伤腘窝部动脉、静脉、神经,发生脂肪栓塞等危险。

▶▶ **一、证候要点**

1. 气滞血瘀证:骨折初期,伤后 1～2 周,局部肿胀疼痛,舌质紫暗或有瘀斑,苔薄白,脉弦涩。
2. 瘀血凝滞证:骨折中期,伤后 3～6 周,骨折处疼痛减轻,肿胀消退,骨折断端初步稳定。舌质暗红或紫暗,苔薄白或薄黄,脉弦或细。
3. 肝肾亏虚证:骨折后期,伤后 7～8 周,骨折断端比较稳定,筋骨痿弱,两目干涩,视物模糊,头晕耳鸣,腰膝酸软,倦怠乏力,面色少华,舌质淡或舌红苔少,脉沉细。

▶▶ **二、主要症状/证候评估与施护**

(一)疼痛
1. 评估疼痛的程度、性质、原因、伴随症状,做好疼痛评分,记录具体分值。
2. 给予中医外治:中药热硬膏外敷。
3. 给予腕踝针治疗。
4. 给予耳穴贴压:取神门、交感、皮质下、肝、肾等穴。
5. 给予物理治疗:冷疗、中频脉冲电治疗、磁热疗法等。
6. 给予止痛药物或者中药汤剂口服。

(二)肿胀
1. 评估肿胀的部位、程度、伴随症状并做好记录。
2. 抬高患肢,利于静脉回流以减轻肿胀。
3. 受伤早期局部给予冷疗,降低毛细血管通透性,减少组织间液渗出,以减轻肿胀。
4. 给予口服中药汤剂或活血化瘀、消肿药物。

5. 给予冰硝散外敷、中药涂擦、中药塌渍、中药湿敷等。

（三）患肢活动障碍

1. 评估患肢末梢血液循环、感觉及肢体活动情况。注意防止支具、牵引等使局部出现压力性损伤，如发现异常，应及时通知医生处理。

2. 给予支具固定，抬高患肢并保持功能位。

3. 改变体位时注意保护患肢，避免骨折处遭受旋转和成角外力的干扰。

▶▶ 三、中医治疗与护理 ●

（一）非手术治疗与护理

1. 做好牵引前的准备，向患者及家属说明牵引的目的、方法及注意事项，以取得配合。

2. 维持有效的牵引体位、牵引角度、重量及时间，不得随意增减牵引重量。

3. 牵引绳上勿放置重物，保持有效的牵引力线，牵引锤悬空，不可着地。

4. 牵引过程中观察患肢末梢血循、感觉运动及局部皮肤受压情况，做好交接班。

5. 牵引、夹板外固定期间嘱患者多饮水，定时抬臀，经常按摩骨突受压部位，以预防并发症的发生。骨牵引要预防针眼处感染。

6. 指导患者扩胸运动、深呼吸、有效咳嗽和排痰，预防坠积性肺炎的发生；嘱患者抬臀、按摩骶尾部，预防压力性损伤的发生；指导双下肢股四头肌等长收缩活动，踝关节的跖屈、背伸，每日 2～3 次，每次 15～20 min，循序渐进，以不疲劳为度。

7. 患肢牵引或夹板外固定 6～8 周后去除，扶双拐下地不负重行走，定时复查，根据医嘱逐渐负重直至拐杖去除。

（二）手术治疗与护理

1. 术前

（1）评估患者全身、生命体征、骨伤专科、生活自理能力、皮肤及用药等情况。

（2）控制和治疗原发病，按要求定时测量患者生命体征，如有异常，及时报告医生。

（3）做好术前宣教和心理护理，告知患者手术相关注意事项，取得患者配合。

（4）根据季节变化做好防护，戒烟戒酒，避免六淫侵袭，预防感冒。

（5）做好术前皮肤准备，更换干净衣裤，保持个人卫生。

（6）术前根据医嘱做好肠道准备。

（7）根据医嘱做好配血、药敏试验等准备，并做好记录。

（8）给予耳穴贴压，缓解焦虑情绪。

2. 术后

（1）术后妥善安置患者，搬运患者时，注意保护好患肢，保持患肢外展中立位。

（2）根据不同的麻醉方式，正确指导患者进食时间。

（3）监测患者生命体征，观察患肢感觉、运动、肿胀及伤口渗血情况，保持伤口引流管通畅，及时倾倒引流液，严格执行无菌操作。观察引流液色、质、量的变化并记录。

（4）做好健康教育，指导患者扩胸运动、深呼吸、有效咳嗽和排痰，预防坠积性肺炎的发生;嘱患者抬臀、按摩骶尾部,预防压力性损伤的发生;指导双下肢股四头肌等长收缩活动,踝关节的跖屈、背伸,每日 2~3 次,每次 15~20 min,循序渐进,以不疲劳为度。

(5)根据患者恢复情况,指导患者下地三部曲:床上坐起—床边坐—床边站;如无不适指导患者扶拐不负重行走,行走时姿势正确,做好安全防护。

(6)积极进行护理干预,预防肺部感染、尿路感染、压力性损伤及下肢深静脉血栓形成等并发症的发生。

(7)对排尿困难者,可取艾灸关元、中极等穴位,以促进排尿。

(8)对便秘患者,可艾灸:取神阙、天枢、关元等穴,或进行腹部按摩,以促进排便。

(9)卧床期间协助患者做好生活护理,满足其各项需求。

(三)临证施护

1.脂肪栓塞

(1)密切观察患者生命体征,如有无体温突然升至 38 ℃ 以上,脉搏 120~200 次/min,有无其他感染症状;或突然烦躁不安、呼吸困难、神志障碍、血压下降、皮下瘀血、进行性低氧血症等时,应立即报告医生,及时处理。

(2)避免不必要地搬动患者,必须搬动时,动作应轻柔,有效制动,避免脂肪滴进入血液。

(3)保持呼吸道通畅,大流量氧气吸入。必要时进行血气分析、肺部 X 射线检查。

(4)加强病情观察,设专人护理,必要时加床档和约束具应用或遵医嘱应用镇静剂,预防跌倒坠床等意外的发生。

2.恶心、呕吐

(1)观察呕吐物的颜色、气味、性质及量,如呕吐物中呈咖啡色或鲜红色,及时报告医生处理。

(2)给予穴位贴敷:取中脘、足三里、内关等穴。

(3)给予穴位按摩:取内关、足三里等穴。

(4)给予耳穴贴压:取脾、胃、交感、神门、贲门、耳中等穴。

(5)给予吴茱萸热奄包热熨:取上脘、中脘、下脘等穴。

3.腹胀、便秘

(1)给予穴位按摩:取关元、足三里、大横、天枢等穴。

(2)给予耳穴贴压:取大肠、小肠、脾、胃、交感等穴。

(3)给予艾灸:取神阙、天枢、关元等穴位。

(4)指导患者顺结肠方向按摩腹部,必要时遵医嘱给予中药贴脐、中药灌肠。

(5)指导患肢叩击四缝穴、劳宫穴等。

4.排尿困难

(1)给予会阴冲洗、听流水声,诱导排尿,必要时留置导尿。

(2)遵医嘱艾灸:取中极、关元、气海等穴。

(3)热熨下腹部,配合穴位按摩:取中极、关元、气海等穴。

5.失眠

(1)给予五行音乐疗法。

（2）给予开天门按摩促进睡眠。

（3）遵医嘱给予耳穴贴压：取神门、交感、皮质下、内分泌、心、肝、肾等穴。

四、健康指导

（一）生活起居

1. 保持病室安静、整洁，空气清新，温、湿度适宜。

2. 慎起居，避风寒，注意保暖，防止受凉。

3. 下床活动时做好安全防护，正确使用拐杖，以防跌倒。

4. 禁止吸烟、饮酒等。

（二）体位指导

股骨干骨折部位不同，要求肢体体位及角度也不同，除抬高患肢 5～10 cm 外，一般下段骨折屈膝 70°～80°，屈髋 30°～40°；中段骨折屈膝 60°～70°，屈髋 40°左右，并保持患肢外展 30°；上段骨折屈膝屈髋 70°左右，并保持患肢外展 65°左右。

（三）饮食指导

1. 气滞血瘀证：宜食行气止痛、活血化瘀的食品，如白萝卜、红糖、山楂、生姜等，少食甜食、土豆等胀气食物，尤其不可过早食肥腻滋补之品。

2. 瘀血凝滞证：宜食活血化瘀的食品，满足骨痂生长的需要，加以骨头汤、鸽子汤等高蛋白食物。

3. 肝肾亏虚证：宜食滋补肝肾、补益气血的食品，如鱼、虾、肉、蛋、牛奶，新鲜蔬菜水果。适量食用榛子、核桃等坚果类食物以补充钙及微量元素。

（四）情志护理

1. 向患者介绍本疾病的治疗经过及转归，取得患者配合。

2. 久病骨折不愈合或愈合不佳者，多鼓励支持，介绍成功的病例，帮助患者树立战胜疾病的信心。

3. 建立家庭支持系统，给予患者亲情关怀。

4. 患者情绪烦躁时，指导其用安神静志法放松：闭目静心全身放松、平静呼吸，或听五行音乐，以达到周身气血流通舒畅；也可使用开天门按摩疗法以缓解烦躁情绪。

（五）康复指导

1. 在医生（康复师）的指导下，督促或协助患者进行主、被动功能锻炼。

2. 指导患者功能锻炼时，注意股骨中段以上骨折的患者下床活动时始终保持患肢外展。

3. 术后康复

（1）肌力训练：股四头肌的等长收缩训练；直腿抬高训练；夹臀、抬臀训练；呼吸功能训练。

（2）关节活动度训练：髋、膝关节屈伸；踝关节背伸跖屈；髋关节的外展训练；指推髌骨。

（3）下肢关节功能康复器（CPM 机）锻炼：术后 3～5 d 遵医嘱行 CPM 机锻炼。

（4）协助患者扶拐下床锻炼：扶双拐三点步法平地行走训练、扶双拐上下楼梯训练、扶单拐训练。

（5）康复功能锻炼原则以循序渐进，不疼痛、不疲劳为度。

（六）出院指导

1. 生活规律，保持乐观，避免不良情绪。

2. 避免感冒，室内经常通风换气，保持空气清新。

3. 鼓励患者进食高蛋白、高热量、高维生素饮食，如牛奶、豆类、虾皮等以促进骨折愈合。

4. 继续口服接骨续筋药物，并嘱其多饮温开水。

5. 继续遵医嘱功能锻炼，注意逐渐增加活动量，避免活动过量。

6. 嘱患者按时复查。若有患肢疼痛等不适，应随时就诊。

第二节　股骨颈骨折

股骨颈骨折是指股骨头下至股骨颈基底部之间的骨折，多见于老年人。按骨折部位，股骨颈骨折可分为头下型、颈型和基底型，以颈型最多见且易发生股骨头坏死，头下型次之，基底型多见于儿童。

▶▶ 一、证候要点

1. 气滞血瘀证：骨折初期，伤后 1～2 周，局部肿胀疼痛，舌质紫暗或有瘀斑，苔薄白，脉弦涩。

2. 瘀血凝滞证：骨折中期，伤后 3～6 周，骨折处疼痛减轻，肿胀消退，骨折断端初步稳定。舌质暗红或紫暗，苔薄白或薄黄，脉弦或细。

3. 肝肾亏虚证：骨折后期，伤后 7～8 周，骨折断端比较稳定，筋骨痿弱，两目干涩，视物模糊，头晕耳鸣，腰膝酸软，倦怠乏力，面色少华，舌质淡或舌红苔少，脉沉细。

▶▶ 二、主要症状/证候评估与施护

（一）疼痛

1. 评估疼痛的程度、性质、原因、伴随症状，做好疼痛评分，记录具体分值。

2. 给予中医外治：中药热硬膏外敷。

3. 给予腕踝针治疗。

4. 给予耳穴贴压：取神门、交感、皮质下、肝、肾等穴。

5. 给予物理治疗：冷疗、中频脉冲电治疗、磁热疗法等。

6. 给予止痛药物或者中药汤剂口服。

（二）肿胀

1. 评估肿胀的部位、程度、伴随症状并做好记录。

2. 抬高患肢，利于静脉回流以减轻肿胀。

3. 受伤早期局部给予冷疗，降低毛细血管通透性，减少组织间液渗出，以减轻肿胀。

4. 给予口服中药汤剂或活血化瘀、消肿药物应用。

5. 给予中药涂擦、中药塌渍、中药湿敷等。

（三）患肢活动障碍

1. 抬高患肢并保持功能位，评估患肢末梢血液循环、感觉及肢体活动情况。

2. 牵引患者，注意预防牵引等使局部出现压力性损伤，如发现异常，应及时通知医生处理。

3. 改变体位时注意保护患肢，避免骨折处遭受旋转和成角外力的干扰。

三、中医治疗与护理

（一）非手术治疗与护理

1. 做好牵引前的准备，向患者及家属说明牵引的目的、方法及注意事项，取得配合。

2. 维持有效的牵引体位、牵引角度、重量及时间，不得随意增减牵引重量。

3. 牵引绳上勿放置重物，保持有效的牵引力线，牵引锤悬空，不可着地。

4. 牵引过程中观察患肢末梢血液循环、感觉运动及局部皮肤受压情况，做好交接班。

5. 牵引期间嘱患者多饮水，定时抬臀，经常按摩骨突受压部位，以预防并发症的发生。骨牵引要预防针眼处感染。

6. 指导患者扩胸运动、深呼吸、有效咳嗽和排痰，预防坠积性肺炎的发生；嘱患者抬臀、按摩骶尾部，预防压力性损伤的发生；指导双下肢股四头肌等长收缩活动，踝关节的跖屈、背伸，每日 2~3 次，每次 15~20 min，循序渐进，以不疲劳为度。

7. 患肢牵引 6~8 周后去除，扶双拐下地不负重行走，定时复查，根据医嘱逐渐负重直至去除拐杖。

（二）手术治疗与护理

1. 术前

（1）评估患者全身、生命体征、骨伤专科、生活自理能力、皮肤及用药等情况。

（2）治疗和控制原发病，按要求定时测量生命体征，如有异常，及时报告医师。

（3）做好术前宣教和心理护理，告知患者手术相关注意事项，取得患者配合。

（4）根据季节变化做好防护，戒烟戒酒，避免六淫侵袭，预防感冒。

（5）做好术前皮肤准备，更换干净衣裤，保持个人卫生。

（6）术前根据医嘱做好肠道准备。

（7）根据医嘱做好配血、药敏试验等准备，并做好记录。

（8）给予耳穴贴压，缓解患者的焦虑情绪。

2.术后

(1)术后妥善安置患者,搬运患者时,注意保护好患肢,保持患肢外展中立位。

(2)根据不同的麻醉方式,正确指导患者进食时间及辨证施膳。

(3)监测患者生命体征,观察患肢感觉、运动、肿胀及伤口渗血情况,保持伤口引流管通畅,及时倾倒引流液,严格执行无菌操作。观察引流液色、质、量的变化并记录。

(4)做好健康教育,指导患者扩胸运动、深呼吸、有效咳嗽和排痰,预防坠积性肺炎的发生;嘱患者抬臀、按摩骶尾部,预防压力性损伤的发生;指导双下肢股四头肌等长收缩活动,踝关节的跖屈、背伸,每日2～3次,每次15～20 min,循序渐进,以不疲劳为度。

(5)根据患者恢复情况,指导患者下地三部曲:床上坐起—床边坐—床边站;如无不适,指导患者扶杖不负重行走,行走时姿势正确,做好安全防护。

(6)积极进行护理干预,预防肺部感染、尿路感染、压力性损伤及下肢深静脉血栓形成等并发症的发生。

(7)对排尿困难者,可艾灸关元、中极等穴位,以促进排尿。

(8)对便秘患者,可艾灸神阙、天枢、关元等穴位,或进行腹部按摩,以促进排便。

(9)卧床期间协助患者做好生活护理,满足其各项需求。

(三)临证施护

1.恶心、呕吐

(1)观察呕吐物的颜色、气味、性质及量,如呕吐物中呈咖啡色或鲜红色,及时报告医生处理。

(2)给予穴位贴敷:取中脘、足三里、内关等穴。

(3)给予穴位按摩:取内关、足三里等穴。

(4)给予耳穴贴压:取脾、胃、交感、神门、贲门、耳中等穴。

(5)给予吴茱萸热奄包热熨:取上脘、中脘、下脘等穴。

2.腹胀、便秘

(1)给予穴位按摩:取关元、足三里、大横、天枢等穴。

(2)给予耳穴贴压:取大肠、小肠、脾、胃、交感等穴。

(3)给予艾灸:取神阙、天枢、关元等穴。

(4)指导患者顺结肠方向按摩腹部,必要时遵医嘱给予中药贴脐、中药灌肠。

(5)指导患肢叩击四缝穴、劳宫穴等。

3.排尿困难

(1)给予会阴冲洗、听流水声,诱导排尿,必要时留置导尿。

(2)给予艾灸:取中极、关元、气海等穴。

(3)给予热熨下腹部,配合穴位按摩:取中极、关元、气海等穴。

4.失眠

(1)给予五行音乐疗法。

(2)给予开天门按摩促进睡眠。

(3)给予耳穴贴压:取神门、交感、皮质下、内分泌、心、肝、肾等穴。

四、健康指导

(一)生活起居

1.保持病房安静、整洁,空气清新,温、湿度适宜。

2.慎起居,避风寒,注意保暖,防止受凉。

3.下床活动时做好安全防护,正确使用拐杖,以防跌倒。

4.禁止吸烟、饮酒等。

(二)体位指导

1.抬高患肢,保持患肢外展、中立位15°～30°,两腿之间置软枕,穿丁字鞋,以防患肢过度屈曲、内收、旋内、旋外。

2.指导正确坐姿、睡姿、站姿,严禁患肢内收、旋外、盘腿、侧卧、下蹲、跷二郎腿等。

3.体位变换或体位转移做好安全防护,以防发生跌倒坠床。

4.髋关节置换患者在搬运时,将髋部水平托起,不可过度牵拉;坐起时,髋关节屈曲<90°,以防假体脱出。

(三)饮食指导

1.气滞血瘀证:宜食行气止痛、活血化瘀的食品,如白萝卜、红糖、山楂、生姜等,少食甜食、土豆等胀气食物,尤其不可过早食用肥腻滋补之品。

2.瘀血凝滞证:宜食活血化瘀的食品,以满足骨痂生长的需要,加以骨头汤、鸽子汤等高蛋白食物。

3.肝肾亏虚证:宜食滋补肝肾、补益气血的食品,如鱼、虾、肉、蛋、牛奶、新鲜蔬菜、水果。适量食用榛子、核桃等坚果类食物以补充钙及微量元素。

4.合并高血压、糖尿病、心脏病的患者,做好针对性饮食调护。

(四)情志护理

1.向患者介绍本疾病的治疗经过及转归,取得患者配合。

2.久病骨折不愈合或股骨头坏死者,多鼓励、支持,介绍成功的病例,帮助患者树立战胜疾病的信心。

3.建立家庭支持系统,给予患者亲情关怀。

4.患者情绪烦躁时,指导其以安神静志法放松:闭目静心、全身放松、平静呼吸,或听五行音乐,以达到周身气血流通舒畅;也可使用开天门按摩疗法以缓解烦躁情绪。

(五)康复指导

1.在医生(康复师)的指导下,督促或协助患者进行主、被动功能锻炼。

2.指导患者功能锻炼时,注意患肢屈髋<90°,外展<45°。

3.术后4周内做到"六不":不盘腿、不坐软沙发或矮椅、不身体前倾而坐、不弯腰拾物、不屈膝而坐、不患侧卧位。

4.术后康复

(1)肌力训练:股四头肌的等长收缩训练;直腿抬高训练;夹臀、抬臀训练;呼吸功能训练。

（2）关节活动度训练:髋、膝关节屈伸;踝关节背伸跖屈;髋关节的外展、后伸训练;指推髌骨。

（3）下肢关节功能康复器(CPM 机)锻炼:术后 3～5 d 遵医嘱行 CPM 机锻炼。

（4）协助患者扶拐下床锻炼:扶双拐三点步法平地行走训练、扶双拐上下楼梯训练、扶单拐训练。

（5）康复功能锻炼原则以循序渐进,不疼痛、不疲劳为度。

（六）出院指导

1. 生活规律,戒烟戒酒,保持乐观,避免不良情绪。

2. 避免感冒,室内经常通风换气,保持空气清新。

3. 鼓励患者进食高蛋白、高热量、高维生素饮食,如牛奶、豆类、虾皮等以促进骨折愈合。

4. 继续口服接骨续筋药物,并嘱其多饮温开水。

5. 控制体重,以减少对关节的负重。

6. 避免感冒,及时治疗全身隐匿性病灶,如呼吸道感染、泌尿系统感染、扁桃体炎、牙痛等。

7. 继续功能锻炼,教会患者正确的睡姿、坐姿、站姿;忌做患肢过度屈曲、内收、旋内、旋外的动作。日常活动时,禁止跑、跳等剧烈活动。

8. 扶拐行走时防跌倒,按时复查,根据 X 射线检查结果确定弃拐时间。

9. 定期复查,如关节红肿、疼痛、不明原因发热、髋关节活动受限或髋部切口有渗出,及时就医。

第三节　股骨粗隆间骨折

股骨粗隆间骨折又称股骨转子间骨折,是指发生在大小粗隆之间的骨折。本病好发于 65 岁以上老年人,复位不良或负重过早易发生髋内翻。

▶▶ 一、证候要点

1. 气滞血瘀证:骨折初期,伤后 1～2 周,局部肿胀疼痛,舌质紫暗或有瘀斑,苔薄白,脉弦涩。

2. 瘀血凝滞证:骨折中期,伤后 3～6 周,骨折处疼痛减轻,肿胀消退,骨折断端初步稳定。舌质暗红或紫暗,苔薄白或薄黄,脉弦或细。

3. 肝肾亏虚证:骨折后期,伤后 7～8 周,骨折断端比较稳定,筋骨痿弱,两目干涩,视物模糊,头晕耳鸣,腰膝酸软,倦怠乏力,面色少华,舌质淡或舌红苔少,脉沉细。

▶▶ 二、主要症状/证候评估与施护

（一）疼痛

1. 评估疼痛的程度、性质、原因、伴随症状，做好疼痛评分，记录具体分值。
2. 给予中医外治：中药热硬膏外敷。
3. 给予腕踝针治疗。
4. 给予耳穴贴压：取神门、交感、皮质下、肝、肾等穴。
5. 给予物理治疗：冷疗、中频脉冲电治疗、磁热疗法等。
6. 给予止痛药物或者中药汤剂口服。

（二）肿胀

1. 评估肿胀的部位、程度、伴随症状并做好记录。
2. 抬高患肢，利于静脉回流以减轻肿胀。
3. 受伤早期局部给予冷疗，降低毛细血管通透性，减少组织间液渗出，以减轻肿胀。
4. 给予口服中药汤剂或活血化瘀、消肿药物应用。
5. 给予冰硝散外敷、中药涂擦、中药塌渍、中药湿敷等。

（三）功能活动障碍

1. 抬高患肢并保持外展、中立位，忌内收；评估患肢末梢血液循环、感觉及肢体活动情况。
2. 牵引患者：注意预防牵引等使局部出现压力性损伤，如发现异常，应及时通知医生处理。
3. 改变体位时注意保护患肢，避免骨折处遭受旋转和成角外力的干扰。

▶▶ 三、中医治疗与护理

（一）非手术治疗与护理

1. 做好牵引前的准备，向患者及家属说明牵引的目的、方法及注意事项，以取得配合。
2. 维持有效的牵引体位、牵引角度、重量及时间，不得随意增减牵引重量。
3. 牵引绳上勿放置重物，保持有效的牵引力线，牵引锤悬空，不可着地。
4. 牵引过程中观察患肢末梢血液循环、感觉运动及局部皮肤受压情况，做好交接班。
5. 牵引期间嘱患者多饮水，定时抬臀，经常按摩骨突受压部位，以预防并发症的发生。骨牵引要预防针眼处感染。
6. 指导患者扩胸运动、深呼吸、有效咳嗽和排痰，预防坠积性肺炎的发生；嘱患者抬臀、按摩骶尾部，预防压力性损伤的发生；指导双下肢股四头肌等长收缩活动，踝关节的跖屈、背伸，每日 2～3 次，每次 15～20 min，循序渐进，以不疲劳为度。
7. 患肢牵引 6～8 周后去除，扶双拐下地不负重行走，定时复查，根据医嘱逐渐负重直至拐杖去除。

（二）手术治疗与护理

1.术前

（1）评估患者全身、生命体征、骨伤专科、生活自理能力、皮肤及用药等情况。

（2）控制和治疗原发病，按要求定时测量生命体征，如有异常，及时报告医生。

（3）做好术前宣教和心理护理，告知患者手术相关注意事项，以取得患者配合。

（4）根据季节变化做好防护，戒烟戒酒，避免六淫侵袭，预防感冒。

（5）做好术前皮肤准备，更换干净衣裤，保持个人卫生。

（6）术前根据医嘱做好肠道准备。

（7）根据医嘱做好配血、药敏试验等准备，并做好记录。

（8）给予耳穴贴压，缓解患者的焦虑情绪。

2.术后

（1）术后妥善安置患者，搬运患者时，注意保护好患肢，保持患肢外展中立位。

（2）根据不同的麻醉方式，正确指导患者进食时间。

（3）监测患者生命体征，观察患肢感觉、运动、肿胀及伤口渗血情况，保持伤口引流管通畅，及时倾倒引流液，严格执行无菌操作。观察引流液色、质、量的变化，并记录。

（4）做好健康教育，指导患者扩胸运动、深呼吸、有效咳嗽和排痰，预防坠积性肺炎的发生；嘱患者抬臀、按摩骶尾部，预防压力性损伤的发生；指导双下肢股四头肌等长收缩活动，踝关节的跖屈、背伸，每日 2～3 次，每次 15～20 min，循序渐进，以不疲劳为度。

（5）根据患者恢复情况，指导患者下地三部曲：床上坐起—床边坐—床边站；如无不适，指导患者扶拐不负重行走，行走时姿势正确，做好安全防护。

（6）积极进行护理干预，预防肺部感染、尿路感染、压力性损伤及下肢深静脉血栓形成等并发症的发生。

（7）对排尿困难者，可取艾灸关元、中极等穴位，以促进排尿。

（8）对便秘患者，可艾灸神阙、天枢、关元等穴位，或进行腹部按摩，以促进排便。

（9）卧床期间协助患者做好生活护理，满足其各项需求。

（三）临证施护

1.恶心、呕吐

（1）观察呕吐物的颜色、气味、性质及量，如呕吐物中呈咖啡色或鲜红色，报告医生及时处理。

（2）给予穴位贴敷：取中脘、足三里、内关等穴。

（3）给予穴位按摩：取内关、足三里等穴。

（4）给予耳穴贴压：取脾、胃、交感、神门、贲门、耳中等穴。

（5）给予吴茱萸热奄包热熨：取上脘、中脘、下脘等穴。

2.腹胀、便秘

（1）给予穴位按摩：取关元、足三里、大横、天枢等穴。

（2）给予耳穴贴压：取大肠、小肠、脾、胃、交感等穴。

（3）给予艾灸：取神阙、天枢、关元等穴。

(4)指导患者顺结肠方向按摩腹部,必要时遵医嘱给予中药贴脐、中药灌肠等。

(5)指导患肢叩击四缝穴、劳宫穴等。

3.排尿困难

(1)给予会阴冲洗、听流水声,诱导排尿,必要时留置导尿。

(2)给予艾灸:取中极、关元、气海等穴。

(2)给予热熨下腹部,配合穴位按摩:取中极、关元、气海等穴。

4.失眠

(1)给予五行音乐疗法。

(2)给予开天门按摩促进睡眠。

(3)遵医嘱给予耳穴贴压:取神门、交感、皮质下、内分泌、心、肝、肾等穴。

▶▶ 四、健康指导

（一）生活起居

1.保持病房安静、整洁,空气清新,温、湿度适宜。

2.慎起居,避风寒,注意保暖,防止受凉。

3.下床活动时做好安全防护,正确使用拐杖,以防跌倒。

4.禁止吸烟、饮酒等。

（二）体位指导

1.抬高患肢,保持患肢外展、中立位 15°~30°,两腿之间置软枕,穿丁字鞋,以防患肢过度屈曲、内收、旋内、旋外。

2.指导正确坐姿、睡姿、站姿,严禁患肢内收、旋外、盘腿、侧卧、下蹲、跷二郎腿等。

3.体位变换或体位转移做好安全防护,以防发生跌倒坠床。

4.髋关节置换患者在搬运时,将髋部水平托起,不可过度牵拉;坐起时,髋关节屈曲<90°,以防假体脱出。

（三）饮食指导

1.气滞血瘀证:宜食行气止痛、活血化瘀的食品,如白萝卜、红糖、山楂、生姜等,少食甜食、土豆等胀气食物,尤其不可过早食用肥腻滋补之品。

2.瘀血凝滞证:宜食活血化瘀的食品,满足骨痂生长的需要,加以骨头汤、鸽子汤等高蛋白食物。

3.肝肾亏虚证:宜食滋补肝肾、补益气血的食品,如鱼、虾、肉、蛋、牛奶、新鲜蔬菜、水果。适量食用榛子、核桃等坚果类食物以补充钙及微量元素。

（四）情志护理

1.向患者介绍本疾病的治疗经过及转归,取得患者配合。

2.久病骨折不愈合或愈合不佳者,多鼓励支持,介绍成功病例,帮助患者树立战胜疾病的信心。

3.建立家庭支持系统,给予患者亲情关怀。

4.患者情绪烦躁时,指导其以安神静志法放松:闭目静心、全身放松、平静呼吸,或听五行音乐,以达到周身气血流通舒畅;也可使用开天门按摩疗法以缓解烦躁情绪。

(五)康复指导

1.在医生(康复师)的指导下,督促或协助患者进行主、被动功能锻炼。

2.指导患者功能锻炼时,注意患肢保持外展、中立位,忌内收。

3.术后康复

(1)肌力训练:股四头肌的等长收缩训练;直腿抬高训练;夹臀、抬臀训练;呼吸功能训练。

(2)关节活动度训练:髋、膝关节屈伸;踝关节背伸跖屈;髋关节的外展、后伸训练;指推髌骨。

(3)下肢关节功能康复器(CPM机)锻炼:术后3~5 d遵医嘱行CPM机锻炼。

(4)协助患者扶拐下床锻炼:扶双拐三点步法平地行走训练、扶双拐上下楼梯训练、扶单拐训练。

(5)康复功能锻炼原则以循序渐进,不疼痛、不疲劳为度。

(六)出院指导

1.生活规律,戒烟戒酒,保持乐观,避免不良情绪。

2.避免感冒,室内经常通风换气,保持空气清新。

3.鼓励患者进食高蛋白、高热量、高维生素饮食,如牛奶、豆类、虾皮等以促进骨折愈合。

4.继续口服接骨续筋药物,并嘱其多饮温开水。

5.扶拐行走时防跌倒,按时复查,根据X射线检查结果确定弃拐时间。

6.定期复查,如关节红肿、疼痛、不明原因发热、髋关节活动受限或髋部切口有渗出,及时就医。

第四节　髋关节滑膜炎

髋关节滑膜炎是一种非特异性炎症所引起的短暂的,以急性髋关节疼痛、肿胀、跛行为主要特征的病症。

▶▶ 一、证候要点

1.寒湿阻络证:髋关节肿胀不明显,疼痛剧烈,活动受限,遇寒加重,得热痛减,小便清长,舌质淡,舌苔薄白,脉弦紧。

2.湿热蕴结证:髋关节疼痛,疼痛范围较大,自觉有肿胀感,患侧皮温略高,活动受限,恶热喜冷,或伴有发热,口腔糜烂,身体倦怠,纳呆呕恶,溲赤便秘。舌质红,舌苔黄厚或腻,脉滑数或弦滑。

3.痰瘀痹阻证:髋关节处刺痛,疼痛拒按,固定不移,活动受限,局部皮肤或出现暗紫、肿胀改变,或有胸闷。舌质紫暗或有瘀斑,舌苔白腻,脉弦涩。

二、主要症状/证候评估与施护

(一)髋关节肿痛

1.评估疼痛的程度、性质、诱因、伴随症状、躯体感觉、运动情况,做好疼痛评分,记录具体分值。

2.疼痛剧烈的患者,以卧床休息为主,保持患肢功能位。

3.根据证型辨证施治给予中医外治:中药外敷、中药塌渍、中药熏洗、中药离子导入等。

4.给予腕踝针治疗。

5.给予患肢皮肤牵引,注意保持患肢功能位。

6.给予物理治疗:冷疗、中频脉冲电治疗、磁热疗法等。

7.给予耳穴压籽:取神门、交感、皮质下、肝、肾等穴。

8.给予止痛药物或者中药汤剂口服。

(二)患肢活动障碍

1.评估患者髋关节功能障碍的程度,对生活自理能力的影响,协助患者生活所需,预防跌倒或其他意外发生。

2.给予物理治疗:冷疗、中频脉冲电治疗、红外线照射。

3.根据证型辨证施治给予中医外治:中药外敷、中药塌渍、中药熏洗、中药离子导入等。

4.给予艾灸:取阿是穴。

三、中医治疗与护理

(一)牵引治疗

1.做好牵引前的准备,向患者及家属说明牵引的目的、方法及注意事项,以取得配合。

2.维持有效的牵引体位、牵引角度、重量及时间,不得随意增减牵引重量。

3.牵引绳上勿放置重物,保持有效的牵引力线,牵引锤悬空,不可着地。

4.牵引过程中观察患肢末梢血液循环、感觉运动及局部皮肤受压情况,做好交接班。

5.牵引期间嘱患者多饮水,定时抬臀,经常按摩骨突受压部位,以预防并发症的发生。

6.指导患者扩胸运动、深呼吸、有效咳嗽和排痰,预防坠积性肺炎的发生;嘱患者抬臀、按摩骶尾部,预防压力性损伤的发生;指导双下肢股四头肌等长收缩活动,踝关节的跖屈、背伸,每日 2~3 次,每次 15~20 min,循序渐进,以不疲劳为度。

(二)中药治疗

中药汤剂一般每日 1 剂,煎煮 2 次,分 2 次服用,上、下午各 1 次。其中寒湿阻络者中药宜热服,湿热蕴结者中药宜凉服,痰瘀痹阻者宜温服,健脾胃药宜空腹服。

（三）临证施护

1.疼痛

（1）评估疼痛有程度、性质、诱因、伴随症状、躯体感觉、运动情况,做好疼痛评分,记录具体分值。

（2）疼痛剧烈的患者,给予患肢皮肤牵引,绝对卧床休息,保持患肢功能位。

（3）髋关节滑膜炎患者的房间要阳光充足,保暖防寒防潮湿。

（4）根据证型给予中医外治:耳穴压籽、中药外敷、中药塌渍、中药熏洗、中药离子导入、腕踝针治疗等。

（5）给予止痛药物或者中药汤剂口服。

2.发热

（1）评估发热的程度及导致发热的原因。

（2）体温高于38 ℃时给予物理降温,并嘱其多饮温开水,进食清淡易消化之品。

（3）髋部局部温度偏高时,嘱患肢制定。

（4）给予止痛药物或者中药汤剂口服。

▶▶ 四、健康指导

（一）生活起居

1.居住环境宜温暖向阳、通风、干燥,避免寒冷刺激。

2.慎起居,避风寒,注意保暖,防止受凉。

3.下床活动时做好安全防护,正确使用拐杖,以防跌倒。

4.禁止吸烟、饮酒等。

5.指导患者正确的睡姿、站姿、坐姿,避免奔跑、跳跃等大幅度运动。

（二）体位指导

1.患者在牵引治疗期间,保持患肢外展15°～30°中立位,牵引方向与患肢长轴在一条直线上。

2.指导患者正确的坐姿、睡姿,避免盘腿、患侧卧位、跷二郎腿等。

（三）饮食指导

1.寒湿阻络证:宜食温经散寒、祛湿通络的食物,如狗肉、羊肉、山药、枣、红糖、赤小豆、大枣、生姜、蒜等。食疗方:红枣山药粥、黄酒烧牛肉。忌生、冷、发物及肥腻食品,如柿子、螃蟹、蚌肉、海带等。

2.湿热蕴结证:宜食清热祛湿的食物,宜清淡饮食,多食蔬菜水果,如丝瓜、冬瓜、赤小豆,忌食辛辣肥甘之品,如洋葱、荔枝、狗肉、羊肉等。推荐食疗方:凉拌鱼腥草、荷叶蒸排骨、薏苡仁赤小豆粥。推荐茶品:藿香、茉莉花、竹叶、薄荷、茵陈。

3.痰瘀痹阻证:宜食化痰祛瘀的食物:山楂、木耳、黑豆、枸杞子、核桃、桃仁、陈皮、薏苡仁、乌鸡汤等。忌食辛辣燥热之品如肥肉、烤肉等。食疗方:薏苡仁桃仁粥、山芋薏苡仁粥。

(四)情志护理

1. 向患者介绍本病的治疗经过及转归,以取得配合。

2. 创造患者之间的交流机会,让治疗效果好的患者分享经验,相互鼓励,增强信心。

3. 建立家庭支持系统,给予患者亲情关怀。

4. 患者情绪烦躁时,指导其以安神静志法放松:闭目静心全身放松、平静呼吸,或听五行音乐,以达到周身气血流通舒畅;也可使用开天门按摩疗法以缓解烦躁情绪。

(五)康复指导

1. 在医生(康复师)的指导下,督促或协助患者进行主、被动功能锻炼。

2. 急性期:主要以卧位锻炼为主。具体方法:患者仰卧,指导进行股四头肌等长收缩、臀肌收缩、踝关节背伸跖屈及足趾运动;患者俯卧,进行膝关节的屈伸活动。避免直腿抬高和髋关节的活动。

3. 稳定期:根据病情可在不负重情况下进行髋部肌群、股四头肌、腓肠肌的肌力训练,髋关节屈伸、内收、外展、后伸,膝关节屈伸,踝关节背伸跖屈及足趾运动。

(六)出院指导

1. 生活规律,保持乐观,避免不良情绪。

2. 避免感冒,室内阳光充足,经常通风换气,保持空气清新。

3. 鼓励患者进食高蛋白、高热量、高维生素饮食,如牛奶、豆类、虾皮等以增强抵抗力。

4. 防止过度疲劳,急性期应卧床休息,减少活动,保持关节功能位;稳定期进行主动功能锻炼,防止肌肉萎缩、关节强直,以保持关节的最佳功能。

5. 嘱患者按时复查。若有患肢疼痛等不适,应随时就诊。

第五节　小儿髋关节滑膜炎

小儿髋关节滑膜炎是一种非特异性炎症引起的短暂的以急性髋关节疼痛、肿胀、跛行为主要特征的病症,多见于10岁以下儿童。

▶▶ 一、证候要点

1. 寒湿阻络证:髋关节肿胀不明显,疼痛剧烈,活动受限,遇寒加重,得热痛减,伴鼻流清涕,或咳嗽痰白。舌质淡,舌苔薄白,脉弦紧或浮紧。

2. 湿热蕴结证:髋关节疼痛,疼痛范围较大,自觉有肿胀感,患侧皮温略高,活动受限,遇热痛增,得凉痛减,或伴流黄涕,或咳嗽痰黄。舌质红,舌苔黄厚或腻,脉滑数或浮数。

3. 气滞血瘀证:髋关节处刺痛,疼痛拒按,固定不移,活动受限,局部皮肤或出现暗紫、肿胀。舌质暗或有瘀点,苔薄白,脉弦涩。

4.脾胃虚弱证:髋关节处隐痛,活动受限,面色萎黄,形体瘦弱,纳差、便溏,舌质淡,苔少白,脉细弱。

二、主要症状/证候评估与施护

(一)髋关节肿痛

1.根据患儿年龄选择合适的疼痛评估工具,评估疼痛程度、性质、诱因、伴随症状及与负重、活动、体位的关系,做好记录。

2.疼痛剧烈的患者,以卧床休息为主,保持患肢功能位。注意髋部保暖。

3.根据证型辨证施治给予中药外治:中药外敷、中药塌渍、中药熏洗、中药离子导入等。

4.给予腕踝针治疗。

5.给予患肢皮肤牵引,注意保持患肢功能位。

6.给予物理治疗:冷疗、中频脉冲电治疗、磁热疗法等。

7.给予耳穴贴压:取神门、交感、皮质下、肝、肾等穴。

8.给予止痛药物或者中药汤剂口服。

(二)患肢活动障碍

1.评估患儿髋关节功能障碍的程度,对生活自理能力的影响,协助患儿生活所需,预防跌倒或其他意外发生。

2.协助进行髋关节被动锻炼。

3.给予物理治疗:冷疗、中频脉冲电治疗、红外线照射等。

4.根据证型辨证施治给予中医外治:中药外敷、中药塌渍、中药熏洗、中药离子导入等。

5.给予艾灸:取阿是穴。

(三)临证施护

1.疼痛

(1)根据患儿年龄选择合适的疼痛评估工具,评估疼痛程度、性质、诱因、伴随症状及负重、活动、体位的关系,做好记录。

(2)疼痛剧烈的患者,给予患肢皮肤牵引,绝对卧床休息,保持患肢功能位。

(3)患儿房间要阳光充足,保暖、防寒、防潮湿。

(4)根据证型给予中医外治:耳穴压籽、中药外敷、中药塌渍、中药熏洗、中药离子导入、脚踝针治疗等。

(5)给予止痛药物或者中药汤剂口服。

2.避痛步态

(1)急性期绝对卧床休息,保持患肢功能位。

(2)恢复期加强功能锻炼,促进血液循环,预防肌肉萎缩。

(3)指导患儿正确行走姿态。

(4)预防跌倒。

三、中医治疗与护理

（一）牵引治疗

1. 做好牵引前的准备,向患儿及家属说明牵引的目的、方法及注意事项,取得配合。

2. 维持有效的牵引体位、牵引角度、重量及时间,不得随意增减牵引重量。牵引重量为患儿体重的 1/10 ~ 1/8,最重不得超过 3 kg。

3. 牵引绳上勿放置重物,保持有效的牵引力线,牵引锤悬空,不可着地。

4. 牵引过程中观察患肢末梢血循、感觉运动及局部皮肤受压情况,做好交接班。

5. 牵引期间嘱患儿多饮水,定时抬臀,经常按摩骨突受压部位,以预防并发症的发生。

6. 指导双下肢股四头肌等长收缩活动,踝关节的跖屈、背伸,每日 2 ~ 3 次,每次 15 ~ 20 min,循序渐进,以不疲劳为度。

（二）中药治疗

1. 中药汤剂一般每日 1 剂,煎煮 2 次,分 2 次服用,上、下午各 1 次。

2. 寒湿阻络者中药宜热服,湿热蕴结者中药宜凉服,气滞血瘀者宜温服,健脾胃药宜空腹服。

四、健康指导

（一）生活起居

1. 居住环境宜温暖、向阳、通风、干燥,避免寒冷刺激。

2. 慎起居,避风寒,注意保暖,防止受凉。

3. 下床活动时患肢不负重,做好安全防护,正确使用拐杖,以防跌倒。

4. 指导患者正确的睡姿、站姿、坐姿,禁止剧烈活动如长时间站立、走、跑、跳等,减少髋部负重。

（二）体位指导

1. 患者在牵引治疗期间,保持患肢膝关节屈曲 5° ~ 10°、外展 15° ~ 30°中立位,牵引方向与患肢长轴在一条直线上。

2. 指导患者正确的坐姿、睡姿,避免盘腿、患侧卧位、跷二郎腿等。

（三）饮食指导

1. 寒湿阻络证:宜食温经散寒、祛湿通络的食物,如狗肉、羊肉、山药、枣、红糖、赤小豆、大枣、生姜、蒜等。忌食生、冷、发物及肥腻食品,如柿子、螃蟹、蚌肉、海带等。推荐食疗方:红枣山药粥、黄酒烧牛肉。

2. 湿热蕴结证:宜食清热祛湿的食物,宜清淡饮食,多食蔬菜水果,如丝瓜、冬瓜、赤小豆等,忌食辛辣肥甘之品,如洋葱、荔枝、狗肉、羊肉等。推荐食疗方:凉拌鱼腥草、荷叶蒸排骨、薏苡仁赤小豆粥。推荐茶品:藿香、茉莉花、竹叶、薄荷、茵陈。

3. 气滞血瘀证:宜食行气止痛、活血化瘀的食物,如白萝卜、红糖、山楂、生姜等,少食甜食、土豆等胀气食物,尤其不可过早食用肥腻滋补之物。推荐食疗方:桃仁粥、田鸡粥。

4.脾胃虚弱证:宜食健脾补胃、补中益气的食物,如粳米、糯米、南瓜、香菇、山药、牛肉、鸡肉等。少食偏凉或偏寒之品,如苦瓜、西瓜、柚子等。推荐食疗方:猪肚粥、莲藕粥、山药粥、红豆薏苡仁粥等。

（四）情志护理

1.多使用患儿听得懂的语言,适当使用非语言沟通与患儿交流,使患儿情绪稳定,尽早适应住院环境。

2.向家长及年长患儿介绍本病的发生、发展、转归以及治疗过程中可能出现的问题,取得家长及患儿的支持和配合。

3.告知患儿及家长,该病治疗及时大多预后良好,以树立战胜疾病的信心。

4.鼓励家长之间多交流治疗康复经验,相互鼓励支持。

（五）康复指导

1.在医生(康复师)的指导下,督促或协助患儿进行主、被动功能锻炼。

2.急性期:主要以卧位锻炼为主。具体方法:患者仰卧,指导进行股四头肌等长收缩、臀肌收缩、踝关节背伸跖屈及足趾运动;患儿俯卧,进行膝关节的屈伸活动。避免直腿抬高和髋关节的活动。

3.稳定期:根据病情可在不负重情况下进行髋部肌群、股四头肌、腓肠肌的肌力训练,髋关节屈伸、内收、外展、后伸,膝关节屈伸,踝关节背伸跖屈及足趾运动。

（六）出院指导

1.生活规律,保持乐观,避免不良情绪。

2.避免感冒,室内阳光充足,经常通风换气,保持空气清新。

3.加强营养和锻炼,以增强抵抗力。避免上呼吸道感染。

4.防止过度运动,急性期应卧床休息,减少活动,保持关节功能位;稳定期主动进行功能锻炼,防止肌肉萎缩、关节强直,以保持关节的最佳功能。

5.嘱患儿按时复查。若有患肢疼痛等不适,应随时就诊。

第六节 膝痹(膝关节骨性关节炎)

膝关节骨性关节炎是多种原因引起膝关节软骨发生变性,最终导致软骨基质软化,失去弹性和强度形成的膝关节疾病,多发生于中年以后。本病的主要临床表现为膝关节疼痛、肿胀、变形和活动受限,严重者导致关节功能障碍。

▶▶ 一、证候要点

1.风寒湿痹证:肢体关节酸痛、痛处固定、有如刀割或有明显重着感或患处表现肿胀感,关节活动欠灵活,畏风寒,得热则舒。舌质淡,苔白腻。

2.风湿热痹证:起病较急,病变关节红肿、灼热、疼痛,甚至痛不可触,得冷则舒;可伴有全身发热,或皮肤红斑、硬结。舌质红,苔黄。

3. 瘀血闭阻证:肢体关节刺痛,痛处固定,局部有僵硬感,或麻木不仁。舌质紫暗,苔白而干涩。

4. 肝肾亏虚证:膝关节隐隐作痛,腰膝酸软无力,酸困疼痛,遇劳更甚。舌质红、少苔。

▶▶ 二、主要症状/证候评估与施护

(一)膝关节疼痛

1. 疼痛评估:评估诱因、性质、部位、持续时间以及伴随症状,做好疼痛评分,可应用疼痛自评工具"数字评分法(NRS)"评分,记录具体分值。

2. 遵医嘱进行物理治疗。

3. 遵医嘱进行中药外敷。

4. 遵医嘱进行中医定向透药。

5. 遵医嘱进行中药塌渍治疗。

6. 遵医嘱进行耳穴贴压,取神门、交感、皮质下、膝等穴。

7. 遵医嘱进行针灸或针刀治疗等。

8. 遵医嘱进行牵引治疗。

(二)膝关节肿胀

1. 评估红肿的程度及诱发因素,皮温、皮肤颜色及完整性,测量髌骨上下缘腿围。

2. 遵医嘱对风湿热痹症肿胀患者局部给予膝关节冰硝散治疗。

3. 遵医嘱进行物理治疗。

4. 遵医嘱进行中药外敷。

5. 遵医嘱进行中药塌渍。

6. 遵医嘱进行针灸艾灸治疗。

(三)膝关节僵硬

1. 评估僵硬发生时间、关节活动受限的范围和生活自理能力。

2. 遵医嘱进行中药熏洗。

3. 遵医嘱进行中药外敷联合七珠展筋散穴位按摩,取阿是、阳陵泉、内膝眼、外膝眼、阴陵泉、足三里、解溪穴等穴。

4. 遵医嘱进行中医定向透药。

5. 遵医嘱进行手法治疗及功能锻炼。

6. 遵医嘱进行牵引治疗。

7. 遵医嘱进行中药塌渍治疗。

三、中医治疗与护理

（一）药物

1. 内服中药

（1）内服汤剂：每剂药分 2~3 次服用，根据药物的性能、功效，患者病情选择适宜的服药时间，急诊用药遵医嘱。一般情况宜采用温服法。成人一般每次服用 200 mL，心力衰竭及限制入量的患者宜少量多次服用，老年人、儿童应遵医嘱服用。

（2）内服中成药：一般用温开水（或药引）送服，散剂用水或汤药冲服。

（3）用药前仔细询问过敏史，对过敏体质者，提醒医生关注。

（4）密切观察用药反应，对婴幼儿、老年人、孕妇等特殊人群尤应注意，发现异常，及时报告医生并协助处理。

（5）服用胶囊不能咬破；合剂、混悬剂、糖浆剂、口服液等不能稀释，应摇匀后直接服用。

2. 外用中药

（1）告知患者外用中药可能着色；使用前注意皮肤清洁、干燥。

（2）详细询问过敏史，注意观察用药后的反应，出现皮肤瘙痒、红疹或头晕、恶心、心悸、气促等症状，应立即停止用药，应及时报告医生并协助处理。

（3）过敏体质者慎用。

（二）牵引

1. 牵引治疗前告知患者和家属牵引的目的和注意事项，以取得配合。

2. 根据病情选择合适的牵引体位和牵引角度、重量、时间。

3. 根据牵引角度调节膝关节下垫枕高度，保持有效牵引力线，牵引锤要悬空。

4. 牵引过程中加强巡视，告知患者不可随意增减牵引重量，观察肢体感觉运动，防止皮肤压伤。

5. 疼痛较甚的患者去除牵引时要逐渐减轻重量，防止肌肉快速回缩。

6. 牵引结束后应嘱患者卧床休息 10~20 min，同时做好记录。

（三）针刀及穴位封闭

1. 治疗前询问患者有无晕针史，告知治疗的目的及注意事项。

2. 嘱患者放松，配合医生摆放合适体位，选择穴位，暴露治疗部位。

3. 治疗时密切观察患者面色，询问患者有无不适，如患者出现面色苍白，出冷汗、心悸等不适，及时停止治疗并给予处理。

4. 治疗结束后注意观察局部有无出血、血肿等。注意局部保暖，12 h 内避免洗澡。

5. 有晕针史、酒后、饥饿、情绪紧张时不宜进行治疗。有严重高血压、糖尿病者要慎用该治疗。

（四）中药外敷

1. 评估中药外敷部位皮肤的情况及药物过敏史。

2.操作环境宜温暖。

3.充分暴露敷药部位。注意为患者保暖及保护隐私。

4.中药涂抹厚薄均匀,敷药面积应大于患处(半径>2~3 cm)。

5.观察患者局部及全身情况,若出现红疹、瘙痒、水疱等现象,立即报告医生,遵医嘱配合处理。

6.操作完毕,记录中药外敷部位的皮肤情况及患者的感受等。

（五）中药定向透药

1.评估治疗部位皮肤情况。

2.暴露治疗部位,保护患者隐私,注意为患者保暖。

3.遵医嘱备好温度适宜的中药棉垫,选择处方并调节合适的电流强度及热度。

4.治疗过程中询问患者的感受,观察患者局部及全身的情况,若出现红疹、瘙痒、水疱等情况,及时报告医生,遵医嘱给予处理。

（六）中药塌渍

1.评估治疗部位皮肤情况及感知觉,对迟钝者掌握好适宜的温度。

2.皮肤对中药过敏者慎用。

3.充分暴露治疗部位,注意保暖及保护隐私。

4.选择适宜的药垫,药液均匀浸泡,干湿度适中,以不滴水为宜。药液温度以皮肤耐受为度,不可过热,45~55 ℃,以免烫伤皮肤。

5.治疗中注意巡视和观察,如局部皮肤出现红疹、瘙痒、泛红或水疱时,应停止治疗,报告医生并配合处理。

6.操作完毕后,记录实施部位皮肤情况及患者的感受等。

（七）中药熏洗

1.环境宜温暖,暴露熏洗部位,注意遮挡及保护隐私。

2.评估熏蒸部位的皮肤情况。

3.治疗前告知患者中药熏洗的过程及注意事项,如有心悸、胸闷不适,及时与医护人员沟通。

4.治疗过程中询问患者的感受,及时调节药液温度,防止烫伤。

5.熏蒸药液温度以50~70 ℃为宜。熏蒸时间不宜过长,以20~30 min为宜。

6.熏洗后多饮水,休息20 min方可外出,防止受凉感冒。

（八）艾灸

1.评估施灸的皮肤情况及患者对艾灸气味的接受程度。

2.注意室内温度的调节,保持室内空气流通。

3.取合适体位,充分暴露施灸部位,注意保暖及保护隐私。

4.施灸过程中询问患者有无灼痛感,调整距离,及时将艾灰弹入弯盘,防止灼伤皮肤。

5.施灸后局部皮肤出现微红灼热,属于正常现象。如灸后出现小水疱,无须处理,可自行吸收。

6.记录患者施灸的方式、部位、施灸处皮肤及患者感受等情况。

（九）七珠展筋散揉药

1.评估按摩部位皮肤情况。

2.操作者应修剪指甲,以防损伤患者皮肤。

3.操作时用力要均匀、柔和,注意为患者保暖及保护隐私。

4.揉药范围以环形正向按揉,古铜钱币（五分硬币、一元硬币）大小,旋圈固定;手法力度均匀适中,揉力之轻重以按摩皮肤而皮肤不动为宜;揉药每个点 70~100 圈,以药尽为度,每点揉药 3~5 次,每处揉药 3~5 个点。

5.操作完毕后,记录按摩穴位、手法、按摩时间及患者感受等。

（十）耳穴贴压

1.评估治疗部位皮肤状况及对疼痛的耐受度,胶布过敏患者慎用。

2.根据医嘱给予辨证取穴。

3.协助患者取舒适体位,探查耳穴敏感点,进行耳穴压籽,教会患者按压方法。

4.观察患者局部及全身情况,若出现红疹、瘙痒、水疱等现象,立即报告医生,遵医嘱配合处理。

5.操作完毕后,记录耳穴贴压部位的皮肤情况及患者的感受等。

▶▶ 四、健康指导

（一）生活起居

1.关节部位保暖,防风寒、防潮湿,避免使用护膝。

2.日常活动中要注意保护关节,避免出现关节扭挫、磕碰等意外损伤。避免久站、久坐、久立、久走。

3.尽量不要下蹲,如厕时尽量使用坐便。

4.避免爬山、上下楼梯等。

（二）体位指导

1.膝下用软枕支撑,保持关节的功能体位。急性期忌剧烈运动。

2.忌盘腿、跷二郎腿或两腿交叉放置。

3.肢体疼痛肿胀较甚时抬高患肢,促进局部血液循环。

（三）饮食指导

饮食宜清淡易消化,多吃蔬菜、水果,忌生冷、发物及煎炸品。

1.风寒湿痹证:宜食祛风除湿、温经通络的食品,如姜、蒜、辣面条等。趁热食用,以汗出为度。忌生冷、性凉及肥腻食品,如柿子、螃蟹、蚌肉、海带等。

2.风湿热痹证:宜食清热利湿的食品,如薏苡仁、冬瓜等。忌生冷、辛辣、滋腻、温燥、伤阴的食品,如洋葱、荔枝、狗肉、羊肉等。食疗方:薏苡仁冬瓜汤。

3.瘀血闭阻证:宜食活血通络、温经壮阳的食品,如山楂、木耳、黑豆、核桃、乌鸡汤等。忌辛热燥辣、肥甘厚腻的食品,如肥肉、烤肉等。

4.肝肾亏虚证:宜食补益气血,益肝肾的食品,如山药、枸杞子等。忌发物、肥腻的食品,如鱼、虾、鸡蛋等。

（四）情志调理

1.耐心向患者讲述疾病治疗及康复过程,介绍成功的案例,消除其紧张顾虑,以使其能积极配合治疗和护理。

2.开展集体健康教育或者患者交流会,创造患者之间的沟通机会,让治疗效果好的患者分享经验,提高认识,相互鼓励,增强治疗的信心。

3.指导患者开展读报、听音乐、与人聊天等转移注意力的活动。对于有焦虑抑郁情绪的患者采用暗示疗法以缓解不良情绪。

4.争取患者的家庭支持,鼓励家属多陪伴患者,给予亲情关怀。

（五）康复指导

1.治疗期间,指导患者进行股四头肌的收缩运动及床边钩脚抬腿运动,每日3次,每次5～10 min,提高肌肉强度和耐力。

2.急性期关节肿痛较甚者宜卧床休息,不要剧烈活动,缓解期循序渐进增加活动量,注意减少关节负重。

3.活动时动作应轻柔、缓慢,避免剧烈活动,注意关节保暖,避免寒凉刺激,可配合使用辅助用具如手杖、助行器等,减轻关节的负重。

（六）出院指导

1.减轻关节负重:可适当控制体重,避免长时间下蹲,避免提重物、登山,上下楼梯。

2.劳逸结合,适度锻炼:坚持功能锻炼,加强关节的稳定型。运动前做好热身准备,量力而行,循序渐进。

3.注意保暖:天气变凉时及时添加衣物,夏日在气温较低的空调房避免暴露关节,可佩戴护膝进行保暖。

4.合理饮食:多吃富含蛋白质、钙质的食物,如大豆、牛奶、海鲜、青豆、乳酪、坚果、鱼肝油等,预防骨质疏松,促进关节软骨修复,促进关节润滑液的生成。

5.合适的鞋子:日常生活中,女性的鞋跟以不超5 cm为宜,鞋底不宜太薄,运动时宜穿适合柔软的运动鞋,以减少膝关节压力。

6.药物治疗:按时用药,讲解药物的功效及可能发生的不良反应。

7.定时复查,不适随诊。

第七节　膝痹（膝关节滑膜炎）

膝关节滑膜炎是各种原因导致的膝关节滑膜的炎症、充血、渗出等,常见的有创伤性滑膜炎、色素沉着绒毛结节性滑膜炎和慢性滑膜炎等。

▶▶ 一、证候要点

1.瘀血留滞型:关节肿胀疼痛明显,压痛较甚,活动明显受限,舌质暗红或瘀斑,脉弦有力。

2.气虚湿阻型:损伤日久或反复损伤劳损,关节局限性肿胀压痛,疼痛肿胀呈反复性,每因劳累后加重,面白无华,纳呆。舌淡胖,边有齿痕,苔白滑或腻,脉细无力。

3.湿热壅盛型:有感染病灶如膝部挫裂伤、扁桃体炎等。关节红肿灼热,疼痛较剧,膝关节活动一般正常,伴发热、口渴。舌红苔黄,脉细数。肢体关节刺痛,痛处固定,局部有僵硬感,或麻木不仁。舌质紫暗,苔白而干涩。

▶▶ 二、主要症状/证候评估与施护

（一）关节疼痛

1.评估疼痛的诱因、性质、部位、持续时间、躯体感觉、运动情况等,做好疼痛评分,可应用疼痛自评工具"数字评分法(NRS)"评分,记录具体分值。

2.保持患肢功能位。

3.做好生活能力及安全评估。

4.遵医嘱中药塌渍或中药熏蒸。

5.遵医嘱中药外敷。

6.遵医嘱给予耳穴贴压或针灸。

（二）关节肿胀

1.评估肿胀的部位、持续时间、运动情况等。

2.寒、湿痹的患者可局部热敷,注意避免烫伤。

3.遵医嘱冰消散外敷。

4.遵医嘱中药外敷。

（三）屈伸不利

1.评估活动受限的范围、持续时间等,必要时采取安全防护措施,防止跌倒及其他意外的发生。

2.遵医嘱中药外敷。

3.遵医嘱中药熏蒸。

4.遵医嘱中药离子导入。

5.遵医嘱指导患者功能锻炼。

6.遵医嘱给予针灸、针刀及牵引等。

7.遵医嘱给予七珠展筋散穴位揉药。

▶▶ 三、中医治疗与护理

（一）药物

1. 内服中药

（1）内服汤剂：每剂药分 2 ~ 3 次服用，根据药物的性能、功效，患者病情选择适宜的服药时间，急诊用药遵医嘱。一般情况宜采用温服法。成人一般每次服用 200 mL，心力衰竭及限制入量的患者宜少量多次服用，老年人、儿童应遵医嘱服用。

（2）内服中成药：一般用温开水（或药引）送服，散剂用水或汤药冲服。用药前仔细询问过敏史，对过敏体质者，提醒医生关注。密切观察用药反应，对婴幼儿、老年人、孕妇等特殊人群尤应注意，发现异常，及时报告医生并协助处理。服用胶囊不能咬破；合剂、混悬剂、糖浆剂、口服液等不能稀释，应摇匀后直接服用。

2. 外用中药

（1）告知患者外用中药可能着色；使用前注意皮肤清洁、干燥。

（2）详细询问过敏史，注意观察用药后的反应，出现皮肤瘙痒、红疹或头晕、恶心、心悸、气促等症状，应立即停止用药，及时报告医生并协助处理。

（3）过敏体质者慎用。

（二）牵引

1. 牵引治疗前告知患者和家属牵引的目的和注意事项，取得配合。

2. 根据病情选择合适的牵引体位和牵引角度、重量、时间。

3. 根据牵引角度调节膝关节下垫枕高度，保持有效牵引力线，牵引锤要悬空。

4. 牵引过程中加强巡视，告知患者不可随意增减牵引重量，观察肢体感觉运动防止皮肤压伤。

5. 疼痛较甚的患者去除牵引时要逐渐减轻重量，防止肌肉快速回缩。

6. 牵引结束后应嘱患者卧床休息 10 ~ 20 min，同时做好记录。

（三）针刀及穴位封闭

1. 治疗前询问患者有无晕针史，告知治疗的目的及注意事项。

2. 嘱患者放松，配合医生摆放合适体位，选择穴位，暴露治疗部位。

3. 治疗时密切观察患者面色，询问患者有无不适，如患者出现面色苍白，出冷汗、心悸等不适，及时停止治疗，给予处理。

4. 治疗结束后注意观察局部有无出血、血肿等。注意局部保暖，12 h 内避免洗澡。

5. 有晕针史、酒后、饥饿、情绪紧张时不宜进行治疗。有严重高血压、糖尿病者要慎用该治疗。

（四）中药外敷

1. 评估中药外敷部位皮肤的情况及药物过敏情况。

2. 操作环境宜温暖，注意为患者保暖及保护隐私。

3. 敷药面积应大于患处（半径 > 2 ~ 3 cm）厚薄均匀，弹力绷带松紧适宜。

4.观察患者局部及全身情况,若出现红疹、瘙痒、水疱等现象,操作完毕后,记录中药外敷部位的皮肤情况及患者的感受等。

（五）中药熏蒸

1.环境宜温暖,暴露熏洗部位,注意遮挡及保护隐私。

2.评估熏蒸部位皮肤情况。

3.治疗前告知患者中药熏洗的过程及注意事项,如有心悸、胸闷等不适,及时与医护人员沟通。

4.治疗过程中询问患者的感受,及时调节药液温度,防止烫伤。

5.熏蒸药液温度以 50～70 ℃为宜。熏蒸时间不宜过长,以 20～30 min 为宜。

6.熏洗后多饮水,休息 20 min 方可外出,防止受凉感冒。

（六）中药塌渍

1.评估治疗部位皮肤情况及感知觉,迟钝者掌握适宜的温度。

2.皮肤对中药过敏者慎用。

3.充分暴露治疗部位,注意保暖及保护隐私。

4.选择适宜的药垫,药液均匀浸泡,干湿度适中,以不滴水为宜。药液温度以皮肤耐受为度,不可过热,45～55 ℃,以免烫伤皮肤。

5.治疗中注意巡视和观察,如局部皮肤出现红疹、瘙痒、泛红或水疱时,应停止治疗,报告医生并配合处理。

6.操作完毕后,记录实施部位皮肤情况及患者的感受等。

（七）中医定向透药

1.评估治疗部位皮肤情况。

2.暴露治疗部位,保护患者隐私,注意为患者保暖。

3.遵医嘱备好温度适宜的中药棉垫,选择处方并调节合适的电流强度及热度。

4.治疗过程中询问患者的感受,观察患者局部及全身的情况,若出现红疹、瘙痒、水疱等情况,及时报告医生,遵医嘱给予处理。

（八）七珠展筋散揉药

1.评估按摩部位皮肤情况。

2.操作者应修剪指甲,以防损伤患者皮肤。

3.操作时用力要均匀、柔和,注意为患者保暖及保护隐私。

4.揉药范围以环形正向按揉,古铜钱币（五分硬币、一元硬币）大小,旋圈固定;手法力度均匀适中,揉力之轻重以按摩皮肤而皮肤不动为宜;揉药每个点 70～100 圈,以药尽为度,每点揉药 3～5 次,每处揉药 3～5 个点。

5.操作完毕后,记录按摩穴位、手法、按摩时间及患者感受等。

▶▶ 四、健康指导

（一）生活起居

1.关节部位保暖,防风寒、防潮湿,避免使用护膝。

2. 日常活动中要注意保护关节,避免出现关节扭挫、磕碰等意外损伤。避免久站、久坐、久立、久走。

3. 尽量不要下蹲,如厕时尽量使用坐便。

4. 避免爬山、上下楼梯等。

（二）体位指导

1. 膝下用软枕支撑,保持关节的功能体位。急性期忌剧烈活动。

2. 忌盘腿、跷二郎腿或两腿交叉放置。

3. 肢体疼痛肿胀较甚时抬高患肢,促进局部血液循环。

（三）饮食指导

1. 瘀血留滞型:宜食行气活血、通经活络之品,如黑木耳、红枣粥、韭菜等。

2. 气虚湿阻型:宜食温经散寒的食品,如薏苡仁、韭菜、羊肉、干姜等,忌食生冷的食品。

3. 湿热壅盛型:宜食清热利湿通络的食品,如丝瓜、冬瓜、赤小豆、玉米须等,忌食辛辣、肥甘、厚腻食品,鼓励患者多饮水,戒酒。

（四）情志调理

1. 向患者介绍本病的发生、发展及转归,取得患者的理解和配合。

2. 及时评估患者心理社会状况,及时消除不良情绪。

3. 有情绪障碍者,加强巡视,多关心患者,建议请心理咨询医生进行治疗。

（五）康复指导

1. 治疗期间,指导患者进行股四头肌的收缩运动及床边钩脚抬腿运动,每日 3 次,每次 5~10 min,提高肌肉强度和耐力。

2. 急性期关节肿痛较甚者宜卧床休息,不要剧烈活动,缓解期循序渐进增加活动量,注意减少关节负重。

3. 活动时动作应轻柔、缓慢,避免剧烈活动,注意关节保暖,避免寒凉刺激,可配合使用辅助用具如手杖、助行器等,减轻关节的负重。

（六）出院指导

1. 减轻关节负重:可适当控制体重,避免长时间下蹲,避免提重物、登山,上下楼梯。

2. 劳逸结合,适度锻炼和运动:加强下肢功能锻炼,提高膝关节的稳定性。可适当选择些"非负重"替代运动,如游泳、散步等,且运动前做好热身准备,量力而行,循序渐进。

3. 注意保暖:天气变凉时及时添加衣物,夏日在气温较低的空调房避免暴露关节,可佩戴护膝进行保暖。

4. 合理饮食:多吃富含蛋白质、钙质的食物,如大豆、牛奶、海鲜、青豆、绿豆、青蒜苗、乳酪、坚果、鱼肝油等,预防骨质疏松,促进关节软骨修复,促进关节润滑液的生成。

5. 合适的鞋子:日常生活中,女性的鞋跟以不超 5 cm 为宜,鞋底不宜太薄,运动时宜穿柔软适合的运动鞋,以减少膝关节压力。

6. 正确姿势:要注意正确的走路和劳动姿势,避免长时间坐、站和下蹲。

7.药物治疗:可以长期并间断服用活血化瘀、营养软骨的药物,讲解药物的功效及可能发生的不良反应。

第八节 骨痹(骨关节病)

骨关节病是多发于中年以后的以关节疼痛、变形、活动受限为特点的慢性、退行性疾病,多累及负重关节及手的小关节。

▶▶ 一、证候要点

1.肝肾亏虚证:关节疼痛、肿胀、时轻时重、屈伸不利,或伴关节弹响,腰膝酸软,腰腿不利,屈伸运动时疼痛加剧;或伴关节变形,筋肉萎缩,形寒肢冷;或五心烦热、午后潮热。舌淡,或有瘀点、瘀斑,苔白或白腻。

2.寒湿痹阻证:肢体、关节酸痛,或关节局部肿胀,屈伸不利,局部畏寒,皮色不红,触之不热,得热痛减,遇寒痛增,活动时疼痛加重;或伴腰膝酸软,四肢乏力;或纳食欠佳,大便溏薄、小便清长。舌苔薄白或白滑。

3.湿热阻络证:关节红肿热痛、活动不利、拒按、局部触之灼热。发热、口渴,烦闷不安;或伴腰膝酸软、四肢乏力、大便干结、小便黄。舌质红、苔黄腻。

4.痰瘀互结证:曾有外伤史,或痹痛日久,关节刺痛、掣痛,或疼痛较剧,入夜尤甚,痛有定处;或伴肢体麻木,不可屈伸,反复发作,骨关节僵硬变形,关节及周围可见瘀色。舌质紫暗或有瘀点、瘀斑,苔白腻或黄腻。

5.气血两虚证:关节酸沉、隐隐作痛、屈伸不利、肢体麻木、四肢乏力;或伴形体虚弱、面色无华、汗出畏寒、时感心悸、纳呆、尿多便溏。舌淡、苔薄白。

▶▶ 二、主要症状/证候评估与施护

(一)关节疼痛

1.评估疼痛的诱因、性质、部位、持续时间、躯体感觉、运动情况等,做好疼痛评分,可应用疼痛自评工具"数字评分法(NRS)"评分,记录具体分值。

2.保持患肢功能位。

3.做好生活能力及安全评估。

4.遵医嘱中药湿敷或中药熏蒸。

5.遵医嘱中药外敷。

6.遵医嘱给予针灸或腕踝针留置。

(二)关节肿胀

1.评估肿胀的部位、持续时间、运动情况等。

2.寒、湿痹的患者可局部热敷,注意避免烫伤。

3.遵医嘱中药湿敷、中药塌渍。

4. 遵医嘱中药熏蒸。

5. 遵医嘱中药外敷。

6. 中药涂药。

（三）屈伸不利

1. 评估活动受限的范围、持续时间等，必要时采取安全防护措施，防止跌倒及其他意外发生。

2. 遵医嘱中药外敷。

3. 遵医嘱中药熏蒸。

4. 遵医嘱中药离子导入。

5. 遵医嘱功能锻炼。

6. 遵医嘱给予针灸。

7. 遵医嘱给予七珠展筋散穴位揉药。

8. 遵医嘱给予蜡疗，可配合活血化瘀类中药进行湿敷。

9. 遵医嘱手法治疗或牵引治疗。

三、中医治疗与护理

（一）药物

1. 内服中药

（1）内服汤剂：每剂药分 2～3 次服用，根据药物的性能、功效，患者病情选择适宜的服药时间，急诊用药遵医嘱。一般情况宜采用温服法。成人一般每次服用 200 mL，心力衰竭及限制入量的患者宜多次少量服用，老年人、儿童应遵医嘱服用。

（2）内服中成药：一般用温开水（或药引）送服，散剂用水或汤药冲服。用药前仔细询问过敏史，对过敏体质者，提醒医生关注。密切观察用药反应，对婴幼儿、老年人、孕妇等特殊人群尤应注意，发现异常，及时报告医生并协助处理。服用胶囊不能咬破；合剂、混悬剂、糖浆剂、口服液等不能稀释。

2. 外用中药

（1）告知患者外用中药可能局部着色；使用前注意皮肤清洁、干燥。

（2）详细询问过敏史，注意观察用药后的反应，出现皮肤瘙痒、红疹或头晕、恶心、心悸、气促等症状，立即停止用药，应及时报告医生并协助处理。

（3）过敏体质者慎用。

（二）牵引

1. 牵引治疗前告知患者和家属牵引的目的和注意事项，以取得配合。

2. 根据病情选择合适的牵引体位和牵引角度、重量、时间。

3. 根据牵引角度调节膝关节下垫枕高度，保持有效牵引力线，牵引锤要悬空。

4. 牵引过程中加强巡视，告知患者不可随意增减牵引重量，观察肢体感觉运动情况，防止皮肤压伤。

5. 疼痛较甚的患者去除牵引时要逐渐减轻重量，防止肌肉快速回缩。

6.牵引结束后应嘱患者卧床休息 10～20 min,同时做好记录。

(三)针刀及穴位封闭

1.治疗前询问患者有无晕针史,告知治疗的目的及注意事项,以取得配合。

2.嘱患者放松,配合医生摆放合适体位,选择穴位,暴露治疗部位。

3.治疗时密切观察患者面色,询问患者有无不适,如患者出现面色苍白、出冷汗、心悸等不适,及时停止治疗,给予处理。

4.治疗结束后注意观察局部有无出血、血肿等。注意局部保暖,12 h 内避免洗澡。

5.有晕针史、酒后、饥饿、情绪紧张时不宜进行治疗。有严重高血压、糖尿病者要慎用该治疗。

(四)中药熏洗

1.环境宜温暖,暴露熏洗部位,注意遮挡及保护隐私。

2.评估熏蒸部位皮肤情况。

3.治疗前告知患者中药熏洗的过程及注意事项,如有心悸、胸闷等不适,及时与医护人员沟通。

4.治疗过程中询问患者的感受,及时调节药液温度,防止烫伤。

5.熏蒸药液温度以 50～70 ℃为宜。熏蒸时间不宜过长,以 20～30 min 为宜。

6.熏洗后多饮水,休息 20 min 方可外出,防止受凉感冒。

(五)中药塌渍

1.评估治疗部位皮肤情况及感知觉,迟钝者掌握适宜的温度。

2.皮肤对中药过敏者慎用。

3.充分暴露治疗部位,注意保暖及保护隐私。

4.选择适宜的药垫,药液均匀浸泡,干湿度适中,以不滴水为宜。药液温度以皮肤耐受为度,不可过热,45～55 ℃,以免烫伤皮肤。

5.治疗中注意巡视和观察,如局部皮肤出现红疹、瘙痒、泛红或水疱时,应停止治疗,报告医生并配合处理。

6.操作完毕后,记录实施部位皮肤情况及患者的感受等。

(六)中药涂药

1.评估涂擦部位的皮肤情况。

2.保持局部皮肤清洁,遵医嘱执行涂药次数。

3.将中药制剂均匀涂抹于患处,范围超出患处 2～3 cm 为宜。

4.水剂、酊剂类药物用大棉棒蘸取药物涂擦,干湿度以不滴水为度,用后须塞紧瓶盖;悬浮液须先摇匀后再用大棉棒涂擦;霜剂则应用手掌或手指反复摩擦,使之渗入肌肤。

5.局部涂药不宜过多、过厚,以免堵塞毛孔。

6.局部皮肤如出现丘疹、奇痒或肿胀等,应立即停用,通知医生并协助处理。

(七)中药离子导入

1.评估治疗部位皮肤情况。

2. 暴露治疗部位,保护患者隐私,注意为患者保暖。

3. 遵医嘱备好温度适宜的中药棉垫,选择处方并调节合适的电流强度及热度。

4. 治疗过程中询问患者的感受,观察患者局部及全身的情况,若出现红疹、瘙痒、水疱等情况,及时报告医生,遵医嘱给予处理。

(八)七珠展筋散揉药

1. 评估按摩部位皮肤情况。

2. 操作者应修剪指甲,以防损伤患者皮肤。

3. 操作时用力要均匀、柔和,注意为患者保暖及保护隐私。

4. 揉药范围以环形正向按揉,古铜钱币(五分硬币、一元硬币)大小,旋圈固定;手法力度均匀适中,揉力之轻重以按摩皮肤而皮肤不动为宜;揉药每个点 70~100 圈,以药尽为度,每点揉药 3~5 次,每处揉药 3~5 个点。

5. 操作完毕后,记录按摩穴位、手法、按摩时间及患者感受等。

(九)蜡疗

1. 评估患处皮肤情况,有炎症、破溃、冻伤的部位禁用;评估肢体的功能活动和感觉,以及对热度的耐受。

2. 取合理体位,充分暴露治疗部位,注意保暖及保护隐私。

3. 操作过程中关注患者对热的感受,当感觉灼热或不适,应立即处理。

4. 操作完毕后告知患者应防寒保暖,休息 30 min,方可外出,防止受凉感冒。

5. 记录中药蜡疗的部位、时间及患者感受等情况。

(十)腕踝针

1. 评估治疗部位皮肤状况、对疼痛的耐受度,局部皮肤有无出血、破损、肿胀及瘢痕等。

2. 根据疼痛部位进行分区,常规选择踝部 1、2、3 区。

3. 协助患者取合适体位,暴露针刺部位,消毒皮肤,针身与皮肤呈 30°进针,刺入皮下浅层,固定针柄。

4. 进针过程中询问患者的感受,若患者有酸、麻、胀、痛等感觉,及时调整进针角度。

5. 根据病情留针 30 min~24 h。拔针时,一手捻动针柄,将针退至皮下,迅速拔出,轻压片刻,以防出血。

6. 操作完毕后,记录实施部位皮肤情况及患者的感受等。

▶▶ 四、健康指导

(一)生活起居

1. 关节部位保暖,防风寒、防潮湿,出汗时切忌当风。

2. 日常活动中要注意保护关节,必要时佩戴腰围、护膝、颈托,避免出现关节扭挫、磕碰等意外损伤。病变在颈椎者应避免长时间低头,纠正不良姿势和体位,病变在腰椎、膝、髋关节者,避免久行、久立。

（二）体位指导

1.保持关节的功能体位,急性期不要剧烈活动。

2.忌受伤关节处扭曲,挤压,肢体牵引时给予软枕支撑,避免肢体局部受压。

3.肢体疼痛肿胀较甚时抬高患肢,促进局部血液循环。

（三）饮食指导

1.肝肾亏虚证:宜食补益肝肾,强筋健骨的食品,如黑豆、黑芝麻、羊肉、韭菜等。

2.寒湿痹阻证:宜食温经散寒的食品,如薏苡仁、韭菜、羊肉、干姜等,忌食生冷的食品。

3.湿热阻络证:宜食清热利湿通络的食品,如丝瓜、冬瓜、赤小豆、玉米须等,忌食辛辣、肥甘、厚腻等的食品,鼓励患者多饮水,戒酒。

4.痰瘀互结证:宜食化痰祛瘀的食品,如萝卜、山楂等,忌食肥甘厚腻等生痰生湿的食品。

5.气血两虚证:宜食补益气血的食品,如大枣、桂圆、阿胶,同时多食动物肝脏、菠菜等富含铁的食品。

（四）情志调理

1.向患者介绍本病的发生、发展及转归,取得患者理解和配合。

2.及时评估患者心理社会状况,及时消除不良情绪。

3.有情绪障碍者,加强巡视,多关心患者,建议请心理咨询医生进行治疗。

（五）康复指导

1.卧床期间或活动困难患者,指导患者进行关节主动和被动运动,提高肌肉强度和耐力;症状缓解后应逐步或适当进行锻炼。

2.急性期关节肿痛较甚者宜卧床休息,不要急于活动,减轻关节负荷;症状缓解后应逐步或适当进行关节非负重运动锻炼,增强肌力和耐力;缓解期可适当下床活动;恢复期可循序渐进增加活动量,可采用散步、游泳等活动,注意减少关节负重。

3.根据患者关节病变部位、程度、症状,在医护人员的指导下选择适当的功能锻炼方法。如以双手等小关节病变为主者,可做抓空法、持物法等动作;以脊柱关节病变为主者,可做扩胸、弯腰、飞燕等动作;以双膝关节病变为主者,可做床边钩脚胎腿及股四头肌的收缩运动。

4.活动时动作应轻柔、缓慢,避免剧烈活动,注意关节保暖,避免寒凉刺激,可配合使用辅助用具,如腰围、护膝、手杖等,减轻关节的负重。

（六）出院指导

1.减轻关节负重:可适当控制体重,避免长时间下蹲,避免提重物、登山、上下楼梯。

2.劳逸结合,适度锻炼:坚持功能锻炼,加强关节的稳定性。运动前做好热身准备,量力而行,循序渐进。

3.注意保暖:天气变凉时及时添加衣物,夏日在气温较低的空调房避免暴露关节,可佩戴护膝进行保暖。

4.合理饮食:多吃富含蛋白质、钙质的食物,如大豆、牛奶、海鲜、青豆、乳酪、坚果、鱼肝油等,防治骨质疏松,促进关节软骨修复,促进关节润滑液的生成。

5.合适的鞋子:日常生活中,女性的鞋跟以不超5 cm 为宜,鞋底不宜太薄,运动时宜穿适合柔软的运动鞋,以减少膝关节压力。

6.药物治疗:按时用药,讲解药物的功效及可能发生的不良反应。

7.定时复查,不适随诊。

第九节 膝关节退行性骨关节病

膝关节退行性骨关节病是老年人的常见疾病,严重的膝关节退行性骨关节病需要进行人工膝关节置换术。膝关节置换术可解除膝关节疼痛,改善膝关节功能,纠正膝关节畸形和获得长期稳定。

▶▶ 一、证候要点

1.风寒湿痹证:肢体关节酸痛、痛处固定、有如刀割或有明显重着感或患处表现肿胀感,关节活动欠灵活,畏风寒,得热则舒。舌质淡,苔白腻。

2.风湿热痹证:起病较急,病变关节红肿、灼热、疼痛,甚至痛不可触,得冷则舒;可伴有全身发热,或皮肤红斑、硬结。舌质红,苔黄。

3.瘀血闭阻证:肢体关节刺痛,痛处固定,局部有僵硬感,或麻木不仁。舌质紫暗,苔白而干涩。

4.肝肾亏虚证:膝关节隐隐作痛,腰膝酸软无力,酸困疼痛,遇劳更甚。舌质红、少苔。

▶▶ 二、主要症状/证候评估与施护

（一）疼痛

1.评估疼痛的程度、性质、原因、伴随症状,做好疼痛评分,可应用疼痛自评工具"数字评分法(NRS)"评分,记录具体分值。

2.遵医嘱耳穴贴压:取神门、交感、皮质下、肝、肾等穴。

（二）肿胀

1.评估肿胀的程度及诱发因素,皮温、皮肤颜色及完整性,测量髌骨上下缘腿围。

2.遵医嘱对风湿热痹症肿胀患者局部予膝关节冰敷治疗,注意防止皮肤冻伤,观察治疗效果。

（三）僵硬

评估僵硬发生时间、关节活动受限的范围和生活自理能力。

三、中医治疗与护理

（一）手术治疗与护理

1.术前

（1）人工膝关节置换术的术前护理应严格备皮,如有皮肤破损、足癣等需治愈后才能手术。

（2）避免做患侧关节内注射,避免可能产生的感染灶。

（3）术前指导患者进行踝泵锻炼、股四头肌锻炼、直腿抬高锻炼。

（4）做好术前心理护理,消除患者紧张情绪,做好睡眠管理,良好的睡眠有助于术后恢复。

（5）指导患者正确的饮食,戒烟。

（6）超前镇痛、预防性镇痛。

2.术后

（1）抬高患肢,保持患肢中立位,防止腓总神经受压而造成神经损伤。

（2）宜食富含营养、易消化的食物,忌食生冷、辛辣、肥腻、煎炸之品。

（3）监测患者生命体征,观察患肢末梢血液循环、感觉、运动、肿胀以及伤口敷料渗血情况,观察引流液的色、质、量的变化。

（4）加强管道护理,保持管道通畅。

（5）做好健康教育,指导患者进行扩胸运动、双下肢股四头肌等长收缩活动,髋、膝关节屈伸训练,踝关节的跖屈、背伸、旋转和足趾的跖屈、背伸锻炼。

（6）指导患者使用助行器下地行走,评估跌倒风险,做好安全防护。

（7）进行护理干预,预防肺部感染、尿路感染、压力性损伤及下肢深静脉血栓等并发症的发生。

（8）卧床期间协助患者做好生活护理,满足各项需求。

（二）临证施护

1.腹胀、便秘

（1）穴位按摩:取关元、足三里、大横、天枢等穴。

（2）耳穴贴压:取大肠、小肠、脾、胃、交感等穴。

（3）腹部按摩:配合中药贴脐。顺时针腹部按摩 50～100 圈,叩击四缝穴。

2.恶心、呕吐

（1）观察呕吐物的颜色、气味、性质及量,如呕吐物中呈咖啡色或红色,及时告知医生处理。

（2）穴位贴敷:取中脘、足三里、内关等穴。

（3）穴位按摩:取内关、足三里等穴。

（4）耳穴贴压:取脾、胃、交感、神门、贲门、耳中等穴。

3.排尿困难

（1）艾灸:取中极、关元、气海等穴。

（2）热熨下腹部,配合穴位按摩,取中极、关元、气海等穴。

4. 失眠:耳穴贴压,取神门、交感、皮质下、内分泌、心、胃、肝、肾等穴。

5. 高血压

（1）遵医嘱服用降压药,密切观察血压变化并做好记录。

（2）耳穴贴压:取降压沟、心肝、肾、神门、交感等穴。

（3）穴位贴敷:取双足涌泉穴。

（4）做好安全教育及防跌倒措施的落实。

▶▶ 四、健康指导

（一）生活起居

1. 避风寒湿邪入侵,局部注意保暖。

2. 加强对膝部的保护,戴护膝保暖。

3. 患肢可垫软枕抬高,避免爬山,避免关节过度负重。

4. 适当控制体重,增加户外活动、日光照射,防止骨质疏松。

5. 有任何部位的感染及时就医。

（二）体位指导

1. 抬高患肢,促进静脉血液回流,预防和减轻肢体肿胀。

2. 指导患肢肌肉等长或等张收缩训练,如股四头肌等长收缩运动。方法为患者取仰卧位,保持大腿肌肉收缩状态10 s后休息10 s,重复10次为一组练习,每次做10组练习。踝关节背伸、跖屈、内外翻运动,跖趾关节屈伸运动,最大限度活动关节,每个动作保持10 s,重复10次为一组,每次做10组练习。

3. 拔除伤口引流管后可指导下床活动以锻炼膝关节的屈曲功能,行走时需使用助行器。

（三）饮食指导

1. 风寒湿痹证:宜食祛风除湿、温经通络的食品,如姜、蒜、辣面条等。趁热食用,以汗出为度。忌食生冷、性凉及肥腻食品,如柿子、螃蟹、蚌肉、海带等。

2. 风湿热痹证:宜食清热利湿的食品,如薏苡仁、冬瓜等。忌食生冷、辛辣、温燥、伤阴的食品,如洋葱、荔枝、狗肉、羊肉等。食疗方:薏苡仁冬瓜汤。

3. 瘀血闭阻证:宜食活血通络、温经壮阳的食品,如山楂、木耳、黑豆、核桃、乌鸡汤等。忌食辛热燥辣、肥甘厚腻的食品,如肥肉、烤肉等。

4. 肝肾亏虚证:宜食补气血,益肝肾的食品,如山药、枸杞子等。忌发物、肥腻之品,如鱼、虾、鸡蛋等。

（四）情志调理

1. 向患者讲述疾病治疗及康复过程,介绍成功的案例,消除其紧张顾虑,积极配合治疗和护理。

2. 开展集体健康教育或者患者交流会,创造患者之间的沟通机会,让治疗效果好的患者分享经验,提高对疾病的认识,相互鼓励,增强治疗的信心。

3.指导患者开展读报、听音乐、与人聊天等转移注意力的活动。对于有焦虑抑郁情绪的患者采用暗示疗法以缓解不良情绪。

4.争取患者的家庭支持,鼓励家属多陪伴患者,给予亲情关怀。

（五）康复指导

1.早期功能锻炼

（1）肌肉训练

1）股四头肌练习:绷紧大腿肌肉,尽量伸直膝关节,保持5~10 s。

2）直腿抬高:在床上绷紧伸直膝关节,并稍稍抬起,使下肢离开床面,保持5~10 s。

（2）关节训练

1）膝关节不负重的屈伸运动。

2）踝关节背伸、跖屈活动。

（3）可适当进行散步,游泳等活动。

2.术后遵医嘱进行功能锻炼

（1）手术当日取平卧位,抬高患肢。

（2）术后6 h指导患者进行踝关节背伸、跖屈活动,以不感到疲劳为宜。

（3）人工膝关节置换术后,遵医嘱监督指导患者使用下肢关节功能康复机（CPM）进行膝关节屈伸锻炼。

3.指导正确的下地锻炼方法:床上坐—床边坐—床边站—扶助行器行走。

（六）出院指导

1.继续股四头肌收缩、踝关节跖屈背伸及直腿抬高锻炼。加强膝关节屈伸锻炼,增加关节活动度,加强下地行走锻炼,增强活动能力和耐力。

2.下地行走锻炼时防跌倒,暂时不要上下楼梯,如必须上下时,需有人陪同,扶拐进行,且记"上用健足,下用患足"。

3.遵医嘱按时服药。

4.合理饮食,加强营养,增强自身抵抗力。注意控制体重,以减轻膝关节负重。

5.避免感冒,遵循小病大治的原则,及时治疗全身隐匿病灶,如呼吸道感染、泌尿系统感染、扁桃体炎、牙痛等,以防止置换关节远期感染。

6.注意卫生,刀口拆线后1~2周内,不要沐浴泡洗伤口,伤口局部瘙痒忌抓挠,勤修剪指甲。

7.定期复查,不适随诊,术后1个月、3个月、6个月、1年定期复查。若伤口出现红、肿、热、痛,有分泌物或患肢出现麻木、活动受限等,及时复查。

第十节 胫骨平台骨折

胫骨平台骨折又叫胫骨髁骨折,属于关节内骨折,主要临床表现为关节局部肿胀、疼痛、畸形、关节功能障碍。骨折后期最易出现的后遗症是膝关节不稳定、伸屈活动受限及创伤性关节炎。

▶ 一、证候要点

1. 气滞血瘀证:骨折初期,伤后 1~2 周,外伤后经络受损,血离经脉,瘀积不散,气血不得宣通;临床常见膝部瘀肿明显,疼痛较甚。舌质淡,苔薄白,脉弦。治法:行气活血。

2. 瘀血凝滞证:骨折中期,伤后 3~6 周,瘀血未尽,肿痛尚未尽除,断骨已正,筋骨未连。膝部疼痛拒按,动则加剧,功能活动障碍。舌红或有瘀点,苔白,脉弦。治法:活血化瘀。

3. 肝肾不足证:骨折后期,伤后 7~8 周以上,断骨未坚,筋脉疲软,可出现头晕耳鸣,腰膝酸软,两目干涩,视物模糊,五心烦热,遗精盗汗,舌淡胖,苔薄白,脉细数。治法:补益肝肾。

▶ 二、主要症状/证候评估与施护

(一)疼痛

1. 评估疼痛部位、诱因、性质、程度及持续时间,根据患者情况选用疼痛评估量表,记录分值。

2. 抬高患肢,膝关节屈曲 5°~15°中立位放置,减轻局部肿胀以缓解疼痛。

3. 遵医嘱给予踝上骨牵引或支具外固定。

4. 遵医嘱给予物理疗法:如冷疗、中频脉冲电治疗。

5. 遵医嘱给予活血化瘀、止痛:如中药涂药、中药外敷等。

6. 遵医嘱给予耳穴贴压:取神门、交感、皮质下、肝、肾等穴。

7. 遵医嘱给予腕踝针镇痛:根据身体分区取患侧肢体踝部进行毫针针刺。女性月经期、妊娠期 3 个月内不宜在下 1 区施针。

(二)肿胀

1. 评估肿胀的程度、范围、伴随症状,观察有无张力性水疱并做好记录。

2. 抬高患肢(高于心脏水平),利于静脉回流以减轻肿胀。

3. 受伤早期局部给予冷疗,降低毛细血管通透性,减少渗出,以减轻肿胀。

4. 遵医嘱给予中药涂擦、中药外敷(如冰硝散外敷)、中药离子导入等适宜的中医护理技术。

5. 遵医嘱给予口服中药汤剂或活血化瘀、消肿药物。

(三)功能障碍

1. 评估患者患肢末梢血液循环、感觉及运动情况。注意防止石膏、支具压迫腓骨颈部导致腓总神经受压,如发现异常,应及时通知医生及时处理。

2. 移动患者时需支托患肢,一手掌稳托膝关节下方,另一手托于踝关节下方,避免患肢扭曲。

3.指导患者股四头肌收缩训练及踝泵运动。

4.评估患者日常生活自理能力,协助患者料理生活,做好安全防护及健康教育。

三、中医治疗与护理

(一)非手术治疗与护理

1.牵引

(1)做好牵引治疗前的准备,向患者及家属说明牵引的目的、注意事项,取得配合。

(2)维持有效的牵引体位、牵引角度、重量、时间,不得随意增减牵引重量。

(3)牵引绳上勿放置重物,保持有效的牵引力线,牵引锤悬空,不可着地。

(4)牵引过程中观察患肢末梢血液循环、感觉运动及局部皮肤受压情况,做好交接班。

2.支具

(1)告知患者支具外固定的重要性。

(2)正确使用支具:佩戴支具时避免支具与皮肤直接接触,尽管支具已设置有通气孔,透气性能良好,但吸汗性差,所以要用毛巾给予或棉垫衬垫,以利于汗液吸收,增加舒适感。

(3)固定带松紧以患者感觉舒适,同时以自然伸进一指为度;避免固定带过紧,造成局部皮肤压力性损伤和腓神经的损伤的发生。

(4)随时观察支具形态与肢体形态吻合,防滑脱旋转,影响固定和稳定。形态不相符时,要重新调整固定。

(二)手术治疗与护理

1.术前

(1)评估患者生命体征、骨伤专科情况、生活自理能力、压力性损伤及用药情况等;做好全身评估,治疗和控制合并症,常规进行术前准备。

(2)做好术前宣教和情志护理,告知患者手术相关注意事项,取得患者配合。

(3)指导患者进行股四头肌等长收缩及踝泵运动。

(4)教会患者深呼吸及有效咳嗽、抬臀、床上大小便。

(5)吸烟者劝其戒烟,预防感冒。

2.术后

(1)抬高患肢,膝关节屈曲 $5° \sim 15°$ 中立位放置。

(2)宜食富含营养、易消化的食物,忌食生冷、辛甘肥厚及煎炸之品。

(3)监测患者生命体征,观察患肢末梢血液循环、感觉、运动、肿胀及伤口敷料渗血情况,观察引流液色、质、量的变化。

(4)加强管道护理,保持管道通畅。

(5)指导患肢行股四头肌收缩、踝关节跖屈背伸以及膝关节屈伸训练,加强全身锻炼。

(6)做好健康教育,进行护理干预,预防肺部感染、尿路感染、压力性损伤及下肢深静脉血栓等并发症的发生。

(7)卧床期间协助患者料理生活,做好安全防护。

(三)临证施护

1.恶心、呕吐

(1)观察呕吐物的颜色、气味、性质及量,如呕吐物中呈咖啡色或鲜红色,告知医生及时处理。

(2)穴位贴敷:取中脘、足三里、内关等穴。

(3)穴位按摩:取内关、足三里等穴。

(4)耳穴贴压:取脾、胃、交感、神门、贲门、耳中等穴。

2.腹胀、便秘

(1)中药热熨:取神阙、关元、大横、天枢等穴。

(2)耳穴贴压:取大肠、小肠、脾、胃、交感等穴。

(3)腹部按摩配合中药贴脐。

3.排尿困难

(1)艾灸:取中极、关元、气海等穴。

(2)穴位按摩:取中极、关元、气海等穴。

(3)耳穴贴压:取脑、肾、膀胱、交感、神门、皮质下等穴。

(4)中药热熨:取中极、关元、气海等穴。

(5)穴位贴敷:取神阙等穴。

4.失眠:耳穴贴压,取神门、交感、皮质下、内分泌、心、胃、肝、肾等穴。

5.高血压

(1)遵医嘱服用降压药,密切观察血压变化并做好记录。

(2)耳穴贴压:取降压沟、心、肝、肾、神门、交感等穴。

(3)穴位贴敷:取双足涌泉穴。

(4)做好安全教育及防跌倒措施的落实。

▶▶ 四、健康指导

(一)生活起居

1.保持病室环境安静、整洁,温、湿度适宜。

2.教育患者起居有常、避风寒、防感冒,戒烟戒酒。

3.指导患者正确使用辅助工具,遵循"早活动""晚负重"的原则。

(二)体位指导

1.患肢抬高,中立位;保持膝关节屈曲5°~15°,功能位;严禁旋外,预防腓总神经压伤。如为内侧平台骨折,尽量使膝关节轻度外翻;外侧平台骨折,尽量使膝关节轻度内翻。

2.移动患者时需用微牵力托扶患肢,动作宜轻柔,避免突然或剧烈地移动患者。

3.合并骨-筋膜室综合征患者,应将患肢放平制动,避免抬高,以免加重组织缺血;合并腘动脉损伤血管吻合术后应给予屈膝位,以防血管再破裂。

（三）饮食指导

1.术后早期宜清淡、薄素，少食多餐，忌食辛辣、肥腻、寒凉之品，鼓励患者多饮水，每日饮水 2 500 mL 左右。

2.根据骨折证型进行饮食调护

（1）气滞血瘀证：宜食清淡素薄、富含营养、活血化瘀、行气止痛的温性食物，如面食、米粥、瘦肉、红糖、山楂、白萝卜、生姜等，忌食生冷、寒凉之品。

（2）瘀血凝滞证：宜食补气养血、活血化瘀的食物：如桃仁、山楂、生姜等。

（3）肝肾不足证：宜食滋补肝肾、强筋壮骨的食物，如山药、枸杞子、瘦肉、鸡蛋、牛奶、新鲜蔬菜、水果等。

3.合并高血压、糖尿病、心脏病的患者，做好针对性饮食调护。

（四）情志调理

1.用言语开导法，针对患者不良情绪，耐心疏导，保持情绪平和。

2.用移情易性法，转移或改变患者的情绪和意志，舒畅气机，调整和缓解不良情绪，促进患者身心健康。

3.疼痛时出现情绪烦躁，使用安神静志法，要患者闭目养神，平静呼吸，全身放松，达到周身气血畅通。

4.争取患者的家庭支持，鼓励家属多陪伴，给予亲情关怀。

（五）康复指导

1.在医生（或康复师）的指导下，制订康复锻炼计划。

2.告知患者功能锻炼的意义，督促或协助患者进行功能锻炼。

3.术后康复

（1）遵医嘱指导患者做股四头肌收缩、直腿抬高训练，以及膝、踝关节主动和被动活动。

（2）遵医嘱扶双拐不负重步行，逐步过渡到单拐逐渐负重。

（3）功能锻炼以早活动、晚负重、患者自感稍微疲劳、休息后能缓解、不引起疼痛为原则，并应循序渐进。

（六）出院指导

1.遵医嘱继续服用接骨续筋药物。

2.教会患者正确佩戴支具的自我护理方法。

3.加强营养，多晒太阳，防止并发骨质疏松症。

4.告知卧床期间多做全身及健肢的功能锻炼。

5.养成良好的生活习惯，按时作息，节制房事，戒烟戒酒。

6.功能锻炼要循序渐进，忌暴力或活动过量，防止关节僵硬和再损伤。

7.扶拐行走时，有家人陪伴，防止跌倒造成二次骨折。根据 X 射线检查结果确定弃拐时间。

8.定期复查，如有关节红肿、疼痛、不明原因发热、膝关节活动受限或切口有渗出，及时就医。

第十一节 髌骨骨折

髌骨是人体内最大的籽骨,位于股四头肌腱内。髌骨骨折是由直接或间接暴力引起的骨折。

▶▶ 一、症候要点

1.气血瘀阻证:伤后1～2周内,患膝疼痛明显,关节内大量积血,髌前皮下瘀血、肿胀,严重者皮肤可出现水疱。患侧膝关节功能丧失,不能站立。舌质紫暗或有瘀斑,脉弦涩。

2.气滞血瘀证:伤后3～6周,肿胀逐渐消退,疼痛减轻,功能丧失未恢复,动则有疼痛感,舌质暗淡,脉弦细。

3.肝肾亏虚证:伤后7～8周,疼痛已消,或年迈体弱,头晕目眩,腰膝瘰软,倦怠乏力,舌淡,脉细。

▶▶ 二、主要症状/证候评估与施护

（一）疼痛

1.评估疼痛的程度、性质、原因、伴随症状,做好疼痛评分,可应用疼痛自评工具"数字评分法(NRS)"评分,记录具体分值。

2.抬高患肢,减轻局部肿胀,以缓解疼痛。

3.遵医嘱耳穴贴压:取神门、交感、皮质下、肝、肾等穴。

（二）肿胀

1.抬高患肢。

2.评估肿胀的程度、范围、伴随症状,并做好记录。

3.观察肢体血运及颜色。

4.遵医嘱给予骨炎膏或冰消散外敷。

（三）功能障碍

1.评估患肢末梢血运、感觉及肢体活动情况。如发现异常,应及时通知医生进行处理。

2.给予支具固定,抬高患肢并保持功能位。

3.改变体位时注意保护患肢,避免骨折处遭受外力的干扰。

4.指导并协助患者进行功能锻炼,预防下肢深静脉血栓及肌肉萎缩。

三、中医治疗与护理

(一)非手术治疗与护理

石膏托或支具固定:适用于无移位髌骨骨折,用石膏托或支具固定患肢于伸直位 3～4 周,进行股四头肌收缩及踝泵锻炼,去除石膏托或支具后练习膝关节伸屈运动。整复方法如下。

1. 抱膝圈固定法:用铅丝做一个较髌骨略大的圆圈,铅丝外缠以较厚的纱布绷带,并扎上 4 条布袋,后侧板长度由大腿中部到小腿中部,宽 13 cm,厚 1 cm,一般固定 4 周。

2. 抓髌器固定法:适用于有分离移位的新鲜闭合性髌骨骨折。术后 2 d 可下地行走锻炼。

(二)手术治疗与护理

1. 术前

(1)抬高患肢,高于心脏水平以消除肿胀。

(2)主动锻炼:如关节活动,患肢肌肉的等长收缩锻炼(即在不活动关节的情况下,有意识地绷紧肌肉),持续 5～10 s 后再放松,如此反复进行,每日 500～1 000 次。

(3)告知患者支具或石膏固定后的注意事项。

2. 术后

(1)给予患者生活上的指导和协助。

(2)抬高患肢:高于患者心脏水平,以利于血液循环,防止患肢肿胀。

(3)病情观察:监测患者生命体征及患肢的血液循环、皮肤温度、感觉运动情况、伤口渗血情况。

(4)疼痛:区分疼痛的性质,是切口疼痛还是伤口敷料包扎过紧引起的疼痛,给予相应的处理。

(5)支具护理:术后观察患者佩戴支具的松紧度,末梢血液循环、感觉、活动及肿胀,皮肤的色泽、温度等情况。

(三)临证施护

1. 恶心、呕吐:遵医嘱穴位贴敷或按摩,取中脘、足三里、内关等穴。

2. 腹胀、便秘:遵医嘱耳穴贴压,取大肠、小肠、脾、胃、交感等穴。也可采取腹部按摩或中药贴脐。

3. 失眠:遵医嘱耳穴贴压,取神门、交感、皮质下、内分泌、心、胃、肝、肾等穴。

4. 高血压:遵医嘱口服降压药,并观察血压变化。耳穴贴压:取降压沟、心、肝、肾、神门、交感等穴。

5. 做好防跌倒、坠床的安全措施。

四、健康指导

（一）生活起居

1. 保持病室环境安静,避风寒,防感冒,戒烟戒酒。

2. 指导患者正确的锻炼方法。

3. 扶拐行走时,需有家属陪护,穿防滑鞋及适宜的衣裤,防止跌倒。

（二）体位指导

1. 抬高患肢,将患肢平放或膝下垫软枕,使膝关节保持屈曲 5°～15°功能位。

2. 保持患肢中立位,严禁旋外,禁止膝关节屈曲运动、忌翻身、侧卧,防止发生坠床。

（三）饮食指导

1. 气血瘀阻型:宜食行气止痛、活血化瘀的食品,如白萝卜、红糖、山楂、生姜等,少食甜食、土豆等胀气食物,尤其不可过早进食肥腻滋补之品。

2. 气滞血瘀型:宜食活血化瘀的食品,以满足骨痂生长的需要,如骨头汤、鸽子汤等高蛋白食物。

3. 肝肾亏损型:宜食滋补肝肾、补益气血的食品,如鱼、虾、肉、蛋、牛奶,新鲜蔬菜、水果。适量食用榛子、核桃等坚果类食物,以补充钙的摄入及微量元素。

（四）情志护理

1. 向患者介绍本病的发生、发展及转归,取得患者的理解和配合,消除其不良情绪。

2. 介绍成功的病例,帮助患者树立战胜疾病的信心。

3. 疼痛引起情绪烦躁时,使用安神静志法:患者闭目静心、全身放松、平静呼吸,或听音乐,以达到周身气血流通舒畅。

（五）康复指导

1. 告知患者早期功能锻炼对患肢功能恢复的重要性,取得患者的理解和配合,锻炼的整个过程应循序渐进并在征得医生同意的情况下进行。并告知同一部位骨折因骨折类型、程度、固定方法不同,锻炼内容的差异性。

2. 遵医嘱指导患者做股四头肌收缩、踝关节跖屈背伸及直腿抬高锻炼。

3. 2～3 周扶双拐不负重行走,再逐渐过渡到单拐负重。

4. 功能锻炼以患者自感稍微疲劳、休息后能缓解、不引起疼痛为原则,应循序渐进。

（六）出院指导

1. 2～3 周后复查。

2. 练习膝关节伸屈活动,活动幅度由小到大,指推髌骨避免粘连,恢复膝关节伸屈功能。

3. 遵医嘱继续服用接骨续筋药物,直至骨折愈合。

4. 保持心情愉快,加强营养,劳逸适度。

5. 定期复查。如骨折处置后 2 周、1 个月、2 个月、3 个月、6 个月应到医院复查。

第十二节 骨痹（髌骨脱位）

髌骨脱位是指髌骨的后关节面与股骨下端两髁之间的关节面发生了移位，包括外伤性髌骨脱位和习惯性髌骨脱位。

▶▶ 一、证候要点

1. 气血瘀阻型：伤后 1～2 周内，患膝疼痛剧烈，局部红肿、有压痛，关节内有积血，关节活动受限，甚至会出现关节畸形，有髌前空虚感。舌质紫暗或有瘀斑，脉弦涩。

2. 气滞血瘀型：伤后 3～6 周，肿胀逐渐消退，疼痛减轻，膝关节屈伸受限或屈伸无力，动则有疼痛感。舌质暗淡，脉弦细。

3. 肝肾亏虚型：伤后 7～8 周，疼痛已消，膝关节肌肉萎缩，僵硬，屈伸受限或屈伸无力。舌质淡，脉细。

▶▶ 二、主要症状/证候评估与施护

（一）疼痛

1. 评估疼痛的部位、程度、性质、伴随症状，做好疼痛评估，可应用疼痛评估工具"数字评分法（NRS）或面部表情量表法（Wong-Baker 法）"评分，记录具体分值。

2. 抬高患肢，保持中立位，严禁旋外，减轻局部肿胀以缓解疼痛。

3. 遵医嘱给予冷疗，以减轻肿胀。

4. 遵医嘱给予活血化瘀、止痛中药外敷。

5. 遵医嘱给予耳穴贴压：取神门、交感、皮质下、肝、肾等穴。

6. 遵医嘱给予腕踝针镇痛。

（二）肿胀

1. 评估肿胀的部位、程度、伴随症状并做好记录。

2. 抬高患肢，以利于静脉回流减轻肿胀。

3. 受伤早期局部给予冷疗，降低毛细血管通透性，减少渗出，以减轻肿胀。

4. 遵医嘱给予活血化瘀、消肿药物。

5. 遵医嘱中药涂擦、中药塌渍、中药湿敷、中药熏洗。

（三）功能障碍

1. 评估患肢末梢血液循环、感觉及运动情况。

2. 给予支具固定，抬高患肢并保持功能位。

3. 体位变换时平托并向远端牵拉患肢，避免患肢扭曲。

4. 做好安全防护及教育。

5. 鼓励并协助患者进行主动和被动功能锻炼。

6. 教会患者床上大小便、抬臀、下床活动的方法,协助生活所需。

三、中医治疗与护理

(一)手术治疗与护理

1. 术前

(1)评估患者生命体征、骨伤专科、生活自理能力、压力性损伤及用药情况等;做好全身评估,治疗和控制合并症,常规进行术前准备。

(2)做好术前宣教和心理护理,告知患者手术相关注意事项,取得患者配合。

(3)指导患者进行股四头肌等长收缩、踝关节背伸、跖屈锻炼,教会患者深呼吸及有效咳嗽。

(4)指导患者正确使用拐杖的方法。

(5)吸烟者劝其戒烟,预防感冒,指导患者抬臀、深呼吸、有效咳嗽和排痰的方法。

2. 术后

(1)抬高患肢,保持患肢功能位。

(2)宜食富含营养、易消化的食物,忌食生冷、辛辣、肥腻煎炸之品。

(3)监测患者生命体征,观察患肢末梢血液循环、感觉、运动、肿胀以及伤口敷料渗血情况。

(4)如放置引流管,应保持管道通畅,并观察引流液色、质、量的变化。

(5)做好健康教育,指导患者进行扩胸运动、双下肢股四头肌等长收缩、直腿抬高训练、踝关节的旋转和足趾的跖屈、背伸锻炼。

(6)指导患者扶拐下地行走,评估跌倒风险,做好安全防护。

(7)进行护理干预,预防肺部感染、尿路感染、压力性损伤及下肢深静脉血栓等并发症的发生。

(8)卧床期间协助患者做好生活护理,满足各项需求。

(二)非手术治疗与护理

1. 向患者及家属说明手法复位的目的、注意事项,以取得配合。

2. 手法复位后长腿石膏或支具固定在屈膝0°~30°位,固定2~3周。

3. 石膏或支具固定应松紧度适宜,不得随意去除。

4. 固定过程中观察患肢末梢血液循环、感觉运动及局部皮肤受压情况,做好交接班。

5. 指导股四头肌等长收缩、踝泵锻炼、深呼吸及有效咳嗽。

6. 做好基础护理,预防压力性损伤的发生。

(三)临证施护

1. 恶心、呕吐

(1)观察呕吐物的颜色、气味、性质及量,如呕吐物中呈咖啡色或鲜红色,及时告知医生处理。

(2)穴位贴敷:取中脘、足三里、内关等穴。

(3)穴位按摩:取内关、足三里等穴。

(4)耳穴贴压:取脾、胃、交感、神门、贲门、耳中等穴。

2.腹胀、便秘

(1)穴位按摩:取关元、足三里、大横、天枢等穴。

(2)耳穴贴压:取大肠、小肠、脾、胃、交感等穴。

(3)腹部按摩配合中药贴脐。

3.排尿困难

(1)艾灸:取中极、关元、气海等穴。

(2)热熨下腹部,配合穴位按摩,取中极、关元、气海等穴。

4.失眠:耳穴贴压,取神门、交感、皮质下、内分泌、心、胃、肝、肾等穴。

5.高血压

(1)遵医嘱服用降压药,密切观察血压变化并做好记录。

(2)耳穴贴压:取降压沟、心、肝、肾、神门、交感等穴。

(3)穴位贴敷:取双足涌泉穴。

(4)做好安全教育及防跌倒措施的落实。

▶▶ 四、健康指导

（一）生活起居

1.教育患者起居有常,嘱避风寒、防感冒,戒烟戒酒。

2.指导正确的下地锻炼方法:床上坐—床边坐—床边站—扶拐行走。

3.扶拐行走时需有人陪伴,穿防滑鞋、适宜的衣裤,防止跌倒。

（二）体位指导

1.抬高患肢,保持患肢中立位,膝后垫软枕,膝关节屈曲0°～30°体位,禁旋外。

2.指导正确坐姿、睡姿、站姿。

3.卧位体位变换或体位转移时需做好安全防护,以防发生跌倒、坠床。

4.术后第2天,患者可由家属陪同扶拐下地行走,仅限于日常活动。

（三）饮食指导

1.指导患者适当补充富含胶原纤维和蛋白质的食物,比如大骨汤、软骨类、牛奶、鸡蛋等可促进肌腱的恢复。

2.合并高血压、糖尿病、心脏病的患者,做好针对性饮食调护。

3.术后早期宜清淡、薄素,少食多餐,忌食辛辣、肥腻、寒凉之品,鼓励患者多饮水,每日饮水2 500 mL左右。

4.根据骨折证型进行饮食调护

(1)气血瘀阻型:宜食清淡素薄、富含营养、活血化瘀、行气止痛的温性食物,如面食、米粥、瘦肉、红糖、山楂、白萝卜、生姜等,忌食生冷、寒凉之品。

(2)气滞血瘀证:宜食补气养血、活血化瘀的食物,如桃仁、山楂、生姜等。

(3)肝肾亏虚证:宜食滋补肝肾、强筋壮骨的食物,如山药、枸杞子、瘦肉、鸡蛋、牛奶,新鲜蔬菜、水果等。

（四）情志调理

1.向患者介绍本病的治疗经过及转归,以取得患者配合。

2.介绍成功的病例,帮助患者树立战胜疾病的信心。

3.建立家庭支持系统,给予患者亲情关怀。

（五）康复指导

1.在医生（康复师）的指导下,督促或协助患者进行功能锻炼。

2.指导患者进行踝泵训练。

3.术后康复

（1）恢复期患肢充分制动,卧床休息,健侧可以适当活动。

（2）肌力训练:股四头肌、腘绳肌的等长收缩锻炼。

（3）关节活动度训练:踝关节背伸跖屈训练、膝关节主动和被动屈伸锻炼。

（4）扶拐锻炼:扶双拐三点步法平地行走训练、扶双拐上下楼梯训练;扶单拐训练。

（5）下肢关节功能康复器（CPM 机）锻炼:术后 3 d 遵医嘱行 CPM 机锻炼。

（6）康复锻炼原则以循序渐进,不疼痛、不疲劳为度。

（六）出院指导

1.加强营养,增强机体抵抗力,合理控制体重,以减少关节负重。

2.遵医嘱继续服用接骨续筋药物。

3.养成良好的生活习惯,戒烟戒酒。

4.注意运动或劳动前热身,每次训练前须热身。

5.加强腿部肌力训练。

6.定期复查,不适随诊。

第十三节　伤筋病（前、后交叉韧带损伤）

前、后交叉韧带又称十字韧带,位于膝关节内,连接股骨与胫骨,主要作用是限制胫骨过度向前或向后移位,如果损伤会影响膝关节的稳定性。

▶▶ 一、症候要点

1.气滞血瘀型:多见于损伤初期,伤后 1~2 周,关节肿痛、关节腔积血、活动受限,舌质淡红或有瘀斑,舌苔薄白,脉弦。

2.脾失健运型:多见于损伤中期,伤后 3~6 周,以关节肿胀、关节积液为主,疼痛较轻或无明显疼痛,舌淡,舌体略胖大,边有齿痕,苔白或白腻,脉滑濡。

3.肾气不足型:多见于损伤后期。伤后大于 7~8 周,膝关节酸痛,打软腿,上下台阶时膝关节疼痛加重,两目干涩,视物模糊,五心烦热,舌淡红或胖,脉沉。

二、主要症状/证候评估与施护

（一）疼痛

1.疼痛评估：评估诱因、性质、部位、持续时间及伴随症状，做好疼痛评分，可应用疼痛自评工具"数字评分法（NRS）"进行评分，记录具体分值。

2.受伤 24 h 内膝部加压包扎，局部冷敷，卧床休息，患肢制动。

3.遵医嘱进行物理治疗。

4.遵医嘱中药离子导入。

5.遵医嘱耳穴贴压，取神门、交感、皮质下、膝等穴。

（二）肿胀

1.评估肿胀程度、范围，观察肢体颜色、血运、皮温及皮肤的完整性。

2.遵医嘱进行物理治疗。

3.遵医嘱给予膝关节冰敷治疗，防止皮肤冻伤，观察治疗效果。

4.遵医嘱给予中药外敷。

5.遵医嘱进行中药塌渍。

（三）活动受限

1.评估患肢关节处及末梢血运、感觉、活动情况。

2.给予支具固定，抬高患肢。

3.改变体位时注意保护患肢，避免肢体遭受旋转和成角外力的干扰。

三、中医治疗与护理

（一）非手术治疗与护理

1.评估患者生命体征、骨伤专科情况、生活自理能力、压力性损伤及用药情况等。

2.体位护理：患肢佩戴支具锁定 0°位固定，中立位放置，足尖朝上，一般支具固定时间为 3 ~ 4 周。

3.功能锻炼：指导患者进行分期功能锻炼，评估风险，做好安全防护。指导患肢股四头肌收缩、踝关节旋转、背伸、跖屈锻炼。一周后指导膝关节屈伸锻炼，逐渐增加屈曲度数，膝关节屈曲锻炼 4 周内不超 90°。

4.饮食调护：宜食富含营养、易消化的食物，忌食生冷、辛辣、肥腻、煎炸之品。

5.并发症护理：预防肺部感染、尿路感染、压力性损伤及下肢深静脉血栓等并发症的发生。

（二）手术治疗与护理

1.术前

（1）评估患者生命体征、骨伤专科情况、生活自理能力、压力性损伤及用药情况等，做好全身评估，治疗和控制合并症，常规进行术前准备。

（2）做好术前宣教和心理护理，告知患者手术相关注意事项，取得患者配合。

（3）指导患者进行股四头肌等长收缩、踝关节旋转、背伸、跖屈锻炼,教会患者深呼吸及有效咳嗽。

（4）吸烟者劝其戒烟,预防感冒,指导患者抬臀、深呼吸、有效咳嗽和排痰的方法。

2.术后

（1）病情观察:术后监测患者生命体征,观察患肢末梢血液循环、感觉、运动、肿胀以及伤口敷料渗血情况。

（2）饮食调护:宜食富含营养、易消化的食物,忌食生冷、辛辣、肥腻、煎炸之品。

（3）体位护理:术肢佩戴支具锁定0°位固定1周,中立位放置,足尖朝上。1周后指导患者进行膝关节屈伸活动。

（4）功能锻炼:指导患者进行分期功能锻炼,评估风险,做好安全防护。做好患肢股四头肌收缩、踝关节旋转、背伸、跖屈锻炼。1周后指导患者膝关节屈伸锻炼,逐渐增加屈曲度数,膝关节屈伸锻炼6周达到120°。

（5）并发症护理:预防肺部感染、尿路感染、压力性损伤及下肢深静脉血栓等并发症的发生。

（6）卧床期间协助患者做好生活护理,满足各项需求。

（三）临证施护

1.疼痛

（1）做好疼痛评估。

（2）遵医嘱耳穴贴压,取神门、交感、皮质下、膝等穴。

（3）遵医嘱应用腕踝针。

2.失眠

（1）开天门,按压太阳、睛明、百会穴。

（2）遵医嘱耳穴贴压,取神门、交感、皮质下、内分泌、心等穴。

3.排便困难

（1）术前训练床上大小便。

（2）协助患者采取适宜体位。

（3）遵医嘱穴位按摩,取气海、关元、天枢、阴陵泉、三阴交等穴。

（4）遵医嘱耳穴贴压,取脑、肾、膀胱、交感、神门、皮质下等穴。

（5）遵医嘱艾灸,取气海、关元、中极等穴。

（6）指导患者叩劳宫、四缝穴。

（7）遵医嘱穴位贴敷神阙穴。

▶▶ 四、健康指导

（一）生活起居

1.加强对膝部的保护,指导患者正确佩戴支具。

2.指导患者正确使用拐杖。

3.下床活动时防跌倒。

4.适当控制体重,增加户外活动,加强下肢肌力锻炼。

(二)体位指导

前十字韧带损伤:膝关节支具锁定在0°伸直位,可扶双拐下地行走,患肢不负重;后十字韧带损伤:膝关节支具固定在屈曲30°的位置。

(三)饮食指导

1.气滞血瘀型:多见于损伤初期,治宜活血化瘀,行气止痛。宜食山楂、大白菜、芹菜、洋葱、山药、番薯、番茄、茄子、香菇、蘑菇等。

2.脾失健运型:多见于损伤中后期,治宜健脾除湿,行气活血消肿,舒筋活络。宜食蜂蜜、马铃薯、红薯、香菇、山药、红枣、鸡肉、牛肉、糯米、扁豆、西红柿、韭菜、鲫鱼、薏苡仁。

3.肾气不足型:多见于损伤后期。治宜温经通络,补肾壮筋。宜食板栗、核桃、大枣、羊肉、牛血、猪肝、鲫鱼、糯米、黄豆芽、青菜、南瓜、熟白萝卜等。

(四)情志护理

1.向患者介绍本病的发生、发展及转归,以取得患者理解和配合,消除其不良情绪。

2.介绍成功的病例,帮助患者树立战胜疾病的信心。

3.患者疼痛时出现情绪烦躁,可听音乐、与人聊天以转移其注意力或使用安神静志法:患者闭目静心、全身放松、平静呼吸,达到周身气血流通舒畅。

4.争取患者的家庭支持,鼓励家属多陪伴患者,给予其亲情关怀。

(五)康复指导

1.在医生(或康复师)的指导下进行患肢康复训练,康复功能锻炼原则以循序渐进,不疼痛,不疲劳为度。

2.告知患者功能锻炼的意义,督促或协助患者进行功能锻炼。

3.术后康复

(1)遵医嘱指导患者做股四头肌收缩训练,以及膝、踝关节主动和被动活动。

(2)遵医嘱膝关节支具锁定在0°伸直位,可扶双拐下地行走,患肢不负重,逐步过渡到单拐逐渐负重。

(六)出院指导

1.遵医嘱继续服用接骨续筋药物。

2.教会患者正确佩戴支具的护理方法。

3.加强营养,多晒太阳,防止并发骨质疏松症。

4.告知患者卧床期间多做全身及健肢的功能锻炼。

5.养成良好的生活习惯,按时作息,节制房事,戒烟戒酒。

6.功能锻炼要循序渐进,忌暴力或活动过量,防止关节僵硬和再损伤。

7.扶拐行走时的锻炼方案

(1)肌力锻炼:股四头肌、腘绳肌锻炼。

(2)前十字韧带损伤:后十字韧带损伤:膝关节支具固定在屈曲30°位。

(3)关节活动:指推髌骨、踝泵运动,膝关节屈伸锻炼。早期被动屈膝,前十字韧带损伤术后第3天,屈膝练习从30°起。后十字韧带损伤术后第4天开始练习,第一次屈伸可达60°,CPM机应用。

8.合理控制体重,以减少关节负重。

9.定期复查,不适随诊。

第十四节 半月板损伤

半月板损伤是指半月板组织的连续性或完整性的破坏和中断。主要临床表现:膝关节疼痛、打软腿、关节绞锁或弹响、股四头肌萎缩,急性期可有关节肿胀。

▶▶ 一、证候要点

1.气滞血瘀证:膝关节疼痛、肿胀明显,关节绞锁不易解脱,局部压痛明显,动则痛甚。舌暗红,脉弦或细涩。

2.痰湿阻滞证:损伤日久或手术后膝关节肿胀明显,酸痛乏力,屈伸受限。舌淡胖,苔腻,脉滑。

3.肝肾亏损证:无明显的外伤史或轻微扭伤,肿痛较轻,静时反痛或损伤日久,肌肉萎缩,膝软无力,弹响绞锁频作。舌红或淡,少苔,脉细或细数。

▶▶ 二、主要症状/证候评估与施护

(一)疼痛

1.评估疼痛的部位、诱因、性质、程度及持续时间,根据患者情况选用疼痛评估量表,记录疼痛分值。

2.体位护理:急性期限制膝关节活动,佩戴支具或石膏外固定,保持功能位,避免负重。恢复期下床活动时佩戴支具加以保护和支撑。

3.遵医嘱给予物理疗法:如冷疗、中频脉冲电治疗。

4.遵医嘱给予活血化瘀、止痛:中药涂药、中药外敷等。

5.遵医嘱给予耳穴贴压:取神门、交感、皮质下、肝、肾等穴。

6.遵医嘱给予腕踝针镇痛,根据身体分区取患侧肢体踝部进行毫针针刺。女性月经期、妊娠期3个月内不宜在下1区施针。

(二)肿胀

1.评估肿胀部位、程度以及伴随的症状,并做好记录。

2.抬高患肢,膝关节制动,局部给予冷疗。

3.指导患者进行股四头肌功能锻炼和踝泵运动,促进血液循环。

4.遵医嘱给予口服中药汤剂或活血化瘀、消肿药物。

5.遵医嘱给予中药涂擦、中药封包、中药熏洗等。

（三）功能障碍

1. 保持病室环境安全,物品放置有序,协助患者料理生活。

2. 卧床休息,下地活动时需有人陪同,患肢佩戴支具,使用辅助工具行走,避免关节活动时出现绞锁,造成跌倒。

3. 做好患者安全防护及健康教育,防止跌倒或其他意外事件的发生。

4. 指导患者进行患肢肌力锻炼和关节活动度锻炼。

三、中医治疗与护理

（一）非手术治疗与护理

1. 告知患者支具外固定的重要性。

2. 正确使用支具:佩戴支具时避免支具与皮肤直接接触,尽管支具已设置有通气孔,透气性能良好,但吸汗性差,所以要用毛巾或棉垫衬垫,以利于汗液吸收,增加舒适感。

3. 固定带松紧以患者感觉舒适,同时以自然伸进一指为度;避免固定带过紧,造成局部皮肤压力性损伤和腓神经损伤的发生。

4. 随时观察支具形态及与肢体形态吻合情况,防滑脱旋转,影响固定和稳定。形态不相符时,要重新调整固定。

（二）手术治疗与护理

1. 术前

（1）评估患者生命体征、骨伤专科情况、生活自理能力及用药情况等。

（2）做好术前宣教和情志护理,告知患者手术相关注意事项,取得患者配合。

（3）为患者选择合适支具,指导正确佩戴方法。

（4）指导患者掌握下肢功能锻炼方法。

（5）指导患者练习床上大小便。

（6）吸烟者劝其戒烟,预防感冒。

2. 术后

（1）抬高患肢,根据手术方式和损伤类型,遵医嘱支具固定患肢。

（2）宜食富含营养、易消化的食物,忌食生冷、辛甘肥厚及煎炸之品。

（3）监测患者生命体征,观察患肢末梢血液循环、感觉、运动、肿胀以及伤口敷料渗血情况。

（4）指导患者进行足趾、踝关节的跖屈背伸,股四头肌收缩及膝关节屈伸训练,预防并发症。

（5）做好健康教育,进行护理干预,预防肺部感染、尿路感染、压力性损伤及下肢深静脉血栓等并发症的发生。

（三）临证施护

1. 恶心、呕吐

（1）观察呕吐物的颜色、气味、性质及量,如呕吐物中呈咖啡色或鲜红色,及时告知医生处理。

（2）穴位贴敷:取中脘、足三里、内关等穴。

（3）穴位按摩:取内关、足三里等穴。

（4）耳穴贴压:取脾、胃、交感、神门、贲门、耳中等穴。

2. 便秘

（1）穴位按摩:取关元、足三里、大横、天枢等穴。

（2）耳穴贴压:取大肠、小肠、脾、胃、交感等穴。

（3）腹部按摩配合中药贴脐。

（4）叩击四缝、按压劳宫穴。

3. 排尿困难

（1）艾灸:取中极、关元、气海等穴。

（2）热熨下腹部,配合穴位按摩,取中极、关元、气海等穴。

4. 失眠:耳穴贴压,取神门、交感、皮质下、内分泌、心、胃、肝、肾等穴。

▶▶ 四、健康指导

（一）生活起居

1. 保持病室环境安静、整洁,温、湿度适宜。

2. 起居有常、避风寒、防感冒,戒烟戒酒。

3. 协助日常生活,指导患者正确使用辅助工具。

（二）体位指导

患肢稍外展,膝关节屈曲15°~30°中立位,足尖向上。

（三）饮食指导

1. 气滞血瘀证:饮食应以通络理气、清淡通便为主,宜食富含维生素,清淡可口之品,如新鲜蔬菜、水果、蜂蜜等。

2. 痰湿阻滞证:饮食应以调和营血,和胃健脾,续筋为主,宜食富含大量蛋白质、维生素和磷、钙等的食物。

3. 肝肾亏损证:饮食应以补气养血、调养肝肾为主。如鱼、虾、肉、蛋、牛奶、新鲜蔬菜、水果。适量食用榛子、核桃等坚果类食物以补充钙的摄入及微量元素。

（四）情志调理

1. 加强交流,安慰关心患者,主动为其提供帮助,给其安全感,解除患者紧张情绪。

2. 向患者介绍本病的治疗经过及转归,取得患者配合。

3. 介绍成功的病例,帮助患者树立战胜疾病的信心。

4. 建立家庭支持系统,给予患者亲情关怀。

（五）康复指导

1.在医生（或康复师）的指导下，制订康复锻炼计划，督促或协助患者进行功能锻炼。

2.术后康复

（1）遵医嘱指导患者做股四头肌收缩、直腿抬高训练，踝关节跖屈背伸以及膝关节主被动屈伸锻炼。

（2）指导患者扶拐下床活动，逐渐负重，禁止突然旋转膝关节。

（3）功能锻炼以患者自感稍微疲劳、休息后能缓解、不引起疼痛为原则，并应循序渐进。

（六）出院指导

1.教会患者佩戴支具的正确方法及日常维护。

2.告知患者功能锻炼的重要性，并能按要求循序渐进。下床活动时穿合适衣裤，穿防滑鞋，防跌倒。

3.注意保护膝关节。6个月内不跑步、不下蹲、不做剧烈活动。

4.康复后还应注意：做体育锻炼时必须先热身再开始运动，不在疲劳状态下锻炼，避免膝关节扭伤而致半月板再损伤。

5.定期复查：如关节红肿、疼痛、不明原因发热、膝关节活动受限或切口有渗出，应及时就医。

第十五节　踝关节骨折

踝关节由胫腓骨下端与距骨组成，是身体的负重关节。踝关节骨折多由间接暴力引起踝部扭伤后发生，是骨科的常见疾病。根据暴力方向、大小及受伤时足位置的不同可引起各种不同类型的骨折。踝关节骨折后会出现肿胀、外形异常、皮下瘀斑，甚至水疱。

▶▶ **一、证候要点**

1.气滞血瘀证：伤后1～2周，血离经脉，瘀积不散，气血不得宣通；临床常见踝部剧烈疼痛，局部瘀肿明显、活动功能障碍。舌质淡，苔薄白，脉弦。

2.瘀血凝滞证：伤后3～6周，瘀血未尽，筋骨未复，肿胀渐消，疼痛明显减轻。舌质红或有瘀点，苔白，脉弦。

3.肝肾不足证：伤后7～8周，断骨未坚，筋脉疲软，可出现头晕耳鸣，腰膝酸软，两目干涩，视物模糊，五心烦热，遗精盗汗。舌红苔薄，脉细数。

▶▶ **二、主要症状/证候评估与施护**

（一）疼痛

1.遵医嘱给予踝上骨牵引或支具外固定。

2. 遵医嘱给予物理疗法：如冷疗、中频脉冲电治疗。

3. 遵医嘱给予活血化瘀、止痛：如中药涂药、中药外敷等。

4. 遵医嘱给予耳穴贴压：取神门、交感、皮质下、肝、肾等穴。

5. 遵医嘱给予腕踝针镇痛：根据身体分区取患侧肢体踝部进行毫针针刺，取下1区、下3区等。女性月经期、妊娠期3个月内不宜在下1区施针。

（二）肿胀

1. 评估肿胀的程度、范围、伴随症状，观察有无张力性水疱并做好记录。

2. 抬高患肢（高于心脏水平），利于静脉回流以减轻肿胀。

3. 受伤早期局部给予冷疗，降低毛细血管通透性，减少渗出，以减轻肿胀。

4. 遵医嘱给予中药涂擦、冰硝散外敷、中药离子导入等适宜的中医护理技术。

5. 遵医嘱给予口服中药汤剂或活血化瘀、消肿药物应用。

（三）功能活动受限

1. 评估患肢末梢血液循环、感觉及肢体活动情况。

2. 给予支具固定，抬高患肢并保持功能位。

3. 改变体位时注意保护患肢，避免骨折处遭受旋转和外力的影响。

4. 指导患者进行膝关节、趾关节的屈伸运动。

三、中医治疗与护理

（一）非手术治疗与护理

1. 牵引

（1）做好牵引前的准备，向患者及家属说明牵引的目的、注意事项，取得配合。

（2）维持有效的牵引体位、牵引角度、重量、时间，不得随意增减牵引重量。

（3）牵引绳上勿放置重物，保持有效的牵引力线，牵引锤悬空，不可着地。

（4）牵引过程中观察患肢末梢血液循环、感觉运动及局部皮肤受压情况，做好交接班。

2. 支具

（1）告知患者支具外固定的重要性。

（2）正确使用支具：佩戴支具时避免支具与皮肤直接接触，尽管支具已设置有通气孔，透气性能良好，但吸汗性差，所以要用毛巾或棉垫衬垫，以利于汗液吸收，增加舒适感。

（3）固定带松紧以患者感觉舒适，同时以自然伸进一指为度；避免固定带过紧，造成局部皮肤压力性损伤和腓神经的损伤。

（4）随时观察支具形态及与肢体形态吻合情况，防滑脱旋转，影响固定和稳定。形态不相符时，要重新调整固定。

（二）手术治疗与护理

1. 术前

（1）对患者全身情况进行评估,完善相关检查,做好术前准备。

（2）抬高患肢,足下垫枕,高于心脏水平,促进肿胀消退,减轻疼痛。

（3）主动关心体贴患者,帮助完成部分自理活动。

（4）指导患者床上大小便,健肢进行抬臀训练等。

（5）将必要物品、病历、药品、X射线片等准备齐全,与手术室人员交接并签字。

2. 术后

（1）根据麻醉方式协助患者取舒适体位,保持患肢抬高20～30 cm,高于心脏水平,促进肿胀消退,减轻疼痛。

（2）严密观察患者精神、意识、生命体征变化,评估术中出血量。妥善固定各种管道,观察切口渗血及引流管通畅情况。观察患肢的末梢血液循环及感觉运动情况,足背动脉搏动及肿胀等情况。

（3）根据麻醉方式告知患者进食时间,并给予饮食调护。

（4）根据患者的疼痛评分、选择合适的镇痛方法及药物。

（5）遵医嘱使用药物,并观察用药的反应。

（6）做好患肢支具护理。

（7）根据患者病情及骨折分期,指导其进行患肢功能锻炼。

（三）临证施护

1. 腹胀、便秘

（1）中药热熨:取神阙、关元、大横、天枢等穴。

（2）耳穴贴压:取大肠、小肠、脾、胃、交感等穴。

（3）腹部按摩配合中药贴脐。

2. 排尿困难

（1）艾灸:取中极、关元、气海等穴。

（2）穴位按摩:取中极、关元、气海等穴。

（3）耳穴贴压:取脑、肾、膀胱、交感、神门、皮质下等穴。

（4）中药热熨:取中极、关元、气海等穴。

（5）穴位贴敷,取神阙等穴。

3. 失眠:耳穴贴压,取神门、交感、皮质下、内分泌、心、胃、肝、肾等穴。

▶▶ 四、健康指导

（一）生活起居

1. 嘱患者慎起居、避风寒、防感冒。

2. 指导患者正确使用拐杖。

3. 下床活动时防跌倒。

（二）体位指导

抬高患肢,足下垫枕,高于心脏水平,促进肿胀消退,减轻疼痛。

（三）饮食指导

1.气滞血瘀证:宜食行气止痛、活血化瘀的食物,如白萝卜、黑木耳、红糖、山楂、生姜等,少食甜食、土豆等胀气食物,尤其不可过早食肥腻滋补之品。

2.瘀血凝滞证:宜食活血化瘀、接骨续筋之物,忌酸辣、燥热、油腻、不消化食物,少喝浓茶、咖啡及碳酸饮料等。加以骨头汤、鸡汤等高蛋白食物,满足骨痂生长的需要。

3.肝肾亏虚证:宜食滋补肝肾、补益气血的食物,如鱼、虾、肉、蛋、牛奶、新鲜蔬菜、水果。适量食用榛子、核桃、黑豆、黑芝麻等食物,忌辛辣香燥之品。

（四）情志护理

1.向患者介绍本疾病的发生、发展及转归,取得患者理解和配合,消除不良情绪。

2.介绍成功的病例,帮助患者树立战胜疾病的信心。

（五）康复指导

1.在医生的指导下,帮助和督促患者进行康复训练。

2.告知患者应坚持功能锻炼,功能锻炼应循序渐进,以患者自感稍疲劳、休息后能缓解、不引起疼痛为原则。

3.指导患者行股四头肌的等长收缩运动,膝、踝关节及足趾跖屈背伸锻炼,每日3次,每次15～20 min。

4.遵医嘱扶双拐不负重步行,逐步过渡到单拐逐渐负重。

（六）出院指导

1.遵医嘱服用接骨续筋药物,以促进骨折愈合。

2.嘱患者加强营养,多食富含营养的食品并增加钙质、胶质及滋补肝肾之品,以利于骨痂生长,如瘦肉、骨头汤、甘薯、桂圆、山药等。

3.指导患者扶拐的正确方法,嘱其家属的陪伴,穿合适的衣裤,防止跌倒后二次损伤。

4.加强功能锻炼,活动度由小到大,手法要轻柔,力度适中,不可过急,以促进肢体功能恢复。

5.2 个月内患肢禁止旋内、旋外动作,防止骨折移位。

6.注意休息,劳逸结合,保持心情舒畅。

7.定时复查,不适随诊。

第十六节　跟骨骨折

跟骨骨折是跗骨中最常见的骨折,多由高处坠落或跳下时足跟着地,跟骨受到压缩暴力和剪切暴力引起,少数为撕脱骨折,有时为双侧骨折,可合并颅底骨折、脊柱骨折或下肢其他骨折,以青壮年伤者最多。多波及关节面,粉碎性骨折居多,易遗留跟痛症等后遗症。

一、证候要点

1.气滞血瘀证:伤后1~2周。外伤后经络受损,血溢脉外,瘀于浅筋膜,阻塞气血、气滞血瘀。局部压痛,舌质淡,苔薄白,脉弦。

2.瘀血凝滞证:伤后3~6周。瘀凝气滞,肿痛尚未尽除,骨折未愈,伤处疼痛拒按,动则加剧,功能活动障碍。舌红或有瘀点,苔白,脉弦。

3.肝肾不足证:伤后7~8周。断骨未坚,筋脉疲软,可出现头晕耳鸣,腰膝酸软,视物模糊,五心烦热,遗精盗汗。舌淡胖,脉细数。

二、主要症状/证候评估与施护

(一)疼痛

1.评估疼痛部位、性质、原因、持续时间、伴随症状,做好疼痛评分,可应用疼痛"评估工具数字评分法(NRS)"进行评分,记录具体分值。

2.给予耳穴贴压:取神门、交感、皮质下、跟、肝、肾等穴。

3.应用腕踝针:取下1区、下3区等区。

4.给予局部冷敷、中药外敷等疗法。

5.指导患者学会放松技巧,分散患者的注意力。

(二)肿胀

1.评估肿胀部位、程度、范围以及伴随症状,有无张力性水疱并做好记录。

2.抬高患肢,给予局部冷敷,以减轻肿胀。

3.观察肢端皮色、皮温、感觉、运动情况。

4.遵医嘱给予中药外敷。

(三)功能活动受限

1.评估患肢末梢血液循环、感觉及肢体活动情况。

2.抬高患肢并保持功能位。

3.改变体位时注意保护患肢,避免骨折处遭受旋转和外力的影响。

三、中医治疗与护理

(一)非手术治疗与护理

1.支具

(1)告知患者支具外固定的重要性。

(2)正确使用支具:佩戴支具时避免支具与皮肤直接接触,尽管支具已设置有通气孔,透气性能良好,但吸汗性差,所以要用毛巾或棉垫衬垫,以利于汗液吸收,增加舒适感,防止足跟处压力性损伤。

(3)固定带松紧以患者感觉舒适,同时以自然伸进一指为度;避免固定带过紧,造成局部皮肤压力性损伤。

(4)随时观察支具形态及与肢体形态吻合情况,防滑脱旋转,影响固定和稳定。形态不相符时,要重新调整固定。

2.手法整复

(1)整复前告知患者整复方法及配合的注意事项。

(2)整复后注意观察患肢疼痛、活动、感觉、运动等情况。

(3)复位固定后指导足趾、踝关节屈伸活动及股四头肌收缩训练。

(二)手术治疗与护理

1.术前

(1)对患者全身情况进行评估,完善相关检查,做好术前准备。

(2)抬高患肢,足下垫枕,高于心脏水平,促进肿胀消退,减轻疼痛。

(3)主动关心体贴患者,帮助其完成部分自理活动。

(4)指导患者床上大小便,健肢抬臀训练等。

(5)将必要物品、病历、药品、X射线片等准备齐全,与手术室人员交接并签字。

2.术后

(1)根据麻醉方式协助患者取舒适体位,保持患肢抬高20~30 cm,高于心脏水平,促进肿胀消退,减轻疼痛。

(2)严密观察患者精神、意识、生命体征变化,评估术中出血量。妥善固定各种管道,严密观察负压引流管是否通畅,有无折叠、扭曲、受压;引流液的颜色、性质和量,如引流液量持续增多,色泽鲜红,或术后3~5 h持续出血超过300 mL,可暂时关闭引流管,及时通知医生处理;观察切口渗血及引流管通畅情况;严密观察患者的患肢感觉、末梢颜色、运动情况;观察患者的体温,有无局部红肿加重等感染情况。

(3)根据麻醉方式告知患者进食时间,并给予饮食调护。

(4)根据患者的疼痛评分、选择合适的镇痛方法及药物。

(5)遵医嘱使用药物,并观察用药反应。

(6)根据患者病情及骨折分期,指导进行患肢功能锻炼。

(三)临证施护

1.腹胀、便秘

(1)中药热熨:取神阙、关元、大横、天枢等穴。

(2)耳穴贴压:取大肠、小肠、脾、胃、交感等穴。

(3)腹部按摩配合中药贴脐。

2.排尿困难

(1)艾灸:取中极、关元、气海等穴。

(2)穴位按摩:取中极、关元、气海等穴。

(3)耳穴贴压:取脑、肾、膀胱、交感、神门、皮质下等穴。

(4)中药热熨:取中极、关元、气海等穴。

(5)穴位贴敷,取神阙等穴。

3.失眠:耳穴贴压,取神门、交感、皮质下、内分泌、心、胃、肝、肾等穴。

▶▶ 四、健康指导

（一）生活起居

1.嘱患者慎起居、避风寒、防感冒。

2.指导患者正确使用拐杖。

3.下床活动时防跌倒。

（二）体位指导

抬高患肢,足下垫枕,高于心脏水平,促进肿胀消退,减轻疼痛。

（三）饮食指导

1.气滞血瘀证:宜食行气止痛、活血化瘀的食物,如白萝卜、黑木耳、红糖、山楂、生姜等,少食甜食、土豆等胀气食物,尤其不可过早食肥腻滋补之品。

2.瘀血凝滞证:宜食活血化瘀、接骨续筋之物,忌酸辣、燥热、油腻、不易消化食物,少喝浓茶、咖啡及碳酸饮料等。加以骨头汤、鸡汤等高蛋白食物,满足骨痂生长的需要。

3.肝肾亏虚证:宜食滋补肝肾、补益气血的食物,如鱼、虾、肉、蛋、牛奶、新鲜蔬菜、水果。适量食用榛子、核桃、黑豆、黑芝麻等食物,忌辛辣香燥之品。

（四）情志护理

1.向患者介绍本疾病的发生、发展及转归,取得患者的理解和配合,消除其不良情绪。

2.介绍成功的病例,帮助患者树立战胜疾病的信心。

（五）康复指导

1.在医生的指导下,帮助和督促患者进行康复训练。

2.告知患者应坚持功能锻炼,功能锻炼应循序渐进,以患者自感稍疲劳、休息后能缓解、不引起疼痛为原则,以促进跟骨骨折功能恢复。

3.指导患者行股四头肌的等长收缩运动,膝、踝关节及足趾屈伸锻炼,每日3次,每次15～20 min。

4.遵医嘱扶双拐不负重步行,逐步过渡到单拐逐渐负重。

（六）出院指导

1.遵医嘱服用接骨续筋药物,以促进骨折愈合。

2.嘱患者加强营养,多食富含营养的食品并增加钙质、胶质及滋补肝肾之品,以利于骨痂生长,如瘦肉、骨头汤、甘薯、桂圆、山药等。

3.加强功能锻炼,活动度由小到大,手法要轻柔,力度适中,不可过急,以促进肢体功能恢复。

4.注意休息,劳逸结合,保持心情舒畅。

5.定时复查,不适随诊。

6.3个月后可恢复正常活动,并逐渐恢复工作。

第三章　脊柱损伤中医护理方案

第一节　颈椎病(非手术疗法)

颈椎病是指因颈椎的椎间盘、骨关节、韧带等退变及其继发性改变,刺激或压迫颈部的神经根、脊髓、血管、食管等组织器官,而产生的一系列临床表现的综合征,又称"颈椎综合征""颈椎退行性关节炎",是一种慢性退行性疾病,为临床常见病、多发病。

▶▶ 一、证候要点

1. 风寒湿痹证:颈肩臂疼痛、麻木,颈部僵硬,恶风无汗,喜温怕冷,全身发紧,口不渴,舌质淡、苔薄白,脉弦紧。

2. 气滞血瘀证:头颈、肩背、上肢麻木、疼痛,多为刺痛,痛有定处,夜间加重,舌质紫暗,或有瘀点、瘀斑,脉弦涩或细涩。

3. 痰浊中阻证:颈肩部沉重,头重头晕,恶心,泛泛欲呕,肢倦乏力,胸膈痞闷,纳呆,甚则昏厥猝倒,舌淡、苔白厚腻,脉濡滑。

4. 肝肾亏虚证:颈肩臂隐隐疼痛、麻木,症状可因劳累或寒冷后加重,同时兼有腰膝酸软、头晕眼花、耳鸣、倦怠乏力的症状,舌质淡或舌红少苔,脉沉细弱。

5. 气血亏虚证:颈部酸软,头晕,目眩,面色苍白,身疲乏力,四肢倦怠,心悸气短,舌质淡、苔薄白,脉细弱。

6. 肝阳上亢证:颈部僵硬,眩晕,耳鸣,头痛,听力下降,失眠多梦,面红,目赤,急躁易怒,肢麻震颤,舌红少津,脉弦细。

7. 痰瘀交阻证:颈部疼痛,头晕头痛(痛如针刺、固定不移),头蒙不清,呕恶痰涎,舌苔腻,脉弦滑等。

▶▶ 二、主要症状/证候评估与施护

（一）颈肩疼痛

1. 评估疼痛的诱因、性质、部位、持续时间,与体位的关系,做好疼痛评分。

2. 慎起居、避风寒,避免风寒阻络致经脉不通,引发疼痛。

3. 遵医嘱行颈椎牵引,及时评估牵引效果及颈肩部疼痛情况。

4. 给予中药熏蒸、中药塌渍、中药硬膏贴敷、中医定向透药、火龙罐等治疗,痛点处可行穴位揉药或涂擦治疗。

5. 根据疼痛规律,对夜间疼痛甚者,给予腕踝针治疗,并适当增加牵引、磁热、理疗等治疗次数。

6. 遵医嘱正确应用镇痛药,并观察用药后反应及效果。

（二）眩晕

1. 评估眩晕的性质,发作或持续时间及与体位改变的关系。

2. 避免诱发眩晕加重的姿势或体位。

3. 做好防护,外出有人陪同,动作应缓慢,避免快速转头、低头,防跌倒。

4. 指导患者正确佩戴颈托。

5. 给予耳穴贴压、火龙罐等治疗。

（三）肢体麻木

1. 评估肢体麻木范围、性质、程度及与体位的关系。

2. 指导患者主动活动麻木肢体,可用指尖叩击、拍打按摩麻木部位,减轻或缓解症状。

3. 注意肢体保暖。

4. 给予中药熏蒸、理疗、电针、手法松解、刮痧等治疗。

5. 遵医嘱行颈椎牵引,定时巡视观察患者有无不适,如有麻木加重、恶心等不适,及时告知医师,调整牵引角度、重量、时间等。

（四）颈肩及上肢活动受限

1. 评估患者活动受限的范围及生活自理能力。

2. 生活用品放置有序,便于取用。

3. 协助患者行正确体位移动,按摩活动受限肢体,提高患者舒适度。

4. 指导并协助患肢主动和被动行四肢关节功能锻炼,预防肌肉萎缩。

5. 遵医嘱行中药熏蒸、中医定向透药、火龙罐、艾灸等治疗,注意防烫伤。

（五）失眠

1. 保持病室安静、舒适,保持适宜的光线及温度,睡前服用热牛奶、温水泡脚,听舒缓轻音乐等。

2. 作息规律,减少白天睡眠时间,养成良好的睡眠习惯,枕头高度适宜。

3. 晚餐勿暴饮暴食,睡前 4～6 h 避免饮用浓茶、咖啡、酒类等,避免剧烈运动。

4. 给予耳穴贴压、开天门等治疗。

5. 必要时遵医嘱应用镇静、安神药物,并观察用药后反应及效果。

6. 夜间疼痛影响睡眠者可给予颈椎小重量持续牵引。

▶▶ 三、中医治疗与护理

（一）枕颌带牵引

1. 牵引治疗前告知患者和家属牵引的目的和注意事项,取得配合。

2. 枕颌带牵引分坐位和卧位,根据病情选择合适的牵引体位和牵引角度（前屈、水平位、背伸位)、重量、时间。

3. 根据牵引角度调节枕头高度,保持有效的牵引力线,颈部勿悬空。

4. 牵引过程中观察枕颌带位置是否舒适,耳郭有无压迫,必要时下颌可衬垫软物;男性患者避免压迫喉结,女性患者避免头发压在牵引带内。

5. 牵引时颈部制动。

6. 疼痛较甚患者去除牵引时要逐渐减轻重量,防止肌肉快速回缩,必要时可小重量持续牵引。

7. 牵引过程中加强巡视,观察患者有无疼痛加重,头晕、恶心、心悸等不适,有异常情况者及时报告医生处理。

8. 牵引结束后,颈部制动卧床休息 10～20 min 后方可下床活动。

(二)平乐展筋丹揉药

平乐展筋丹具有舒筋活血、分离粘连、通利关节、理气止痛等功效。

1. 揉药时,多取关节之阳侧,或者肌腱集中通过处,也可取阿是穴。

2. 拇指指腹蘸少许药粉在揉药点皮肤上以顺时针方向环形按揉,揉药时同皮肤轻轻摩擦,但不宜带动皮肤。

3. 揉药范围约1元硬币大小,每次环形按揉 70～100 次,以药尽为度,每处揉药 3～5 个点,每点揉药 3～5 次,以局部皮肤微感发热为佳。

4. 揉药后,配合关节活动 3～5 min。

5. 揉药后局部皮肤温度可略有升高,休息后可自行缓解。

6. 夏季毛孔开放手法宜轻,冬季毛孔紧缩手法宜重。

(三)各种针刺、小针刀、封闭、穴位注射等

1. 治疗前询问患者有无晕针史,告知治疗的目的及注意事项。

2. 嘱患者放松,取合适体位,选择穴位,暴露治疗部位。

3. 治疗时密切观察患者面色,询问患者有无不适,如患者出现面色苍白、出冷汗、心悸等不适,立即停止治疗,给予处理。

4. 治疗结束后注意观察局部有无出血、血肿等,注意局部保暖,12 h 内避免洗澡。

5. 有晕针史、酒后、饥饿、情绪紧张时不宜进行治疗。有严重高血压、糖尿病者慎用。

(四)手法整复

1. 手法整复前告知患者和家属相关注意事项,取得配合。

2. 手法整复中嘱患者颈部自然放松,配合固定体位。

3. 整复过程中注意观察患者面色和反应,如有胸闷、眩晕、恶心等不适,及时停止治疗,并给予吸氧或药物治疗,安抚患者情绪,做好人文关怀。

4. 手法整复后颈部制动,小重量持续牵引 6～24 h,做好饮食、体位、情志及功能锻炼等健康教育。

5. 下床前教会患者正确佩戴颈托,体位改变时动作要缓慢,家属陪护,给予协助和保护,防跌倒。

（五）中药熏蒸

1. 熏洗时检查熏洗床性能是否良好,药液应完全浸没电热管,以防电热管受损。

2. 设定温度时按"测量—设定—测量"程序,根据患者耐受情况随时调节。

3. 熏洗药液不宜过热,以防烫伤。

4. 如治疗过程中出现异常情况,应及时关闭面板上的电源开关,拔下插座。

5. 熏洗过程中适时询问患者有无头晕、心悸等不适,如有问题,及时告知医生给予处理。

6. 熏洗后不可立即下床,以免造成体位性低血压,及时穿衣保暖,防止复感风寒。

（六）中药塌渍

1. 塌渍用中药液应现用现配,温度以皮肤耐受为宜,不可过热。

2. 纱布药垫用药液完全浸湿,做到"饱含水,不滴水"。

3. 如配合烤灯照射,烤灯应距离局部30～40 cm,避免距离过近烫伤皮肤,距离过远影响治疗效果。

4. 治疗过程中,如感觉局部灼热、疼痛等不适,应及时告知医护人员。

5. 治疗后注意观察局部皮肤有无红疹、瘙痒、水疱等不适,若有应停止治疗,报告医生给予处理。

（七）中医定向透药

1. 操作前检查仪器性能,各部件连接是否正确。

2. 检查治疗部位皮肤是否清洁完整,感觉是否正常,勿在皮肤破损部位治疗。

3. 有心脏疾病的患者,第三腰椎以上,极板不能放在脊柱两侧,避免电流通过心脏。

4. 治疗过程中皮肤电板片应与皮肤紧密贴合并固定,避免因电极片翘曲而可能产生的电流刺激。

5. 治疗仪电极与皮肤之间应采用1～2 mm布垫或海绵垫缓冲接触治疗部位,防止皮肤灼伤。

6. 若电极板接触处感觉刺痛,或有其他异常情况,应及时报告医护人员检查处理。

7. 突然停电或结束治疗时应先取下电极垫,再关闭机器。

8. 注意观察患者治疗部位的皮肤情况,如有红疹、瘙痒、水疱等情况,及时告知医生给予处理。

（八）艾灸

1. 施灸时体质强壮者,灸量可大;久病、体弱、年老和小儿患者,灸量宜小。

2. 患者的体位须平正、舒适,不能摆动,防止燃烧的艾炷或燃尽的热灰滚落燃损皮肤和衣物。

3. 施灸过程中要密切观察患者的病情及对施灸的反应,询问患者有无灼痛感,及时调整距离,防止灼伤。

4. 施灸时取穴要准,灸穴不宜过多,火力要均匀。

5. 注意观察施灸部位皮肤情况,谨慎控制施灸强度、防止烫伤。

6. 对于小儿和皮肤感觉迟钝的患者,操作时可用手指轻触施灸部皮肤,以测知局部受热程度,防止局部烫伤。

7. 空腹或餐后 1 h 不宜施灸。

8. 施灸后及时熄灭艾火,以防复燃。

（九）耳穴贴压

1. 耳郭局部有炎症、冻疮或表面皮肤有溃破者不宜施行。

2. 一次贴压一侧耳郭为宜,双侧耳郭交替贴压,贴压留置时间一般夏季 1 ~ 3 d,冬季 3 ~ 7 d。

3. 留置期间应防止胶布脱落或污染。

4. 用探针选穴时力度适度、均匀。

5. 观察耳部皮肤有无红、肿、破溃等异常情况,若有不适立即停止,并告知医生给予处理。

（十）火龙罐

1. 对接触性过敏或艾烟过敏者、凝血机制障碍等患者不宜施罐。

2. 注意点火时避免烧到罐口,做好一摸二测三观察。

3. 操作时根据不同部位使用不同罐体及手法,注意把控罐温,避免过度晃动,以免艾条及艾灰脱落,引起烫伤。

4. 治疗结束后嘱患者适量饮用温开水,注意保暖,避免受凉,4 h 内禁止沐浴。

（十一）刮痧

1. 刮痧时室内空气流通,但忌对流风,冬季应避免感染风寒、夏季避免风扇、空调直吹刮痧部位,以防复感风寒而加重病情。

2. 刮痧时要蘸取介质,一边蘸介质,一边刮拭,边蘸边刮直至皮肤出现"痧痕",初次刮痧,不可一味强求出"痧痕"。

3. 刮痧过程中要随时观察病情变化,发现异常,立即停刮,报告医生并配合处理。

4. 空腹及饮食后不宜进行刮痧术;刮痧后嘱患者适当饮温水,饮食宜清淡,忌食生冷油腻之品,30 min 内不宜洗澡。

5. 使用过的刮具,消毒备用。

（十二）腕踝针

1. 根据患者疾症选择上 4、5、6 区,30°皮下浅刺,针身仅在真皮,即横卧真皮下,针刺方向朝症状端,行针以下有松软感为宜,不捻转不提插,一般无酸麻胀感,如出现针感时,应及时调整针的深度和方向。

2. 操作过程中注意观察患者的不良反应,如出现晕针、皮下出血等,及时处理。

3. 患者在饥饿、疲乏或精神高度紧张时不宜穿刺。

（十三）中药硬膏贴敷

1. 贴敷前硬膏放微波炉加热时间以 5 ~ 10 s 为宜,防止加热时间过长烫伤皮肤。

2. 贴敷时间 4 ~ 6 h 为宜。

3. 注意观察患者局部及全身情况,如有红疹、瘙痒、水疱等过敏现象,应停止使用,告知医生给予处理。

四、健康指导

(一)生活起居

1.避免长时间低头劳作,长期伏案工作者每隔1~2 h,适当进行颈部的功能活动,可做颈部的前屈、后仰、左右侧弯、左右旋转等活动,转动时动作应轻柔、缓慢。

2.定期改变头颈部体位,保持良好的坐姿,使颈肩部放松。

3.避免长时间卧床看电视、看书等。

4.睡觉时不可俯着睡,枕头不可过高、过硬或过低;枕头的中央略凹进,颈部应充分接触枕头并略后仰,不要悬空;习惯侧卧位者,应使枕头与肩同高。

5.注意颈部保暖,防风寒湿邪入袭。

6.积极防治颈部感染和其他颈部疾病。

7.运动前应进行准备活动并注意自我保护,避免头颈部受伤;开车、乘车时注意系好安全带或扶好扶手,防止急刹车时颈部受伤等。

(二)体位指导

1.急性期卧床制动,取舒适体位,必要时在肩背部垫软垫,保持上肢上举或抱头等体位,以缓解肢体疼痛,进行治疗或移动体位时动作要轻柔。

2.缓解期可适当下床活动,避免快速转头、摇头等动作;卧位时保持头部中立位。

3.康复期可下床进行肩部、上肢活动,在不加重症状的情况下逐渐增大活动范围。

(三)饮食指导

1.风寒湿痹证:宜食祛风散寒食物,如大豆、羊肉、胡椒、花椒等;忌食凉性食物及生冷瓜果、冷饮,多温热茶饮。食疗方:鳝鱼汤、当归红枣煲羊肉等。

2.气滞血瘀证:宜食行气活血、化瘀通络的食品,如山楂、白萝卜、葡萄等;避免煎炸、肥腻、厚味之品。食疗方:木耳粥等。

3.痰浊中阻证:宜食祛湿化痰、活血通络之品,如山药、薏苡仁、赤小豆等。忌食辛辣、燥热、肥腻等生痰助湿之品。食疗方:木瓜陈皮粥等。

4.肝肾亏虚证:宜食滋补肝肾的食物,如黑豆、核桃、杏仁、腰果等。食疗方:核桃芝麻糊。

5.气血亏虚证:宜食补益气血的食品,如花生、红枣、桂圆等。食疗方:桂圆莲子汤、大枣圆肉煲鸡汤等。

6.肝阳上亢证:宜食平肝潜阳、活血通络的食品,如苦瓜、芹菜、牡蛎等。食疗方:醋泡花生仁等。

7.痰瘀交阻证:宜食健脾化痰、散瘀通络的食品,如小米、南瓜、梨、木耳等。食疗方:山药韭菜粳米粥。

(四)情志护理

1.向患者介绍本疾病的发生、发展及转归,取得患者理解和配合,多与患者沟通,了解其心理社会状况,及时消除其不良情绪。

2.介绍成功的病例,帮助患者树立战胜疾病的信心。

3.鼓励家属理解支持患者,协助患者的生活起居。

4.应用中医七情归属,了解患者情志状态,指导其采用移情易性、五行音乐等方法,分散患者对疾病的注意力,改变其不良习惯。

(五)康复指导

1.急性期颈部制动,避免剧烈运动,防止症状加重。

2.缓解期或手法整复2~3 d后指导患者在颈托保护下行拔项、耸肩、扩胸运动等锻炼。

3.康复期及手法整复1周后可间断佩戴颈托,进行仰首观天、回头望月、项臂争力等锻炼,每天2~3次,每次2~3组动作,每个动作10~15次。

4.长期坚持做耸肩、扩胸、项臂争力、仰首观天等锻炼,保持颈部肌肉的强度及稳定性,预防复发。

5.颈部锻炼动作要缓慢,眩晕患者慎做回头望月动作,或遵医嘱进行。功能锻炼应循序渐进,以不疲劳为度。功能锻炼方法如下。

(1)拔项法:吸气时头顶向上伸展,下颌微收,双肩下沉,使颈部后方肌肉紧张用力,坚持3 s,然后呼气放松。

(2)项臂争力:两手交叉,屈肘上举,用手掌抱颈项部,用力向前,同时头颈尽量用力向后伸,使两力相对抗,随着一呼一吸有节奏地进行锻炼。

(3)仰首观天:双手叉腰,先低头看地,闭口使下颌尽量紧贴前胸,停留片刻,然后头颈仰起,两眼看天,仍停留片刻,反复进行。

(4)回头望月:头部缓慢转向一侧,头顶偏向对侧,双眼极力向后上方观望,如回头望月状,坚持片刻,再进行对侧锻炼。

6.佩戴颈托的方法及注意事项

(1)选择合适型号和材质的颈托,颈托大小、高低适宜,松紧以能放入1个手指为宜,高度为限制颈部活动,保持平视为宜。

(2)注意观察患者颈部皮肤状况,防止颈部及耳郭、下颌部皮肤受压,必要时可在颈托内衬垫小毛巾、软布等,定时清洁颈托,保持局部皮肤清洁、干燥。

(3)起床时,先佩戴前托,一手固定前托,一手固定患者颈枕部,协助患者缓慢坐起,将后托佩戴好,调节松紧度,固定粘扣。

(4)患者由坐位到平卧位时,先松开粘扣,去掉后托,一手扶持前托,一手固定患者颈枕部,协助患者躺下,去掉前托,调节好枕头位置及高度。

(5)颈托佩戴时间以2~3周为宜,一般整复后第1周全天佩戴(平卧时去除);第2周间断佩戴,不活动时可去除颈托。

(6)佩戴颈托时须配合颈部肌肉锻炼,以保持颈部稳定性。

(六)出院指导

1.避免剧烈活动、久坐、长时间低头、快速转头等。

2. 慎起居，避风寒，注意颈部保暖。

3. 复位后佩戴颈托 2~3 周，1 周后可适度侧卧。

4. 避免颈部扭伤、跌倒等外伤发生。

5. 遵医嘱加强颈部及全身的功能锻炼。

6. 2 周后复查，不适随诊。

第二节　颈椎病（手术疗法）

颈椎病是指因颈椎的椎间盘、骨关节、韧带等退变及其继发性改变，刺激或压迫颈部的神经根、脊髓、血管、食管等组织器官，而产生的一系列临床表现的综合征，又称"颈椎综合征""颈椎退行性关节炎"，是一种慢性退行性疾病，为临床常见病、多发病。

▶▶ 一、证候要点

1. 风寒湿痹证：颈肩臂疼痛、麻木，颈部僵硬，恶风无汗，喜温怕冷，全身发紧，口不渴。舌质淡、苔薄白，脉弦紧。

2. 气滞血瘀证：头颈、肩背、上肢麻木、疼痛，多为刺痛，痛有定处，夜间加重，舌质紫暗，或有瘀点、瘀斑，脉弦涩或细涩。

3. 痰浊中阻证：颈肩部沉重，头重头晕，恶心，泛泛欲呕，肢倦乏力，胸膈痞闷，纳呆，甚则昏厥猝倒。舌淡、苔白厚腻，脉濡滑。

4. 肝肾亏虚证：颈肩臂隐隐疼痛、麻木，症状可因劳累或寒冷后而加重，同时兼有腰膝酸软、头晕眼花、耳鸣、倦怠乏力的症状。舌质淡或舌红少苔，脉沉细弱。

5. 气血亏虚证：颈部酸软，头晕，目眩，面色苍白，身疲乏力，四肢倦怠，心悸气短。舌质淡、苔薄白，脉细弱。

6. 肝阳上亢证：颈部僵硬，眩晕，耳鸣，头痛，听力下降，失眠多梦，面红，目赤，急躁易怒，肢麻震颤。舌红少津，脉弦细。

7. 痰瘀交阻证：颈部疼痛，头晕头痛（痛如针刺、固定不移），头蒙不清，呕恶痰涎。舌苔腻，脉弦滑等。

▶▶ 二、主要症状/证候评估与施护

（一）颈肩刺痛

1. 评估疼痛诱因、性质、部位、持续时间，与体位的关系，做好疼痛评分。

2. 慎起居、避风寒，注意肢体保暖，避免风寒阻络致经脉不通，引发疼痛。

3. 根据疼痛规律，对夜间疼痛甚者，可给予腕踝针镇痛，必要时遵医嘱正确应用镇痛药，并观察用药后反应及效果。

（二）眩晕

1. 评估眩晕的性质，发作或持续时间及与体位改变的关系。

2.避免诱发眩晕加重的姿势或体位。

3.做好防护,外出应有人陪同,动作应缓慢,避免快速转头、低头,防跌倒。

4.指导患者正确佩戴颈托。

（三）肢体麻木

1.评估肢体麻木范围、性质、程度及与体位的关系。

2.观察手部及四肢感觉活动情况,并记录。

3.指导患者主动活动麻木肢体,可用指尖叩击、拍打、按摩麻木部位,减轻或缓解症状,注意肢体保暖。

（四）躯干部感觉异常,直肠和膀胱功能障碍

1.评估胸腹部是否有束带感,躯干部是否有蚁行感等异常感觉,并记录。

2.观察大小便情况,保持会阴部清洁、干燥。

3.给予艾灸中极、石门等穴位缓解尿路刺激症状;大便干结者做好饮食调护,给予叩击四缝穴,腹部顺时针方向环形按摩,神阙穴穴位贴敷,或艾灸神阙、天枢、关元等穴,必要时使用缓泻剂或灌肠。

三、中医治疗与护理

（一）手术治疗与护理

1.术前

(1)评估患者全身、生命体征、脊柱专科、生活自理能力、皮肤及用药等情况。

(2)治疗和控制原发疾病,按要求测量生命体征,如有异常,及时报告医生。

(3)嘱其慎起居,避风寒,戒烟戒酒,加强饮食调护,增加营养,增强机体抵抗力。

(4)做好情志护理,向患者介绍疾病的发生、发展及转归,介绍成功的病例,帮助患者树立战胜疾病的信心,告知手术相关注意事项,取得患者的配合。

(5)气管食管推移训练:颈前路手术者,术前2~3 d给予气管食管推移训练。方法:仰卧位,枕头垫于肩下,头后伸,用第2~4指将气管自右向左推或拉,使气管超过正中线,每日3~4次,每次5~10 min,逐渐增加至每次30~40 min,颈短体胖者酌情延长训练时间。训练时不要过于用力,以免造成咽喉水肿、疼痛。

(6)呼吸功能训练:指导患者练习深呼吸,有效咳嗽、咳痰,做扩胸运动,吹气球,每天可反复多次练习。

(7)协助患者做好各项术前检查,指导练习床上大小便。做好术前皮肤准备、药敏试验及交叉配血试验等,并做好记录。床边备氧气、心电监护仪等设备。

(8)术前给予耳穴贴压,缓解患者术前焦虑情绪,常用穴位:神门、交感、皮质下、心、肝、肾等。

2.术后

(1)生命体征监测:了解术中情况,给予心电监护,氧气吸入,观察患者神志、面色、口唇颜色、尿量的变化。严密监测患者生命体征及血氧饱和度,注意呼吸频率、深度变化,保持呼吸道通畅。

（2）脊髓神经功能观察：观察躯体及四肢感觉运动情况，大小便功能情况，并与术前相比较。若出现肢体活动障碍，下肢麻木，感觉减弱，甚至消失等异常，应立即报告医生进行处理。

（3）伤口及引流管护理：观察伤口局部渗血、渗液情况，并准确记录，保持引流管通畅，如短时间内出现生命体征改变或颈部增粗、伤口剧烈疼痛、胸闷、气短、呼吸困难、口唇发绀等症状时，警惕颈深部血肿形成，应立即通知医生，协助立即拆除伤口缝线，取出积血，以缓解症状。注意观察引流液量、色、性质等变化并记录，如 24 h 内出血超过200 mL，检查是否有活动性出血，若出现引流量多且稀薄、色淡，考虑脑脊液漏，应及时报告医生处理。

（4）根据麻醉方式正确指导患者进食。可先进流食或半流食，逐渐改为普食，宜食清淡、易消化、富营养食物，少食多餐，避免腹胀、便秘。食物温度不宜过高，患者吞咽速度不宜过快。夏天嘱患者吃冰凉食物减少喉部水肿、出血。

（5）积极进行护理干预，预防并发症。密切观察呼吸道是否通畅，观察有无声音嘶哑或饮水呛咳、有无喉返神经或喉上神经损伤，如出现颈部增粗、发音改变及呼吸困难、口唇发绀、鼻翼扇动等，立即通知医生，配合拆除颈部缝线，取出血块，解除压迫。常规给予雾化吸入，减轻局部水肿。必要时床头备气管切开包及吸引器。

（二）临证施护

1. 失眠

（1）枕头高度适宜，避免颈部悬空。

（2）保持病室安静、整洁、舒适。

（3）睡前服热牛奶，按摩双侧太阳穴、印堂穴，听舒缓轻音乐。

（4）给予耳穴贴压治疗。

（5）必要时遵医嘱应用镇静安神药物，并观察用药后反应及效果。

2. 腹胀、便秘

（1）根据患者体质做好相应的饮食指导。

（2）遵医嘱给予中药穴位贴敷神阙穴。

（3）给予叩击四缝穴，腹部顺时针按摩，或艾灸神阙、天枢、关元等穴，必要时使用缓泻剂或灌肠。

▶▶ 四、健康指导

（一）生活起居

1. 避免长时间低头劳作，伏案工作时，每隔 1 ~ 2 h，活动颈部，如仰头或将头枕靠在椅背上或转动头部。

2. 座椅高度要适中，以端坐时双脚刚能触及地面为宜。

3. 避免长时间半躺，曲颈斜枕看电视、看书。

4. 睡眠时应保持头颈部在一条直线上，避免扭曲，避免颈部悬空，枕头长要超过肩，不宜过高，为握拳高度（平卧后），枕头的颈部稍高于头部，可以起到良好放松作用。

5. 注意颈部保暖,防风寒湿邪侵袭。

6. 及时防治如咽炎、扁桃体炎、淋巴腺炎等咽喉部疾病。

7. 乘车、体育锻炼时做好自我保护,避免头颈部受伤。开车、乘车时注意系好安全带或扶好扶手,防止急刹车时颈部受伤等,避免头部猛烈扭转。

（二）体位指导

1. 术后搬运时取仰卧位,佩戴颈托,头颈部固定制动,保持中立位,切忌扭转、过屈或过伸,勿使颈部旋转。

2. 翻身时佩戴颈托,保持头、颈、躯干呈一直线。

3. 下床活动时应佩戴颈托,挺胸,脊背挺直,两眼目视前方。有家属陪伴,防止跌倒等意外事件的发生。

（三）饮食指导

1. 风寒湿痹证:宜食祛风散寒食物,如大豆、羊肉、胡椒、花椒等。忌食凉性食物及生冷瓜果、冷饮,多温热茶饮。食疗方:鳝鱼汤、当归红枣煲羊肉等。

2. 气滞血瘀证:宜食行气活血,化瘀通络的食品,如山楂、白萝卜、葡萄等。避免煎炸、肥腻、厚味之品。食疗方:木耳粥等。

3. 痰浊中阻证:宜食祛湿化痰、活血通络之品,如山药、薏苡仁、赤小豆等。忌食辛辣、燥热、肥腻等生痰助湿之品。食疗方:木瓜陈皮粥等。

4. 肝肾亏虚证:宜食滋补肝肾的食物,如黑豆、核桃、杏仁、腰果等。食疗方:核桃芝麻糊。

5. 气血亏虚证:宜食补益气血的食品,如花生、红枣、桂圆等。食疗方:桂圆莲子汤、大枣圆肉煲鸡汤等。

6. 肝阳上亢证:宜食平肝潜阳、活血通络的食品,如苦瓜、芹菜、牡蛎等。食疗方:醋泡花生仁等。

7. 痰瘀交阻证:宜食健脾化痰、散瘀通络的食品,如小米、南瓜、梨、木耳等。食疗方:山药韭菜粳米粥。

（四）情志护理

1. 向患者介绍本疾病的发生、发展及转归,取得患者的理解和配合,多与患者沟通,了解其心理社会状况,及时消除不良情绪。

2. 介绍成功的病例,帮助患者树立战胜疾病的信心。

3. 鼓励家属理解支持患者,协助患者的生活起居。

4. 应用中医七情归属,了解患者情志状态,指导其采用移情易性、五行音乐等方法,分散患者对疾病的注意力。

（五）康复指导

1. 在医生（康复师）的指导下帮助和督促患者进行康复训练。

2. 做好宣教工作,让患者理解康复锻炼的重要性,尽早进行。

3. 术后第一天,开始进行上肢的肩、肘、腕、手指,下肢的髋、膝、踝和足趾的主动和被动功能锻炼,增加血液循环,防止形成静脉血栓。

4.术后3~5 d逐步佩戴颈托下地活动,进行四肢肌力训练、坐位和站位平衡训练、步行功能训练及日常活动能力训练。活动顺序:平卧戴好颈托、床上坐起、床边站立、协助离床、自己行走。保持颈部中立位,避免突然转头。

5.术后8~12周,行颈、肩轻手法按摩和颈部肌肉等长收缩训练,逐步加强颈部的肌力。脊髓型颈椎病手指间肌麻痹、握拳障碍患者可进行指间关节、掌指关节的活动,指导握拳、拇指对指练习,手握拳然后用力伸指,手指外展、内收,用手指夹揉转核桃,捏橡皮球或拧毛巾。

6.佩戴颈托的方法及注意事项

(1)选择合适型号和材质的颈托。颈托的大小、高低要适宜,松紧以能放入1个手指为宜。高度为限制颈部活动,保持平视为宜。

(2)使用时应注意观察患者的颈部皮肤状况,防止颈部及耳郭、下颌部皮肤受压,必要时可在颈托内衬垫小毛巾、软布等,定时清洁颈托和局部皮肤。

(3)将患者颈部置于"中立位"(即头部仰至嘴角和耳垂的连线与地面平行,鼻尖与肚脐呈一直线),将后片颈托穿入后颈,将前片颈托下颌垫与下颌吻合,使下颌正好贴近颈托下颌的支撑处,将颈托前后片通过粘力贴贴合,小心固定颈托,注意检查佩戴位置及松紧是否合适,调节松紧度,固定粘扣。

(4)患者由坐位到平卧位时,先松开粘扣,去掉后托,一手扶持前托,一手放置于患者颈枕部,协助患者躺下,去掉前托,调节好枕头位置及高度。

(5)术后颈托佩戴2~3个月为宜,坐、立位佩戴,卧位摘除,下床活动时必须佩戴。

(6)佩戴颈托时须配合颈部肌肉锻炼,以保持颈部的稳定性。

(六)出院指导

1.出院后颈托佩戴时间一般为1~3个月,松紧适宜。

2.术后定期复查,如果颈椎融合良好,去除颈托。

3.不可长时间低头或仰头,卧位时头略后仰位为宜。

4.遵医嘱按时用药,坚持四肢功能锻炼,颈部勿做剧烈运动,不适随诊。

第三节 寰枢关节半脱位

寰枢关节半脱位是指在外力、劳损、感染等作用下寰椎与枢椎关节面失去正常的对合关系,发生关节功能障碍和(或)神经压迫的病理改变;以头颈部倾斜畸形、疼痛、僵硬、活动受限为主要临床表现的颈部筋伤疾病。根据发病人群及其临床特点不同,将其分为成人寰枢关节半脱位和小儿寰枢关节半脱位,属于中医的"骨错缝"范畴。

▶▶ 一、症候要点

1.气滞血瘀证:头颈疼痛,多为刺痛,痛有定处,夜间加重。舌质紫暗,或有瘀点、瘀斑,脉弦涩。

2.痰瘀交阻证:颈枕部沉困,头晕头痛(痛如针刺、固定不移),头蒙不清,呕恶痰涎。舌苔腻,脉弦滑。

3.肝阳上亢证:颈项强硬,眩晕,耳鸣,头痛,听力下降,失眠多梦,面红,目赤,急躁易怒,肢麻震颤。舌红少津,脉弦细。

4.气血两虚证:颈项部酸软,头晕,耳鸣,面色苍白,身疲乏力,四肢倦怠,心悸气短。舌质淡、苔薄白,脉细弱。

5.热毒蕴结证:颈痛伴斜颈,咽喉肿痛,发热,口渴喜冷饮。舌质红、苔黄,脉弦数。

二、主要症状/证候评估与施护

(一)头颈部疼痛

1.评估疼痛诱因、性质、部位、持续时间,与体位的关系,做好疼痛评估。

2.慎起居、避风寒,避免风寒阻络致经脉不通,引发疼痛。

3.遵医嘱行颈椎牵引,及时评估牵引效果及颈肩部疼痛情况。

4.给予中药塌渍、中医定向透药、中药硬膏贴敷等治疗,痛点处可行展筋丹揉药。

5.正确应用镇痛药,并观察用药后反应及效果。

6.给予耳穴贴压、腕踝针、磁热等治疗。

(二)颈部僵硬、活动受限

1.评估患者活动受限的范围及生活自理能力。

2.生活用品放置在便于取用处。

3.协助患者摆放正确体位,提高患者舒适度。

4.指导并协助患肢主动和被动行四肢关节功能锻炼,预防肌肉萎缩。

5.遵医嘱进行中药熏蒸、刮痧、火龙罐等治疗。

三、中医治疗与护理

(一)枕颌带牵引

1.牵引治疗前告知患者和家属牵引的目的和注意事项,取得配合。

2.使用可调式床头牵引架,用枕颌带进行前屈0°~10°位牵引,牵引重量为体重的1/10左右,牵引时间30~60 min,每日2~3次。小儿寰枢关节半脱位急性期,常伴有明显的头颈部歪斜畸形,故初期牵引时需顺着畸形方向牵引,且重量相对较轻,2~3 kg,每次牵引时间要偏长,60~90 min。

3.根据牵引角度调节枕头高度,保持有效的牵引力线,颈部勿悬空。

4.牵引过程中观察枕颌带位置是否舒适,耳郭有无压迫,必要时下颌可衬垫软物。

5.必要时可小重量持续牵引。

6.牵引时颈部制动,加强巡视,观察患者有无疼痛加重、头晕、恶心、心悸等不适,有异常情况者及时报告医生处理。

7.牵引结束后,卧床休息10~20 min后方可下床活动。

（二）平乐展筋丹揉药

1.选择治疗部位,多取关节之阳侧,或者肌腱集中通过处,也可取阿是穴。

2.拇指指腹蘸少许药粉在揉药点皮肤上以顺时针方向环形按揉,揉药时同皮肤轻轻摩擦,但不宜带动皮肤。

3.揉药范围约1元硬币大小,每次环形按揉70~100次,以药尽为度,每处揉药3~5个点,每点揉药3~5次,以局部皮肤微感发热为佳。

4.揉药后,配合关节活动3~5 min。

5.揉药后局部皮肤温度可略有升高,休息后可自行缓解

6.夏季毛孔开放手法宜轻,冬季毛孔紧缩手法宜重。

（三）手法整复

1.手法整复前告知患者和家属相关注意事项,以取得配合。

2.手法整复中嘱患者颈部自然放松,配合固定体位。

3.整复过程中注意观察患者面色和反应,如有胸闷、眩晕、恶心等不适,及时停止治疗,并给予吸氧或药物治疗,安抚患者情绪,做好人文关怀。

4.手法整复后颈部制动,小重量持续牵引6~24 h,做好饮食、体位、情志及功能锻炼等健康教育。

5.下床前教会患者正确佩戴颈托,体位改变时动作要缓慢,家属陪护,给予协助和保护,预防跌倒发生。

（四）中药熏蒸

1.熏洗时检查熏洗床性能是否良好,药液应完全浸没电热管,以防电热管受损。

2.设定温度时按"测量—设定—测量"程序,根据患者耐受情况随时调节。

3.熏洗药液不宜过热,以防烫伤。

4.如治疗过程中出现异常情况,应及时关闭面板上的电源开关,拔下插座。

5.熏洗过程中适时询问患者有无头晕、心悸等不适,如有问题,及时告知医生给予处理。

6.熏洗后不可立即下床,以免造成体位性低血压,及时穿衣保暖,防止复感风寒。

（五）中药塌渍

1.塌渍用中药液应现用现配,温度以皮肤耐受为宜,不可过热。

2.纱布药垫用药液完全浸湿,做到"饱含水,不滴水"。

3.如配合烤灯照射,烤灯应距离局部30~40 cm,避免距离过近烫伤皮肤,距离过远影响治疗效果。

4.治疗过程中,如感觉局部灼热、疼痛等不适,应及时告知医护人员。

5.治疗后注意观察局部皮肤有无红疹、瘙痒、水疱等不适,若有应停止治疗,报告医生给予处理。

（六）中医定向透药

1.操作前检查仪器性能,各部件连接是否正确。

2. 检查治疗部位皮肤是否清洁完整,感觉是否正常,勿在皮肤破损部位治疗。

3. 有心脏疾病的患者,第三腰椎以上,极板不能放在脊柱两侧,避免电流通过心脏。

4. 治疗过程中皮肤电板片应与皮肤紧密贴合并固定,避免因电极片翘曲而可能产生的电流刺激。

5. 治疗仪电极与皮肤之间应采用1~2 mm布垫或海绵垫缓冲接触治疗部位,防止皮肤灼伤。

6. 若电极板接触处感觉刺痛或有其他异常情况,应及时报告医护人员检查处理。

7. 突然停电或结束治疗时应先取下电极垫,再关闭机器。

8. 注意观察患者治疗部位的皮肤情况,如有红疹、瘙痒、水疱等情况,及时告知医生给予处理。

(七)耳穴贴压

1. 耳郭局部有炎症、冻疮或表面皮肤有溃破者不宜施行。

2. 一次贴压一侧耳郭为宜,双侧耳郭交替贴压,贴压留置时间一般夏季1~3 d,冬季3~7 d。

3. 留置期间应防止胶布脱落或污染。

4. 用探针选穴时力度适度、均匀。

5. 观察耳部皮肤有无红、肿、破溃等异常情况,若有不适立即停止,并告知医生给予处理。

(八)刮痧

1. 刮痧时室内空气流通,但忌对流风,冬季应避免感染风寒、夏季避免风扇、空调直吹刮痧部位,以防复感风寒而加重病情。

2. 刮痧时要蘸取介质,一边蘸介质,一边刮拭,边蘸边刮直至皮肤出现"痧痕",初次刮痧,不可一味强求出"痧痕"。

3. 刮痧过程中要随时观察病情变化,发现异常,立即停刮,报告医师,配合处理。

4. 空腹及饮食后不宜进行刮痧术;刮痧后嘱患者适当饮温水,饮食宜清淡,忌食生冷油腻之品,30 min内不宜洗澡。

5. 使用过的刮具,消毒备用。

(九)火龙罐

1. 对接触性过敏或艾烟过敏者、凝血机制障碍等患者不宜施罐。

2. 注意点火时避免烧到罐口,做好一摸二测三观察。

3. 操作时根据不同部位使用不同罐体及手法,注意把控罐温,避免过度晃动,以免艾条及艾灰脱落,引起烫伤。

4. 治疗结束后嘱患者适量饮用温开水,注意保暖,避免受凉,4 h内禁止沐浴。

(十)中药硬膏贴敷

1. 贴敷前硬膏放微波炉加热时间以5~10 s为宜,防止加热时间过长烫伤皮肤。

2. 贴敷时间4~6 h为宜。

3. 注意观察患者局部及全身情况,如有红疹、瘙痒、水疱等过敏现象,应停止使用,告知医生给予处理。

（十一）腕踝针

1. 根据患者疾症选择上 4、5、6 区，30°皮下浅刺，针身仅在真皮，即横卧真皮下，针刺方向朝症状端，行针以下有松软感为宜，不捻转不提插，一般无酸麻胀感，如出现针感时，应及时调整针的深度和方向。

2. 操作过程中注意观察患者的不良反应，如出现晕针、皮下出血等，及时处理。

3. 患者在饥饿、疲乏或精神高度紧张时不宜穿刺。

▶▶ 四、健康指导

（一）生活起居

1. 慎起居，避风寒，防感冒。

2. 注意颈部保暖，防风寒湿邪入侵。

3. 避免长时间低头劳作，伏案工作每隔 1～2 h，适当进行颈部活动，如耸肩、扩胸、仰首观天及左顾右盼等动作。

4. 避免卧床看电视、看书，坐椅子、沙发时坐姿要端正。

5. 保持良好的睡眠体位，枕头高度应合理，以自己握拳高度为宜，宽度相当于肩至耳的距离，柔软度以易变形为度，最好中间部分有凹形，既承托颈部，又预防轻易滑落。

6. 及时防治上呼吸道感染、咽炎、扁桃体炎等咽喉部疾病。

7. 乘车、体育锻炼时做好自我保护，避免头颈部受伤。开车、乘车时注意系好安全带或扶好扶手，防止急刹车时颈部受伤等，避免头部猛烈扭转。

（二）体位指导

1. 急性期卧床制动或佩戴颈托下床活动，进行治疗或移动体位时动作要轻柔。

2. 缓解期活动时，避免快速转头、摇头等动作；卧位时保持头部中立位。

3. 康复期可下床进行颈肩部、上肢活动，并逐渐增加活动范围。

（三）饮食指导

1. 气滞血瘀证：宜食行气活血，化瘀通络的食品，如山楂、白萝卜、葡萄等；避免煎炸、肥腻、厚味之品。食疗方：木耳粥等。

2. 痰瘀交阻证：宜食健脾化痰、散瘀通络的食品，如山药、薏苡仁、赤小豆等；忌食辛辣、燥热、肥腻等生痰助湿之品。食疗方：木瓜陈皮粥。

3. 肝阳上亢证：宜食平肝潜阳、活血通络的食品，苦瓜、芹菜、牡蛎等。食疗方：醋泡花生仁等。

4. 气血两虚证：宜食补益气血的食品，如大枣、桂圆、阿胶等，同时多进食动物肝脏、菠菜等富含铁的食品；食疗方：黄芪桂圆粥等。

5. 热毒蕴结证：宜食清热解毒的食品，如绿豆、冬瓜、苦菜等；禁食温热之品，如羊肉、桂圆等。食疗方：竹叶粥。

（四）情志护理

1. 耐心向患者或家属讲述疾病治疗及康复过程，介绍成功的案例，消除紧张顾虑，积极配合治疗和护理。

2.争取患者的家庭支持,鼓励家属多陪伴患者,协助患者的生活起居。

3.对有焦虑抑郁情绪患者,采用五行音乐、暗示疗法,以缓解不良情绪。

(五)康复指导

1.急性期颈部制动,避免剧烈运动,防止症状加重。

2.手法整复2~3 d后指导患者在颈托保护下行拔项、耸肩、扩胸等锻炼。

3.康复期及手法整复1周后可间断佩戴颈托,进行仰首观天、回头望月、项臂争力等锻炼,每天2~3次,每次2~3组动作,每个动作10~15次。

4.长期坚持做耸肩、扩胸、项臂争力、仰首观天等锻炼,保持颈部肌肉的强度及稳定性,预防复发。

5.颈部锻炼动作要缓慢,眩晕患者慎做回头望月动作,左右旋转锻炼要求稳而慢,幅度由小到大,循序渐进。功能锻炼方法如下。

(1)拔项法:吸气时头顶向上伸展,下颌微收,双肩下沉,使颈部后方肌肉紧张用力,坚持3 s,然后呼气放松。

(2)项臂争力:两手交叉,屈肘上举,用手掌抱颈项部,用力向前,同时头颈尽量用力向后伸,使两力相对抗,随着一呼一吸有节奏地进行锻炼。

(3)仰首观天:双手叉腰,先低头看地,闭口使下颌尽量紧贴前胸,停留片刻,然后头颈仰起,两眼看天,仍停留片刻,反复进行。

(4)回头望月:头部缓慢转向一侧,头顶偏向对侧,双眼极力向后上方观望,如回头望月状,坚持片刻,再进行对侧锻炼。

6.佩戴颈托的方法及注意事项

(1)选择合适型号和材质的颈托。颈托大小、高低适宜,松紧以能放入1个手指为宜。高度为限制颈部活动,保持平视为宜。

(2)注意观察患者颈部皮肤状况,防止颈部及耳郭、下颌部皮肤受压,必要时可在颈托内衬垫小毛巾、软布等,定时清洁颈托,保持局部皮肤清洁、干燥。

(3)起床时,先佩戴前托,一手固定前托,一手固定患者颈枕部,协助患者缓慢坐起,将后托佩戴好,调节松紧度,固定粘扣。

(4)患者由坐位到平卧位时,先松开粘扣,去掉后托,一手扶持前托,一手固定患者颈枕部,协助患者躺下,去掉前托,调节好枕头位置及高度。

(5)颈托佩戴时间以2周为宜,一般整复后第1周全天佩戴(平卧时去除);第2周间断佩戴,不活动时可去除颈托。

(6)佩戴颈托时须配合颈部肌肉锻炼,以保持颈部稳定性。

(六)出院指导

1.避免颈部不良姿势,养成良好的生活、学习、工作习惯。

2.注意颈部保暖,避免感冒及咽喉部发炎等。

3.佩戴颈托2周,避免再次错位或损伤。

4.遵医嘱加强颈部及全身的功能锻炼。

5.1 个月复查,不适随诊。

第四节 腰椎间盘突出症(非手术疗法)

腰椎间盘突出症是在腰椎间盘退变的基础上,诸多因素致纤维环部分松弛破裂,髓核突出,刺激或压迫后纵韧带、硬膜囊、神经根或马尾神经,表现为腰痛、沿神经支配区域感觉及运动障碍、马尾神经症状,是腰腿痛的常见病因之一,中医学称之为"腰腿痛"或"腰痛连膝"等。

▶▶ 一、证候要点

1.气血瘀阻证:腰部痛如针刺,固定不移,昼轻夜重,不能转侧,舌质暗或有瘀点,脉弦涩。

2.寒湿痹阻证:腰腿部冷痛重着,转侧不利,虽静卧亦不减或反而加重,遇寒痛增,得热则减,伴下肢活动受限,舌质胖淡,苔白腻。

3.湿热痹阻证:腰筋腿痛,痛处伴有热感,或见肢节红肿,活动受限,口渴不欲饮,苔黄腻。

4.肝肾亏虚证:腰腿痛缠绵日久,反复发作,乏力,劳则加重,卧则减轻,形体消瘦,少气,舌质淡或舌红苔少,脉沉细。

▶▶ 二、主要症状/证候评估与施护

(一)腰腿疼痛

1.评估疼痛的诱因、性质、腰部活动、下肢感觉、运动情况。

2.急性期,严格卧床休息,卧硬板床,保持脊柱平直;恢复期,下床活动时佩戴腰托加以保护和支撑,注意起床姿势,宜先行翻身侧卧,再用手臂支撑用力后缓缓起床,忌腰部用力,避免体位的突然改变。

3.做好腰部、腿部保暖,防止受凉。

4.给予腰部中药硬膏贴敷、中药熏蒸、火龙罐、中医定向透药等治疗,观察治疗后的效果。

5.给予腰椎三屈位牵引,牵引重量是患者体重的 $1/3 \sim 1/2$,也可根据患者的耐受进行牵引重量调节。

6.给予耳穴贴压,常用穴位为神门、腰椎、皮质下、肝、肾等,或给予腕踝针,以减轻疼痛。

(二)肢体麻木

1.评估麻木部位、程度以及伴随的症状,并做好记录。

2.协助患者按摩麻木肢体,力度适中,增加患者舒适度。

3.指导肢体麻木患者做好保暖,进行双下肢关节屈伸运动,促进血液循环。

4. 给予局部理疗、中药塌渍、艾灸等治疗,防止皮肤烫伤及损伤,观察治疗效果。

5. 遵医嘱给予穴位注射,常用穴位:环跳、委中、足三里、承山等。

（三）下肢活动受限

1. 评估患者双下肢肌力及步态,对肌力下降及步态不稳者,做好安全防护,防止跌倒及其他意外事件的发生。

2. 做好健康教育,教会患者起床活动时的注意事项,下床有家属陪同,必要时使用辅助工具行走。

3. 卧床期间或活动困难患者,指导其进行四肢关节主动和被动活动,预防血栓形成。

4. 保持病室环境安全,物品放置有序,协助患者生活护理。

5. 遵医嘱给予物理治疗如磁热、气压等,或采用中医定向透药、中药熏洗、穴位贴敷、中药封包等治疗。

三、中医治疗与护理

（一）腰椎牵引

1. 牵引治疗前做好解释工作,告知患者注意事项以取得配合。

2. 遵医嘱选择合适的体位(三屈位、仰卧位、俯卧位)及牵引重量、牵引角度,牵引时上下衣分开,固定带松紧适宜,使患者舒适。

3. 牵引时嘱患者全身肌肉放松,以减少躯干部肌肉收缩抵抗力,疼痛较甚不能平卧的患者可使用三角枕垫于膝下以缓解不适。

4. 牵引过程中随时询问患者感受,观察患者是否有胸闷、心悸等不适,如有疼痛加重或其他不适立即停止治疗并通知医生处理。

5. 注意防寒保暖,用大毛巾或薄被覆盖患者身体。

6. 牵引结束后,患者卧床休息 10 ~ 20 min 后方可下床活动。

（二）平乐展筋丹揉药

平乐展筋丹具有舒筋活血、分离粘连、通利关节、理气止痛等功效。

1. 揉药时,取腰背部肾俞、腰阳关、大肠俞、委中或阿是穴等。

2. 拇指指腹蘸少许药粉在揉药点皮肤上以顺时针方向环形按揉,揉药时同皮肤轻轻摩擦,但不宜带动皮肤。

3. 揉药范围约 1 元硬币大小,每次环形按揉 70 ~ 100 次,以药尽为度,每处揉药 3 ~ 5 个点,每点揉药 3 ~ 5 次,以局部皮肤微感发热为佳。

4. 揉药后局部皮肤温度可略有升高,休息后可自行缓解。

5. 夏季毛孔开放手法宜轻,冬季毛孔紧缩手法宜重。

（三）骶管注射

1. 向患者介绍骶管注射的过程,解除紧张心理,血糖控制在正常范围内。

2. 注射时边注射药物边询问患者有无头晕、心悸、恶心等不适,若有不适及时处理。

3. 注射后保持针眼干燥,观察局部有无出血、肿痛,观察双下肢感觉、运动及大小便情况。

4.卧床休息 1~2 h 后方可下床,72 h 内禁止沐浴。

（四）臭氧注射

1.臭氧注射时,避免将气体注入血管及神经鞘内,注射后密切观察患者有无干咳、呼吸困难等过敏现象。

2.局部有无出血、肿痛及双下肢感觉、运动情况,卧床休息 1~2 h 后方可下床,针眼保持干燥清洁,72 h 内禁止沐浴,避免感染。

3.局部症状暂时加重,属正常现象,做好患者的心理疏导。

（五）腰椎手法整复

1.整复前告知患者整复方法及配合注意事项,嘱患者练习床上大小便,仰卧位与俯卧位交替训练。

2.整复后注意观察患者腰部疼痛、双下肢感觉运动及大小便等情况。

3.复位后卧床制动 3 d,定时直线翻身,翻身时须保持躯干上下一致,切忌脊柱扭曲或屈曲;仰卧时腰部加腰垫,维持生理曲度,指导患者行双下肢股四头肌及踝泵锻炼。

4.排尿困难患者,给予艾灸关元、中极、石门等穴位,配合按摩,以促进排尿;便秘患者,给予顺时针按摩腹部,神阙穴穴位贴敷,指导其叩击四缝、劳宫穴,以促进排便。

5.复位 3 d 后,在医护人员指导下佩戴腰围下床;下床时先俯卧位,在床上旋转身体,脚着地后缓慢起身,上床则反之;下床后扶持患者,观察有无头晕、心悸等不适;如厕时避免久蹲,防止引起体位性低血压发生跌倒。

6.卧床期间协助患者做好生活护理,下床后逐渐进行腰背肌功能锻炼如昂胸式、燕飞式、拱桥式等。

7.腰围松紧适宜,避免长时间佩戴腰围。

三、中医治疗与护理

1.中药熏蒸

（1）熏洗时检查熏洗床性能是否良好,药液应完全浸没电热管,以防电热管受损。

（2）设定温度时按"测量—设定—测量"程序,根据患者耐受情况随时调节。

（3）熏洗药液不宜过热,以防烫伤。

（4）如治疗过程中出现异常情况,应及时关闭面板上的电源开关,拔下插座。

（5）熏洗过程中适时询问患者有无头晕、心悸等不适,如有问题,及时告知医生给予处理。

（6）熏洗后不可立即下床,以免造成体位性低血压,及时穿衣保暖,防止复感风寒。

2.中药塌渍

（1）塌渍用中药液应现用现配,温度以皮肤耐受为宜,不可过热。

（2）纱布药垫用药液完全浸湿,做到"饱含水,不滴水"。

（3）如配合烤灯照射,烤灯应距离局部 30~40 cm,避免距离过近烫伤皮肤,距离过远影响治疗效果。

（4）治疗过程中,如感觉局部灼热、疼痛等不适,应及时告知医护人员。

（5）治疗后注意观察局部皮肤有无红疹、瘙痒、水疱等不适,若有应停止治疗,报告医生给予处理。

3. 中医定向透药

（1）操作前检查仪器性能,各部件连接是否正确。

（2）检查治疗部位皮肤是否清洁完整,感觉是否正常,勿在皮肤破损部位治疗。

（3）有心脏疾病的患者,第三腰椎以上,极板不能放在脊柱两侧,避免电流通过心脏。

（4）治疗过程中皮肤电板片应与皮肤紧密贴合并固定,避免因电极片翘曲而可能产生的电流刺激。

（5）治疗仪电极与皮肤之间应采用 1~2 mm 布垫或海绵垫缓冲接触治疗部位,防止皮肤灼伤。

（6）若电极板接触处感觉刺痛,或有其他异常情况,应及时报告医护人员检查处理。

（7）突然停电或结束治疗时应先取下电极垫,再关闭机器。

（8）注意观察患者治疗部位的皮肤情况,如有红疹、瘙痒、水疱等情况,及时告知医生给予处理。

4. 艾灸

（1）施灸时体质强壮者,灸量可大;久病、体弱、年老患者,灸量宜小。

（2）患者的体位须平正、舒适,不能摆动,防止燃烧的艾炷或燃尽的热灰滚落燃损皮肤和衣物。

（3）施灸过程中要密切观察患者的病情及对施灸的反应,询问患者有无灼痛感,及时调整距离,防止灼伤。

（4）施灸时取穴要准,灸穴不宜过多,火力要均匀。

（5）注意观察施灸部位皮肤情况,谨慎控制施灸强度、防止烫伤。

（6）对于皮肤感觉迟钝的患者,操作时可用手指轻触施灸部皮肤,以测知局部受热程度,防止局部烫伤。

（7）空腹或餐后 1 h 不宜施灸。

（8）施灸后及时熄灭艾火,以防复燃。

5. 火龙罐

（1）对接触性过敏或艾烟过敏者、凝血机制障碍等患者不宜施罐。

（2）注意点火时避免烧到罐口,做好一摸二测三观察。

（3）操作时根据不同部位使用不同罐体及手法,注意把控罐温,避免过度晃动,以免艾条及艾灰脱落,引起烫伤。

（4）治疗结束后嘱患者适量饮用温开水,注意保暖,避免受凉,4 h 内禁止沐浴。

6. 中药硬膏贴敷

（1）贴敷前硬膏放微波炉加热时间以 5~10 s 为宜,防止加热时间过长烫伤皮肤。

（2）贴敷时间 4~6 h 为宜。

（3）注意观察患者局部及全身情况,如有红疹、瘙痒、水疱等过敏现象,应停止使用,告知医生给予处理。

7. 中药封包

（1）封包前及时询问患者药物过敏史。

（2）皮肤破损者禁用。

（3）药物现用现配。

（4）敷药面积应大于患处，中药涂抹厚薄均匀，保持一定湿度，外固定敷料松紧适宜。

（5）敷药后询问患者有无瘙痒、皮疹、水疱等过敏现象，若有过敏反应，应停止敷药，并及时对症处理。

8. 穴位贴敷

（1）贴敷时注意为患者保暖及保护隐私。

（2）贴敷后观察患者局部及全身情况，若出现红疹、瘙痒、水疱等现象，立即报告医师给予处理。

9. 耳穴贴压

（1）耳郭局部有炎症、冻疮或表面皮肤有溃破者不宜施行。

（2）一次贴压一侧耳郭为宜，双侧耳郭交替贴压，贴压留置时间一般夏季 1～3 d，冬季 3～7 d。

（3）留置期间应防止胶布脱落或污染。

（4）用探针选穴时力度适度、均匀。

（5）观察耳部皮肤有无红、肿、破溃等异常情况，若有不适立即停止，并告知医生给予处理。

10. 腕踝针

（1）根据患者疾症选择上 4、5、6 区，30°皮下浅刺，针身仅在真皮，即横卧真皮下，针刺方向朝症状端，行针以下有松软感为宜，不捻转不提插，一般无酸麻胀感，如出现针感时，应及时调整针的深度和方向。

（2）操作过程中注意观察患者的不良反应，如出现晕针、皮下出血等，及时处理。

（3）患者在饥饿、疲乏或精神高度紧张时不宜穿刺。

▶▶ 四、健康指导

（一）生活起居

1. 慎起居，避风寒，腰部注意保暖。

2. 指导患者在日常生活与工作中保持正确的坐立行走姿势，坐硬板凳，卧硬板薄软垫床；避免腰部长时间处于某一种姿势，防止过度疲劳。

3. 指导患者正确咳嗽、打喷嚏的方法，注意保护腰部，避免诱发和加重疼痛。

4. 防止腰部受到外伤，尽量不弯腰提重物，捡拾地上的物品时宜双腿下蹲腰部挺直，动作宜缓。

（二）体位指导

1. 急性期患者以卧床休息为主，采取舒适体位。

2. 缓解期下床活动时佩戴腰围加以保护和支撑，不宜久坐。

3.康复期下床活动时进行腰背肌功能锻炼。

（三）饮食指导

1.气血瘀阻证:宜食行气活血、化瘀通络的食品,如黑木耳、金针菇、桃仁等。食疗方:山楂桃仁粥。

2.寒湿痹阻证:宜食温经散寒、祛湿通络之品,如砂仁、羊肉、蛇酒等。忌凉性食物及生冷瓜果、冷饮。食疗方:肉桂瘦肉汤、鳝鱼汤、当归红枣煲羊肉等。

3.湿热痹阻证:宜食清热利湿通络之品,如丝瓜、冬瓜、赤小豆、玉米须等。忌辛辣燥热之品,如葱、蒜、胡椒等。食疗方:丝瓜瘦肉汤。

4.肝肾亏虚证:宜食滋补肝肾、强筋壮骨的食物,如黑豆、核桃、枸杞子、腰果等。食疗方:枸杞南枣煲鸡蛋、牛膝蒸栗子等。

（四）情志调理

1.腰椎间盘突出症病程长、恢复慢,应鼓励患者保持愉快的心情,用积极乐观的人生态度对待疾病。

2.了解患者的情绪,使用言语开导法做好安慰工作,保持情绪平和、稳定。

3.疼痛时出现情绪烦躁,指导患者采用移情易性、五行音乐等方法,分散患者对疾病的注意力。

4.告知患者诱发椎间盘突出的各种因素,使患者对疾病有正确的认识,掌握相关的医学知识,积极主动加强自我保健,增强遵医行为。

（五）康复指导

腰椎间盘突出症复位3 d后可逐渐进行腰背肌锻炼,锻炼要持之以恒、循序渐进,以不疲劳为度。

1.飞燕式:患者俯卧位,双下肢伸直,两手贴在身体两旁,下半身不动,抬头时上半身向后背伸,每日2～3组,每组5～10次;逐渐增加为抬头上半身后伸与双下肢直腿后伸同时进行;腰部尽量背伸,每日5～10组,每组10～20次。

2.五点支撑式:患者取卧位,以双手叉腰作支撑点,两腿半屈膝90°,脚掌置于床上,以头后部及双肘支撑上半身,双脚支撑下半身,呈半拱桥形,当挺起躯干架桥时,膝部稍向两旁分开,速度由慢而快,每日3～5组,每组10～20次;适应后增加至每日10～20组,每组30～50次。

3.三点支撑式:仰卧硬板床,双臂置于胸前,用头、双足三点支撑全身,背部腾空后伸;此法一般在复位后第3周开始练功,每日2～3组,每组30～50次,循序渐进逐渐增加次数。

4.佩戴腰围的方法及注意事项

（1）选择合适的腰围,腰围规格要与自身腰的长度、周径相适应,其上缘须达肋下缘,下缘至臀裂,松紧以不产生不适感为宜。

（2）复位后正确佩戴腰围3～4周,3周后间断佩戴,睡眠及休息时取下,但在外出,特别是要久行、久坐时需佩戴。

（3）佩戴腰围后避免腰部过度活动,以完成日常生活、工作为度,腰围限制了屈曲等方面的活动,而不能减少重力,应避免剧烈活动、过度负重。

(4)佩戴腰围期间,加强腰背肌锻炼,防止和减轻腰肌失用性萎缩。

（六）出院指导

1. 慎起居,注意腰部保暖。

2. 佩戴腰围 1 个月,2 周后可适度侧卧,腰下垫枕 1 个月。

3. 避免腰部扭伤、跌倒等外伤发生。

4. 避免剧烈活动、久坐、大幅度弯腰、快速转腰及搬提重物(<2.5 kg)。

5. 继续行双下肢及腰背肌功能锻炼,避免腰部过度劳累。

6. 加强营养,保持良好心境。

7. 1 个月后复查,不适随诊。

第五节 腰椎间盘突出症（手术疗法）

腰椎间盘突出症是在腰椎间盘退变的基础上,诸多因素致纤维环部分松弛破裂,髓核突出,刺激或压迫后纵韧带、硬膜囊、神经根或马尾神经,表现为腰痛、沿神经支配区域感觉及运动障碍、马尾神经症状,是腰腿痛的常见病因之一,中医学称之为"腰腿痛"或"腰痛连膝"等。

▶▶ 一、证候要点

1. 气血瘀阻证:腰部痛如针刺,固定不移,昼轻夜重,不能转侧,舌质暗或有瘀点,脉弦涩。

2. 寒湿痹阻证:腰腿部冷痛重着,转侧不利,虽静卧亦不减或反而加重,遇寒痛增,得热则减,伴下肢活动受限,舌质胖淡,苔白腻。

3. 湿热痹阻证:腰筋腿痛,痛处伴有热感,或见肢节红肿,活动受限,口渴不欲饮,苔黄腻。

4. 肝肾亏虚证:腰腿痛缠绵日久,反复发作,乏力,劳则加重,卧则减轻,形体消瘦,少气,舌质淡或舌红苔少,脉沉细。

▶▶ 二、主要症状/证候评估与施护

（一）腰腿疼痛

1. 评估疼痛的诱因、性质及腰部活动、下肢感觉、运动情况,做好疼痛评分。

2. 体位护理:急性期,严格卧床休息,卧硬板床,保持脊柱平直;恢复期,下床活动时佩戴腰托加以保护和支撑,注意起床姿势,宜先行翻身侧卧,再用手臂支撑用力后缓缓起床,忌腰部用力,避免体位的突然改变。

3. 给予耳穴贴压,减轻疼痛。常用穴位:神门、交感、皮质下、肝、肾、肾上腺、腰骶椎等。

4. 给予腕踝针以缓解疼痛,必要时遵医嘱口服止痛药物。

（二）肢体麻木

1. 评估麻木部位、程度以及伴随症状,并做好记录。

2. 协助患者取舒适卧位,按摩麻木肢体,力度适中,以增进患者舒适度。

3. 麻木肢体做好保暖,防止烫伤。

（三）肢体活动障碍

1. 评估患者双下肢肌力及步态,对肌力下降及步态不稳者,做好安全防护措施,防止跌倒及其他意外事件的发生。

2. 做好健康教育,教会患者起床活动时的注意事项,使用辅助工具行走。

3. 卧床期间或活动困难患者,指导其进行四肢关节主动锻炼及腰背肌锻炼,提高肌肉强度和耐力。

4. 保持病室环境安全,物品放置有序,协助患者生活起居。

三、中医治疗与护理

（一）术前

1. 评估患者全身、生命体征、骨伤专科、生活自理能力、皮肤及用药等情况。

2. 治疗和控制原发疾病,按要求测量患者生命体征,如有异常,及时报告医生。

3. 嘱其慎起居,避风寒,戒烟戒酒,指导患者练习深呼吸、有效咳嗽和排痰,术前 2 d 指导患者练习床上大小便及俯卧位训练。

4. 为患者选择合适腰围,指导其正确佩戴方法。

5. 做好术前宣教与情志护理,告知手术相关注意事项,取得患者的配合。

6. 做好术前皮肤准备,更换干净衣裤,保持个人卫生。

7. 遵医嘱做好药敏试验及交叉配血试验等,并做好记录。

8. 术前给予耳穴贴压,缓解术前焦虑情绪,常用穴位:神门、交感、皮质下、心、肝、肾等。

（二）术后

1. 严密监测患者生命体征,血氧饱和度,密切观察患者的肢体感觉运动、麻痹平面、肌力及大小便情况,并与术前相比较,如有异常及时处理。

2. 搬运患者时,保持脊柱呈一条直线,防止扭曲,采取轴线翻身方法,每 2 h 翻身 1 次。

3. 根据不同的麻醉方式,正确指导患者进食。可先进流食或半流食,逐渐改为普食,术后宜食清淡、易消化、富营养食物,少食多餐,避免腹胀、便秘。

4. 观察伤口敷料渗出情况,保持伤口引流管通畅,观察引流液颜色、性质、量的变化,并正确记录。若 24 h 内引流量超过 300 mL,色淡呈血清样,可疑脑脊液漏,应及时报告医生处理。

5. 指导患者进行足趾、踝、膝、髋关节等主动和被动锻炼,进行直腿抬高功能锻炼,以循序渐进,不疲劳为度。

6.做好健康宣教,积极预防并发症。指导患者多饮水,进行扩胸运动、深呼吸、有效咳嗽、咳痰,或使用肺功能训练器,预防坠积性肺炎;保持床单位整洁、干燥,定时翻身,按摩受压部位,预防压力性损伤发生;早期进行功能锻炼,给予双下肢气压治疗等,预防下肢深静脉血栓形成。

（三）临证施护

1.尿潴留:创造良好的环境,给予诱导排尿,或腹部热敷,也可采取艾灸关元、气海、中极等穴位,必要时遵医嘱行导尿术。

2.腹胀、便秘:腹部顺时针方向环形按摩,给予腹部热敷,神阙穴穴位贴敷,或艾灸神阙、天枢、关元等穴,必要时使用缓泻剂或灌肠。

▶▶ 四、健康指导

（一）生活起居

1.术后早期以卧床为主,采取舒适体位,翻身时保持脊柱上下一致,轴线翻身。

2.根据手术方式选择合适的下床时间,下床活动时佩戴腰托加以保护和支撑,不宜久坐、久站。做好防护,防止跌倒。

3.慎起居,避风寒,保持大便通畅,注意腰部防寒保暖,防止受凉。

4.指导正确咳嗽、打喷嚏,注意保护腰部,避免诱发和加重病情。

（二）体位指导

1.每2~3 h直线翻身1次,翻身时应肩、臀部一起翻,切忌脊柱扭曲。

2.离床活动时应佩戴腰围或腰托,维持腰椎稳定。

3.坐位时两脚平踏地面,背部平靠椅背,臀部坐满整个椅面;仰卧时,双膝下垫软枕。

4.站立时应挺胸,脊背挺直,收缩小腹;活动时双手支撑腰部,保持挺胸伸腰位。

5.不弯腰提重物,捡拾地上物品时宜双腿下蹲、腰部挺直,动作要缓。

（三）饮食指导

1.气血瘀阻证:宜食行气活血、化瘀通络之品,如黑木耳、金针菇、桃仁等;忌辛辣、厚腻、寒凉之品。食疗方:山楂桃仁粥等。

2.寒湿痹阻证:宜食温经散寒、祛湿通络之品,如砂仁、羊肉、蛇酒等;忌凉性食物及生冷瓜果、冷饮。食疗方:肉桂瘦肉汤、鳝鱼汤、当归红枣煲羊肉。

3.湿热痹阻证:宜食清热利湿通络之品,如丝瓜、冬瓜、赤小豆、玉米须等;忌辛辣燥热之品,如葱、蒜、胡椒等。食疗方:丝瓜瘦肉汤。

4.肝肾亏虚证

（1）肝肾阴虚者,宜食滋阴填精、滋养肝肾之品,如枸杞子、黑芝麻、黑木耳、白木耳等;忌辛辣香燥之品。食疗方:莲子百合煲瘦肉汤。

（2）肝肾阳虚者,宜食温壮肾阳,补精髓之品,如黑豆、核桃、杏仁、腰果、黑芝麻等;忌生冷瓜果及寒凉食物。食疗方:干姜煲羊肉。

（四）情志护理

1. 向患者介绍疾病的发生、发展及转归,取得患者的理解和配合,消除不良情绪。

2. 介绍成功的病例,帮助患者树立战胜疾病的信心。

3. 若患者疼痛时出现情绪烦躁,使用安神静志法,让其闭目静心、全身放松,平静呼吸,或听五行音乐,以达到周身气血流通舒畅;也可使用开天门按摩疗法以缓解烦躁情绪。

（五）康复指导

1. 在医生(康复师)的指导下帮助和督促患者进行康复训练。

2. 做好宣教工作,让患者理解康复锻炼的重要性,尽早进行。

3. 手术当日麻醉清醒后即可开始,要注意持之以恒,循序渐进。加强腰背肌的锻炼,强壮的腰背肌可有效预防腰背部疼痛。

4. 腰背肌主要锻炼方法:卧位直腿抬高、交叉蹬腿及飞燕式、五点支撑式锻炼,根据患者的具体情况进行指导。

（1）卧位直腿抬高:患者取平卧位,保持膝关节伸直状态,用大腿的力量使下肢抬起,双腿交替进行,缓慢抬起与放下,每日 3 次,每次 5 ~ 10 min。

（2）交叉蹬腿:患者取仰卧位,先将一下肢屈膝到最大限度后,然后缓慢伸直放下,再将另一腿做同样动作。两腿交叉进行,每日 3 ~ 5 组,每组 10 ~ 20 次,适应后增加至每日 10 ~ 20 组,每组 30 ~ 50 次。

（3）五点支撑式:患者取卧位,以双手叉腰作支撑点,两腿半屈膝 90°,脚掌置于床上,以头后部及双肘支撑上半身,双脚支撑下半身,呈半拱桥形,当挺起躯干架桥时,膝部稍向两旁分开,速度由慢而快,每日 3 ~ 5 组,每组 10 ~ 20 次。适应后增加至每日 10 ~ 20 组,每组 30 ~ 50 次。

（4）飞燕式:①患者俯卧位,双下肢伸直,两手贴在身体两旁,下半身不动,抬头时上半身向后背伸,每日 3 组,每组 10 次,逐渐增加为抬头上半身后伸与双下肢直腿后伸同时进行。②腰部尽量背伸形似飞燕,每日 5 ~ 10 组,每组 20 次。

5. 腰托使用指导

（1）腰托的选用及佩戴:腰托规格要与自身腰的长度、周径相适应,其上缘须达肋下缘,下缘至臀裂,松紧以不产生不适感为宜。

（2）佩戴时间:可根据病情掌握佩戴时间,腰部症状较重时应随时佩戴,轻症患者可在外出或较长时间站立及固定姿势坐位时使用,睡眠及休息时取下。

（3）使用腰托期间应逐渐增加腰背肌锻炼,防止和减轻腰部肌肉萎缩。

（六）出院指导

1. 加强营养,增强机体抵抗力。

2. 手术后下床活动时需佩戴腰围 3 个月左右,宜卧硬板床。

3. 加强双下肢及腰背肌锻炼,3 个月内避免弯腰,6 个月内避免挑抬重物。

4. 慎起居,避风寒,适劳逸,避免久坐、久站及弯腰。

5. 3 个月后可逐渐恢复工作。

6. 保持正确的站姿、坐姿及行走姿势,常做搓腰动作。

7. 定期复查,不适随诊。

第六节 腰椎管狭窄症(非手术疗法)

腰椎管狭窄症又称腰椎椎管狭窄综合征,是指椎间盘突出、椎体滑脱、后纵韧带骨化、黄韧带肥厚、关节突内聚等原因引起的椎管管腔、侧隐窝及椎间孔狭窄,从而刺激或压迫脊髓、神经根、动脉血管而引起的一系列症状。本病多见于中老年人,一般发生于40～60岁,男性患者较女性患者多见,体力劳动者多见。

▶▶ 一、证候要点

1. 风寒痹阻证:腰腿酸胀重,时轻时重,拘急不舒,遇冷加重,得热痛缓,舌质淡、苔白滑,脉沉紧。

2. 气滞血瘀证:慢性下腰腿痛,间歇性跛行,痛有定处,痛处拒按,舌质紫暗、苔薄,脉弦涩。

3. 气血两虚证:腰痛,疼痛缠绵,不能久行、久坐、久立,下肢麻木,面色少华,神疲乏力,舌质紫暗、苔薄,脉细濡。

4. 肾气亏虚证:腰部酸痛,腿膝无力,遇劳更甚,卧则减轻,形羸气短,肌肉瘦削,舌质淡、苔薄,脉沉细。

▶▶ 二、主要症状/证候评估与施护

(一)腰腿疼痛

1. 评估疼痛的诱因、性质、腰部活动、下肢感觉、运动情况及与体位变化的关系,做好疼痛评分。

2. 急性期:腰部制动,卧床休息,以屈膝、屈髋侧卧位为佳;恢复期,下床可间断佩戴腰围,以固定腰部,减少后伸活动。

3. 腰部勿受寒、受累。

4. 给予火龙罐、中药熏蒸、中药硬膏贴敷等治疗,观察治疗后的效果。

5. 给予仰卧屈膝位骨盆牵引,牵引重量是患者体重的1/4～1/3,也可根据患者的耐受能力进行牵引重量调节。

6. 给予耳穴贴压,常用穴位为神门、腰椎、皮质下、肝、肾等,或给予腕踝针,以减轻疼痛。

7. 给予七珠展筋丹揉药,以舒筋活血、理气止痛。

8. 必要时遵医嘱正确应用镇痛药,并观察用药后反应及效果。

(二)肢体麻木

1. 评估麻木部位、程度以及伴随的症状,并做好记录。

2.患肢做好保暖,指导患者主动活动麻木肢体,可用指尖叩击、拍打按摩麻木部位,力度适中,增加患者舒适度。

3.局部给予中药塌渍、艾灸等治疗,防止皮肤烫伤及损伤,观察治疗效果。

4.遵医嘱给予针灸治疗,常用穴位:环跳、委中、足三里、承山等。

（三）间歇性跛行

1.评估患者双下肢肌力及步态,对肌力下降及步态不稳者,做好安全防护措施,防止跌倒及其他意外事件发生。

2.做好健康教育,行走或站立时疼痛症状加重,可下蹲或平卧,使疼痛症状减轻或消失。

3.对卧床期间或活动困难患者,指导其进行四肢肌肉关节的主动功能活动及腹肌锻炼,以利于椎管内静脉回流,减轻卡压神经的瘀血状态。

4.给予火龙罐治疗,常用穴位:命门、肾俞、腰阳关、腰俞、委中等。

5.遵医嘱给予物理治疗,如磁热、中医定向透药、中药封包、穴位贴敷等。

三、中医治疗与护理

（一）腰椎牵引

1.牵引治疗前做好解释工作,告知患者注意事项以取得配合。

2.根据患者病情,调整牵引的角度、重量、时间;牵引时上下衣分开,胸部的牵引带上缘宜位于腋窝下 5~7 cm 处,髋部的牵引带上缘宜位于髂前上棘稍上的位置,固定带松紧适宜,使患者舒适持久。

3.牵引时采用仰卧屈膝位,以放松腰部肌肉,减轻压迫症状。

4.牵引过程中随时询问患者感受,观察患者是否有胸闷、心悸等不适,如有疼痛加重或其他不适立即停止治疗,通知医生处理。

5.牵引时间为每日 2~3 次,每次 40~60 min,每 2 次间隔 4 h 以上。

6.牵引结束后,患者卧床休息 10~20 min 后方可下床活动。

（二）平乐展筋丹揉药

平乐展筋丹具有舒筋活血、分离粘连、通利关节、理气止痛等功效。

1.揉药时,取腰背部肾俞、腰阳关、气海俞、次髎、委中或阿是穴等。

2.拇指指腹蘸少许药粉在揉药点皮肤上以顺时针方向环形按揉,揉药时同皮肤轻轻摩擦,但不宜带动皮肤。

3.揉药范围约 1 元硬币大小,每次环形按揉 70~100 次,以药尽为度,每处揉药 3~5 个点,每点揉药 3~5 次,局部皮肤微感发热为佳。

4.揉药后局部皮肤温度可略有升高,休息后可自行缓解。

5.夏季毛孔开放手法宜轻,冬季毛孔紧缩手法宜重。

（三）骶管注射

1.向患者介绍骶管注射的过程,解除紧张心理,血糖控制在正常范围内。

2. 注射时边注射药物边询问患者有无头晕、心悸、恶心等不适,若有不适及时处理。

3. 注射后保持针眼干燥,观察局部有无出血、肿痛,观察双下肢感觉、运动及大小便情况。

4. 卧床休息 1~2 h 后方可下床,72 h 内禁止沐浴。

（四）臭氧注射

1. 臭氧注射时,避免将气体注入血管及神经鞘内,注射后密切观察患者有无干咳、呼吸困难等过敏现象。

2. 局部有无出血、肿痛及双下肢感觉、运动情况,卧床休息 1~2 h 后方可下床,针眼保持干燥清洁,72 h 内禁止沐浴,避免感染。

3. 局部症状暂时加重,属正常现象,做好患者的心理疏导。

（五）手法复位

1. 整复前告知患者整复方法及配合注意事项,嘱患者练习床上大小便,仰卧位与俯卧位交替训练。

2. 复位后卧床 72 h,定时直线翻身,仰卧位时腰部垫宽 15~20 cm、厚 5~7 cm 的腰垫,以维持腰部的生理曲度,俯卧位时确保呼吸道通畅,如有异常及时报告医生处理。

3. 整复后注意观察患者腰部疼痛、双下肢感觉运动及大小便等情况,指导患者行双下肢股四头肌及踝泵锻炼。

4. 指导患者进食新鲜蔬菜、水果及易消化富含营养的食物,避免食产气类食物,如豆浆、奶制品等。

5. 排尿困难患者,给予按摩、热敷以诱导排尿或艾灸关元、中极、石门等穴位,以促进排尿,必要时留置导尿;便秘患者,给予顺时针按摩腹部,神阙穴穴位贴敷,指导其叩击四缝、劳宫穴,以促进排便。

6. 复位 3 d 后,在医护人员指导下佩戴腰围下床,腰围松紧要适度;下床时先俯卧位,在床上旋转身体,脚着地后缓慢起身,上床则反之;下床后扶持患者,观察有无头晕等不适,如厕时避免久蹲,防止引起体位性低血压而跌倒。

7. 下床后逐渐进行腰背肌功能锻炼,如五点支撑式、三点支撑式、飞燕式等。

（六）中药熏蒸

1. 熏洗时检查熏洗床性能是否良好,药液应完全浸没电热管,以防电热管受损。

2. 设定温度时按"测量—设定—测量"程序,根据患者耐受情况随时调节。

3. 熏洗药液不宜过热,以防烫伤。

4. 如治疗过程中出现异常情况,应及时关闭面板上的电源开关,拔下插座。

5. 熏洗过程中适时询问患者有无头晕、心悸等不适,如有问题,及时告知医生给予处理。

6. 熏洗后不可立即下床,以免造成体位性低血压,及时穿衣保暖,防止复感风寒。

（七）中药塌渍

1. 塌渍用中药液应现用现配,温度以皮肤耐受为宜,不可过热。

2. 纱布药垫用药液完全浸湿,做到"饱含水,不滴水"。

3.如配合烤灯照射,烤灯应距离局部30～40 cm,避免距离过近烫伤皮肤,距离过远影响治疗效果。

4.治疗过程中,如感觉局部灼热、疼痛等不适,应及时告知医护人员。

5.治疗后注意观察局部皮肤有无红疹、瘙痒、水疱等不适,若有应停止治疗,报告医生给予处理。

（八）中医定向透药

1.操作前检查仪器性能,各部件连接是否正确。

2.检查治疗部位皮肤是否清洁完整,感觉是否正常,勿在皮肤破损部位治疗。

3.有心脏疾病的患者,第三腰椎以上,极板不能放在脊柱两侧,避免电流通过心脏。

4.治疗过程中皮肤电板片应与皮肤紧密贴合并固定,避免因电极片翘曲而可能产生的电流刺激。

5.治疗仪电极与皮肤之间应采用1～2 mm布垫或海绵垫缓冲接触治疗部位,防止皮肤灼伤。

6.若电极板接触处感觉刺痛,或有其他异常情况,应及时报告医护人员检查处理。

7.突然停电或结束治疗时应先取下电极垫,再关闭机器。

8.注意观察患者治疗部位的皮肤情况,如有红疹、瘙痒、水疱等情况,及时告知医生给予处理。

（九）艾灸

1.施灸时体质强壮者,灸量可大;久病、体弱、年老患者,灸量宜小。

2.患者的体位须平正、舒适,不能摆动,防止燃烧的艾炷或燃尽的热灰滚落燃损皮肤和衣物。

3.施灸过程中要密切观察患者的病情及对施灸的反应,询问患者有无灼痛感,及时调整距离,防止灼伤。

4.施灸时取穴要准,灸穴不宜过多,火力要均匀。

5.注意观察施灸部位皮肤情况,谨慎控制施灸强度、防止烫伤。

6.对于皮肤感觉迟钝的患者,操作时可用手指轻触施灸部皮肤,以测知局部受热程度,防止局部烫伤。

7.空腹或餐后1 h不宜施灸。

8.施灸后及时熄灭艾火,以防复燃。

（十）火龙罐

1.对接触性过敏或艾烟过敏者、凝血机制障碍等患者不宜施罐。

2.注意点火时避免烧到罐口,做好一摸二测三观察。

3.操作时根据不同部位使用不同罐体及手法,注意把控罐温,避免过度晃动,以免艾条及艾灰脱落,引起烫伤。

4.治疗结束后嘱患者适量饮用温开水,注意保暖,避免受凉,4 h内禁止沐浴。

（十一）中药硬膏贴敷

1.贴敷前硬膏放微波炉加热时间以5～10 s为宜,防止加热时间过长烫伤皮肤。

2. 贴敷时间 4~6 h 为宜。

3. 注意观察患者局部及全身情况,如有红疹、瘙痒、水疱等过敏现象,应停止使用,告知医生给予处理。

（十二）中药封包

1. 封包前及时询问患者药物过敏史。

2. 皮肤破损者禁用。

3. 药物现用现配。

4. 敷药面积应大于患处,中药涂抹厚薄均匀,保持一定湿度,外固定敷料松紧适宜。

5. 敷药后询问患者有无瘙痒、皮疹、水疱等过敏现象,若有过敏反应,应停止敷药,并及时对症处理。

（十三）穴位贴敷

1. 贴敷时注意为患者保暖及保护隐私。

2. 贴敷后观察患者局部及全身情况,若出现红疹、瘙痒、水泡等现象,立即报告医师给予处理。

（十四）耳穴贴压

1. 耳郭局部有炎症、冻疮或表面皮肤有溃破者不宜施行。

2. 一次贴压一侧耳郭为宜,双侧耳郭交替贴压,贴压留置时间一般夏季 1~3 d,冬季 3~7 d。

3. 留置期间应防止胶布脱落或污染。

4. 用探针选穴时力度适度、均匀。

5. 观察耳部皮肤有无红、肿、破溃等异常情况,若有不适立即停止,并告知医生给予处理。

（十五）腕踝针

1. 根据患者疾症选择上 4、5、6 区,30°皮下浅刺,针身仅在真皮,即横卧真皮下,针刺方向朝症状端,行针以下有松软感为宜,不捻转不提插,一般无酸麻胀感,如出现针感时,应及时调整针的深度和方向。

2. 操作过程中注意观察患者的不良反应,如出现晕针、皮下出血等,及时处理。

3. 患者在饥饿、疲乏或精神高度紧张时不宜穿刺。

▶▶ 四、健康指导

（一）生活起居

1. 慎起居,避风寒,腰部注意保暖。

2. 指导患者在日常生活与工作中保持正确的坐立行走及搬提东西的姿势,避免腰部长时间处于某一种姿势,防止过度疲劳。

3. 指导患者正确咳嗽、打喷嚏的方法,注意保护腰部,避免诱发和加重疼痛。

4. 避免或减少腰部外伤,避免体重过重。

（二）体位指导

1.急性期患者卧床休息，采取舒适体位。

2.缓解期患者下床活动时佩戴腰围加以保护和支撑，防止腰部后伸。

3.康复期患者下床适时进行腰背肌功能锻炼。

（三）饮食指导

1.风寒痹阻证：宜食祛风除湿的食品，如南瓜、豆芽、黑豆、羊肉、马铃薯等。食疗方：生姜羊肉汤等。

2.气滞血瘀证：宜食行气活血，通滞散瘀之品，如花生、白萝卜、芹菜、黄瓜等。食疗方：陈皮山楂粳米粥等。

3.气血两虚证：宜食补益气血的食品，如大枣、鸡蛋、桂圆、桑葚，动物肝脏等。食疗方：当归乌鸡汤等。

4.肾气亏虚证：宜食滋补肝肾之品，如黑米、黑芝麻、虾仁、韭菜、枸杞子、山药、黑木耳等。食疗方：枸杞猪骨汤等。

（四）情志调理

1.向患者讲述疾病相关知识及康复过程，介绍成功的案例，消除其紧张情绪。

2.了解患者的情绪，鼓励其调节情志，保持乐观、豁达的心情。

3.五志配五音，根据患者情志选择合适音乐，以情胜情，转移患者的不良情绪，以舒畅气机、怡养心神，达到周身气血流通舒畅。

4.鼓励家属多陪伴患者，给予亲情关怀。

（五）康复指导

病情缓解或复位3 d后可逐渐进行腰背肌锻炼，锻炼要持之以恒、循序渐进，以不疲劳或不额外增加疼痛为度。

1.滚床法：平卧于床上，将髋膝关节屈曲，双手抱住膝部，使身体蜷曲呈半圆弧形，借助外力或自身惯性，让身体来回滚动起来，每组15～20次，每日3～5组。

2.五点支撑式：患者取卧位，以双手叉腰作支撑点，两腿半屈膝90°，脚掌置于床上，以头后部及双肘支撑上半身，双脚支撑下半身，呈半拱桥形，当挺起躯干架桥时，膝部稍向两旁分开，速度由慢而快，每日3～5组，每次10～20；适应后增加至每日10～20组，每次30～50次。

3.飞燕式：患者俯卧位，双下肢伸直，两手贴在身体两旁，下半身不动，抬头时上半身向后背伸，每日2～3组，每次5～10次；逐渐增加为抬头上半身后伸与双下肢直腿后伸同时进行；腰部尽量背伸每日5～10组，每次10～20次。

4.卧位直腿抬高：仰卧，将双手放在身体两边，慢慢抬起左下肢，抬起后坚持5 s后放下，左右交替。

5.哈腰法：站立位，双下肢伸直，双足并拢，尽可能弯腰、胸部下压，双手相扣触摸踝部或足尖，然后缓缓站起，周而复始，每组10～20次，每日2～3组。

6.佩戴腰围的方法及注意事项

（1）选择合适的腰围，腰围规格要与自身腰的长度、周径相适应，其上缘须达肋下缘,下缘至臀裂,松紧以不产生不适感为宜。

(2)复位后正确佩戴腰围4周左右后间断佩戴1~2周,睡眠及休息时取下,但在外出,特别是要久行、久坐时需佩戴。

(3)佩戴腰围后避免腰部过度活动,以完成日常生活、工作为度,腰围限制了屈曲等方面的活动,而不能减少重力,应避免剧烈活动、过度负重。

(4)佩戴腰围期间,加强腰背肌锻炼,防止和减轻腰肌失用性萎缩。

(六)出院指导

1. 注意腰部保暖,避免风寒侵袭。

2. 继续佩戴腰围4周,1周后侧卧。

3. 保持日常生活中正确的姿势,避免久坐、久站、弯腰、转腰及外伤发生。

4. 加强腰背肌功能锻炼。

5. 加强营养,保持良好心境。

6. 1个月后复查,不适随诊。

第七节 腰椎管狭窄症(手术疗法)

腰椎管狭窄症是一组慢性进行性脊髓、马尾及脊神经疾病,由椎管发生的骨性和(或)纤维性狭窄引起的脊髓、马尾及脊神经根的压迫而出现相应的神经功能障碍。临床上主要以腰痛、腿脚痛、麻和间歇性跛行为主要症状。

▶▶ 一、证候要点

1. 气滞血瘀证:腰腿痛剧烈,痛有定处。舌质暗紫,或有瘀斑,舌苔薄白或薄黄,脉细涩或弦数。

2. 寒湿痹阻证:腰腿部冷痛重着,转侧不利,虽静卧亦不减或反而加重,遇寒痛增,得热则减,伴下肢活动受限。舌质胖淡,苔白腻,脉沉缓或弦。

3. 湿热痹阻证:腰筋腿痛,痛处伴有热感,或见肢节红肿,活动受限,口渴不欲饮。舌质红,苔黄腻,脉细数。

4. 肝肾亏虚证:腰腿痛缠绵日久,反复发作,乏力,劳则加重,卧则减轻,包括肝肾阴虚及肝肾阳虚证。阴虚证症见:心烦失眠,口苦咽干,舌红少津。阳虚证症见:四肢不温,形寒畏冷。舌质淡胖。苔少,脉细数。

▶▶ 二、主要症状/证候评估与施护

(一)腰腿疼痛

1. 评估疼痛的诱因、性质、腰部活动、下肢感觉、运动情况及与体位变化的关系,做好疼痛评分。

2. 急性期,严格卧床休息;恢复期,下床活动时佩戴腰托加以保护和支撑,起床宜先

行翻身侧卧,再用手臂支撑用力后缓缓起床,忌腰部用力,避免体位的突然改变。

3. 做好腰部、腿部保暖,防止受凉。

4. 给予耳穴贴压,减轻疼痛。常用穴位:神门、交感、皮质下、肝、肾、肾上腺、腰骶椎等。

5. 给予腕踝针缓解疼痛,必要时遵医嘱口服止痛药物。

（二）肢体麻木

1. 评估麻木部位、程度及伴随的症状,并做好记录。

2. 协助患者取舒适卧位,按摩麻木肢体,力度适中,以增进患者舒适度。

3. 麻木肢体做好保暖,防止烫伤,指导患者进行双下肢关节屈伸运动,促进血液循环。

（三）间歇性跛行

1. 评估患者双下肢肌力及步态,对肌力下降及步态不稳者,做好安全防护措施,防止跌倒及其他意外事件的发生。

2. 做好健康教育,教会患者起床活动时的注意事项,使用辅助工具行走。

3. 卧床期间或活动困难患者,指导其进行四肢关节主动运动及腰背肌锻炼,提高肌肉强度和耐力。

4. 保持病室环境安全,物品放置有序,协助患者进行生活料理。

三、中医治疗与护理

（一）术前

1. 评估患者全身、生命体征、骨伤专科、生活自理能力、皮肤及用药等情况。

2. 治疗和控制原发疾病,按要求测量患者生命体征,如有异常,及时报告医生。

3. 嘱其慎起居,避风寒,戒烟戒酒,指导患者练习深呼吸、有效咳嗽和排痰,术前 2 d 指导患者练习床上大小便及俯卧位训练。

4. 为患者选择合适腰围,指导其正确佩戴方法。

5. 做好术前宣教与情志护理,告知手术相关注意事项,以取得患者的配合。

6. 做好术前皮肤准备,更换干净衣裤,保持个人卫生。

7. 遵医嘱做好药敏试验及交叉配血试验等,并做好记录。

8. 术前给予耳穴贴压,缓解患者术前焦虑情绪,常用穴位:神门、交感、皮质下、心、肝、肾等。

（二）术后

1. 密切观察患者生命体征、血氧饱和度、神志、面色等情况。

2. 保持患处制动,搬动时平抬平放,保持脊柱平直,避免腰部扭曲。采取轴线翻身方法,每 2 h 翻身 1 次。

3. 观察大小便、肢体感觉运动情况,并与术前比较。

4. 观察伤口敷料渗出情况,保持引流管通畅,观察引流液颜色、性质、量的变化,并正确记录,若24 h引流量超过300 mL且色淡、呈血清样,伴有恶心、呕吐,应报告医生并配合处理。

5. 根据不同的麻醉方式,正确指导患者进食。可先进流食或半流食,逐渐改为普食,术后宜食清淡易消化富含营养的食物,少食多餐,避免腹胀、便秘。

6. 指导患者进行足趾、踝、膝、髋关节等主动和被动功能锻炼,及直腿抬高功能锻炼,以循序渐进,不疲劳为度。

7. 积极进行护理干预,预防并发症。

(1)压力性损伤:保持床铺平整、干燥、无碎屑;卧气垫床,2～3 h翻身1次,直线翻身,避免脊柱扭转;每日按摩受压部位2～3次。

(2)尿路感染:多饮水,每日2 500～3 000 mL;每日用温水清洗会阴部,保持局部清洁。

(3)坠积性肺炎:经常变换体位,多饮水,指导患者有效咳嗽、咳痰,深呼吸,给予翻身扣背,顺序由下而上、由外向内,或使用肺功能训练器;痰多难咳时,配合雾化吸入。

(4)下肢深静脉血栓:多饮水,早期进行功能锻炼,给予双下肢气压治疗。

(三)临证施护

1. 腹胀、便秘:给予饮食调护,每日多饮水,多食新鲜水果、蔬菜等粗纤维食物;叩击四缝穴、劳宫穴,腹部顺时针方向按摩;遵医嘱艾灸神阙、天枢、关元等穴位,或中药穴位贴敷神阙穴;必要时遵医嘱应用药物。

2. 尿潴留:艾灸关元、气海、中极等穴位,或给予中药热熨下腹部,配合按摩,以促进排尿。必要时遵医嘱行导尿术。

3. 恶心、呕吐:按压内关、间使穴降逆止呕,必要时遵医嘱应用药物。

四、健康指导

(一)生活起居

1. 术后早期以卧床为主,翻身时保持脊柱上下一致,轴线翻身。

2. 下床活动时佩戴腰托加以保护和支撑,不宜久坐、久站。

3. 下床时做好防护,防止跌倒。

4. 慎起居,避风寒,保持大便通畅,注意腰部防寒保暖,防止受凉。

(二)体位指导

1. 翻身时保持脊柱平直,避免腰部扭曲,必要时家属协助翻身,每2～3 h直线翻身1次。

2. 离床活动时应佩戴腰围或腰托,维持腰椎稳定。

3. 不弯腰提重物,捡拾地上的物品时宜双腿下蹲腰部挺直,动作要缓。

(三)饮食指导

1. 气滞血瘀证:饮食宜进行气活血化瘀之品,如黑木耳、金针菇、桃仁、山楂等;忌辛辣、厚腻、寒凉之品。食疗方:山楂红糖饮等。

2.寒湿痹阻证：饮食宜进温经散寒、祛湿通络之品，如砂仁、羊肉、蛇酒等；忌凉性食物及生冷瓜果、冷饮。食疗方：当归红枣煲羊肉。

3.湿热痹阻证：饮食宜进清热利湿通络之品，如丝瓜、冬瓜、薏苡仁、赤小豆等；忌辛辣、肥甘之品。食疗方：丝瓜瘦肉汤。

4.肝肾亏虚证

（1）肝肾阴虚者宜进食滋阴填精、滋养肝肾之品，如枸杞子、黑芝麻、黑木耳等；忌辛辣香燥之品。食疗方：莲子百合煲瘦肉汤。

（2）肝肾阳虚者宜进食温壮肾阳，补精髓之品，如黑豆、核桃、杏仁、腰果、黑芝麻等；忌生冷瓜果及寒凉食物。食疗方：干姜煲羊肉。

（四）情志护理

1.向患者介绍疾病的发生、发展及转归，取得患者理解和配合，消除不良情绪。

2.介绍成功病例，帮助患者树立战胜疾病的信心。

3.疼痛时出现情绪烦躁，使用安神静志法，让患者闭目静心、全身放松，平静呼吸，或听五行音乐，以达到周身气血流通舒畅；也可使用开天门按摩疗法以缓解烦躁情绪。

4.给患者必要的生活协助，鼓励家属参与。

5.有情绪障碍者，必要时请心理咨询师干预。

（五）康复指导

1.在医生（康复师）的指导下帮助和督促患者康复训练。

2.做好宣教工作，让患者理解康复锻炼的重要性，尽早进行。

3.手术当天可做足趾、踝关节跖屈、背伸，膝关节的伸曲等活动；术后第1天指导主、被动直腿抬高以及双下肢各关节活动，每日2~3次，每次5~10 min，以后逐渐增加次数，以不疲劳为度。

4.根据病情，术后2周~3周指导进行腰背肌功能锻炼，每日2~3次，每次5~10 min，逐渐增加次数，以不疲劳为度，坚持1年以上。

（1）飞燕式：①患者俯卧位，双下肢伸直，两手贴在身体两旁，下半身不动，抬头时上半身向后背伸，每日3组，每组10次，逐渐增加为抬头上半身后伸与双下肢直腿后伸同时进行。②腰部尽量背伸形似飞燕，每日5~10组，每组20次。

（2）五点支撑式：患者取卧位，以双手叉腰作支撑点，两腿半屈膝90°，脚掌置于床上，以头后部及双肘支撑上半身，双脚支撑下半身，呈半拱桥形，当挺起躯干架桥时，膝部稍向两旁分开，速度由慢而快，每日3~5组，每组10~20次。适应后增加至每日10~20组，每组30~50次。

5.腰托使用指导

（1）腰托的选用及佩戴：腰托规格要与自身腰的长度、周径相适应，其上缘须达肋下缘，下缘至臀裂，松紧以不产生不适感为宜。

（2）佩戴时间：可根据病情掌握佩戴时间，腰部症状较重时应随时佩戴，轻症患者可在外出或较长时间站及固定姿势坐位时使用，睡眠及休息时取下。

（3）使用腰托期间应逐渐增加腰背肌锻炼，防止和减轻腰部肌肉萎缩。

（六）出院指导

1. 慎起居,避风寒,腰部注意保暖,坚持康复训练。

2. 保持正确坐、站、行走姿势,避免久坐、久站、剧烈弯腰扭腰,1 个月内避免弯腰负重,3 个月内避免搬动重物。

3. 生活规律,加强营养,增强机体抵抗力。

4. 视患者腰背肌锻炼状况酌情佩戴支具 1～3 个月。

5. 定期复查,不适随诊。

第八节　腰椎滑脱症

腰椎滑脱症(DLS)是由于腰椎退行性改变、腰椎失稳、创伤、先天性发育不良、劳损等导致的上位椎体与其相邻的下位椎体相对向前的滑移,好发于腰椎第 4、5 椎体,严重时可压迫相应节段的神经根,并因此出现腰痛及下肢疼痛麻木等症状的疾病,是导致中老年人活动障碍的临床骨科常见病之一。

▶▶ 一、证候要点

1. 气滞血瘀证:腰腿痛剧烈,痛有定处。舌质暗紫,或有瘀斑,舌苔薄白或薄黄。

2. 寒湿痹阻证:腰腿部冷痛重着,转侧不利,虽静卧亦不减或反而加重,遇寒痛增,得热则减,伴下肢活动受限。舌质胖淡,苔白腻。

3. 湿热痹阻证:腰筋腿痛,痛处伴有热感,或见肢节红肿,活动受限,口渴不欲饮。苔黄腻。

4. 肝肾亏虚证:腰腿痛缠绵日久,反复发作,乏力,劳则加重,卧则减轻,包括肝肾阴虚及肝肾阳虚证。阴虚证症见:心烦失眠,口苦咽干,舌红少津。阳虚证症见:四肢不温,形寒畏冷,舌质淡胖。

▶▶ 二、主要症状/证候评估与施护

（一）腰腿疼痛

1. 评估疼痛的诱因、性质、腰部活动、下肢感觉、运动情况及与体位变化的关系,做好疼痛评分,并记录分值。

2. 体位护理:急性期,严格卧床休息,卧硬板床,保持脊柱平直。恢复期,下床活动时佩戴腰托加以保护和支撑,注意起床姿势,宜先行翻身侧卧,再用手臂支撑用力后缓缓起床,忌腰部用力,避免体位的突然改变。

3. 做好腰部、腿部保暖,防止受凉。

4. 给予耳穴贴压,减轻疼痛。常用穴位:神门、交感、皮质下、肝、肾、肾上腺、腰骶椎等。

5. 给予腕踝针以缓解疼痛,必要时遵医嘱口服止痛药物。

（二）肢体麻木

1. 评估麻木部位、程度以及伴随的症状，并做好记录。

2. 协助患者按摩麻木肢体，力度适中，增进患者舒适度，并询问感受。

3. 麻木肢体做好保暖，指导患者进行双下肢关节屈伸运动，促进血液循环。

（三）间歇性跛行

1. 评估患者双下肢肌力及步态，对肌力下降及步态不稳者，做好安全防护措施，防止跌倒及其他意外事件的发生。

2. 做好健康教育，教会患者起床活动时的注意事项，使用辅助工具行走。

3. 卧床期间或活动困难患者，指导其进行四肢关节主动运动及腰背肌锻炼，提高肌肉强度和耐力。

4. 保持病室环境安全，物品放置有序，协助患者生活料理。

▶ 三、中医治疗与护理

（一）术前

1. 评估患者全身、生命体征、骨伤专科、生活自理能力、皮肤及用药等情况。

2. 治疗和控制原发疾病，按要求测量患者生命体征，如有异常，及时报告医生。

3. 嘱其慎起居，避风寒，戒烟戒酒，保持大便通畅。指导患者练习深呼吸、有效咳嗽和排痰，术前 2 d 指导患者练习床上大小便及俯卧位训练。

4. 为患者选择合适腰围，指导正确佩戴方法。

5. 做好术前宣教与情志护理，告知患者手术注意事项，取得配合。

6. 做好术前皮肤准备，更换干净衣裤，保持个人卫生。

7. 遵医嘱做好药敏试验及交叉配血试验等，并做好记录。

8. 给予耳穴贴压，缓解患者术前焦虑情绪，常用穴位：神门、交感、皮质下、心、肝、肾等。

（二）术后

1. 密切观察患者生命体征、血氧饱和度、神志、面色等情况。

2. 观察患者大小便、肢体感觉运动情况，并与术前比较。

3. 搬动患者时平抬平放，保持脊柱平直，避免腰部扭曲。采取轴线翻身方法，每 2 h 翻身 1 次。

4. 观察伤口敷料渗出情况，保持引流管通畅，观察引流液颜色、性质、量的变化，并正确记录，若 24 h 引流量超过 300 mL 且色淡、呈血清样，伴有恶心、呕吐，应报告医生并配合处理。

5. 根据不同的麻醉方式，正确指导患者进食。可先进流食或半流食，逐渐改为普食，术后宜食清淡易消化富营养食物，少食多餐，避免腹胀、便秘。

6. 指导患者进行足趾、踝、膝、髋关节等主动和被动功能锻炼，进行直腿抬高功能锻炼，以循序渐进、不疲劳为度。

7.积极进行护理干预,预防并发症

(1)压力性损伤:保持床铺平整、干燥、无碎屑;卧气垫床,2～3 h翻身1次,直线翻身,避免脊柱扭转;每日按摩受压部位2～3次。

(2)尿路感染:多饮水,每日2 500～3 000 mL;每日用温水清洗会阴部,保持局部清洁。

(3)坠积性肺炎:经常变换体位,多饮水,指导患者有效咳嗽、咳痰,深呼吸,给予翻身扣背,顺序由下而上、由外向内,或使用肺功能训练器;痰多难咳时,配合雾化吸入。

(4)下肢深静脉血栓:多饮水,早期进行功能锻炼,给予双下肢气压治疗。

(三)临证施护

1.腹胀、便秘:给予饮食调护,每日多饮水,多食新鲜水果、蔬菜等粗纤维食物;叩击四缝穴、劳宫穴,腹部顺时针方向按摩;遵医嘱艾灸神阙、天枢、关元等穴位,或中药穴位贴敷神阙穴;必要时遵医嘱应用药物。

2.尿潴留:艾灸关元、气海、中极等穴位,或给予中药热熨下腹部,配合按摩,以促进排尿。必要时遵医嘱行导尿术。

3.恶心、呕吐:按压内关、间使穴降逆止呕,必要时遵医嘱应用药物。

▶▶ 四、健康指导

(一)生活起居

1.术后早期以卧床为主,翻身时保持脊柱上下一致,轴线翻身。

2.宜卧硬板薄软垫床,坐硬板凳。

3.下床活动时佩戴腰托加以保护和支撑,做好防护,防止跌倒。不宜久坐、久站。

4.慎起居,避风寒,加强腰背肌锻炼,注意腰部防寒保暖,防止受凉。

5.指导正确咳嗽、打喷嚏,保持大便通畅,做好腰部防护,避免诱发和加重病情。

(二)体位指导

1.术后以卧床为主,采取舒适体位,保持脊柱平直。

2.翻身时直线翻身,避免腰部扭曲,每2～3 h翻身1次,必要时家属协助翻身。

3.离床活动时应佩戴腰围或腰托,维持腰椎稳定。

4.不弯腰提重物,捡拾地上的物品时宜双腿下蹲腰部挺直,动作要缓。

(三)饮食指导

1.气滞血瘀证:宜食行气活血化瘀之品,如黑木耳、金针菇、桃仁、山楂等;忌辛辣、厚腻、寒凉之品。食疗方:山楂红糖饮等。

2.寒湿痹阻证:宜食温经散寒、祛湿通络之品,如砂仁、羊肉等;忌凉性食物及生冷瓜果、冷饮。食疗方:肉桂瘦肉汤、鳝鱼汤、当归红枣煲羊肉。

3.湿热痹阻证:宜食清热利湿通络之品,如丝瓜、冬瓜、赤小豆、玉米须等;忌辛辣燥热之品,如葱、蒜、胡椒等。食疗方:丝瓜瘦肉汤。

4.肝肾亏虚证

（1）肝肾阴虚者宜食滋阴填精、滋养肝肾之品，如枸杞子、黑芝麻、黑木耳等；忌辛辣香燥之品。食疗方：莲子百合煲瘦肉汤。

（2）肝肾阳虚者宜食温壮肾阳，补精髓之品，如黑豆、核桃、杏仁、腰果、黑芝麻等；忌生冷瓜果及寒凉食物。食疗方：干姜煲羊肉。

（四）情志护理

1.向患者介绍疾病的发生、发展及转归，取得患者的理解和配合，消除不良情绪。

2.介绍成功病例，帮助患者树立战胜疾病的信心。

3.疼痛时出现情绪烦躁患者，使用安神静志法，让其闭目静心全身放松，平静呼吸，或听五行音乐，以达到周身气血流通舒畅；也可使用开天门按摩疗法以缓解烦躁情绪。

4.给患者必要的生活协助，鼓励家属参与。

5.有情绪障碍者，必要时请心理咨询师治疗。

（五）康复指导

1.在医生（康复师）的指导下帮助和督促患者进行康复训练。

2.做好宣教工作，让患者理解康复锻炼的重要性，尽早进行。

3.加强腰背肌功能锻炼，要注意持之以恒。主要锻炼方法：卧位直腿抬高，交叉蹬腿及五点支撑式、飞燕式的腰背肌功能锻炼，根据患者的具体情况进行指导。

（1）卧位直腿抬高：患者取平卧位，保持膝关节伸直状态，用大腿的力量使下肢抬起，双腿交替进行，缓慢抬起与放下，每日3次，每次5~10 min。

（2）交叉蹬腿：患者取仰卧位，先将一下肢屈膝到最大限度后，然后缓慢伸直放下，再将另一腿做同样动作。两腿交叉进行，每日3~5组，每组10~20次，适应后增加至每日10~20组，每组30~50次。

（3）飞燕式：①患者俯卧位，双下肢伸直，两手贴在身体两旁，下半身不动，抬头时上半身向后背伸，每日3组，每组做10次。逐渐增加为抬头上半身后伸与双下肢直腿后伸同时进行。②腰部尽量背伸形似飞燕，每日5~10组，每组20次。

（4）五点支撑式：患者取卧位，以双手叉腰作支撑点，两腿半屈膝90°，脚掌置于床上，以头后部及双肘支撑上半身，双脚支撑下半身，呈半拱桥形，当挺起躯干架桥时，膝部稍向两旁分开，速度由慢而快，每日3~5组，每组10~20次。适应后增加至每日10~20组，每组30~50次。

4.腰托使用指导

（1）腰托的选用及佩戴：腰托规格要与自身腰的长度、周径相适应，其上缘须达肋下缘，下缘至臀裂，松紧以不产生不适感为宜。

（2）佩戴时间：可根据病情决定佩戴时间，腰部症状较重时应随时佩戴，轻症患者可在外出或较长时间站立及固定姿势坐位时使用，睡眠及休息时取下。

（3）使用腰托期间应逐渐增加腰背肌锻炼，防止和减轻腰部肌肉萎缩。

（六）出院指导

1.生活规律，加强营养，增强机体抵抗力。

2. 慎起居,避风寒,避免久坐、久站,保持正确的站姿、坐姿及行走姿势。

3. 下床活动时佩戴腰托,保持腰部挺直,做好防护,防止跌倒。

4. 加强双下肢及腰背肌锻炼。

5. 3个月内避免弯腰拾取低处物品,6个月内避免搬动重物。

6. 不适随诊,定期复查。

第九节　脊髓损伤

脊髓损伤是由于脊柱骨折后脊椎移位或碎骨片突出于椎管内,使脊髓或脊神经产生不同程度的损伤,主要表现为受伤平面以下运动、感觉、自主神经功能的异常改变。分为原发性脊髓损伤和继发性脊髓损伤,好发部位为中下颈椎和胸腰椎交界部,多有感觉和运动功能障碍,严重者可出现四肢瘫痪。

▶▶ 一、证候要点

1. 瘀血阻络证:双下肢或四肢痿废无力,脊背常见痛处固定,疼痛如刺,痛处不移,肢体酸麻或刺痛,唇甲发绀,肌肤甲错。舌质暗,有瘀斑,苔薄白或白腻,脉涩。

2. 脾肾阳虚证:双下肢或四肢痿废无力,食少纳呆,腹胀便溏,腹中冷痛。面浮不华,神疲乏力,畏寒肢冷或肢肿,腰膝酸软,小便不利或小便频数,余沥不尽,或夜尿频。舌质淡胖而有齿痕,苔白滑或薄白,脉沉细或沉溺。

3. 肝肾阴虚证:双下肢或四肢痿废无力,肌肉萎缩,腰脊酸软,不能久坐或久立,少寐,心烦口干,或伴眩晕、耳鸣、遗精早泄,或月经不调。舌红少苔,脉沉细数。

▶▶ 二、主要症状/证候评估与施护

(一)感觉障碍

1. 评估皮肤感觉情况,记录感觉障碍及消失的平面,并做好标记。

2. 给予电动气垫床,2～3 h直线翻身1次,骨突处垫软枕,防止发生压力性损伤。

3. 协助患者按摩感觉障碍肢体,促进血液循环,做好肢体保暖,禁忌使用热水袋,温水泡脚时注意水温不可过高,防止烫伤。

(二)运动障碍

1. 评估患者四肢肌力、肌张力情况,并做好记录。对肌力下降及障碍患者,做好安全防护措施,防止跌倒、坠床及其他意外事件的发生。

2. 保持病室环境安全,物品放置有序,协助患者生活料理。

3. 康复师早期干预,协助患者进行四肢关节主动和被动运动。

4. 肢体萎软乏力、麻木患者,给予物理治疗,如中频脉冲电治疗、针灸等。上肢选取肩井、曲池、合谷、外关等穴;下肢选取委中,昆仑,悬钟,阳陵泉等穴,进行经络穴位电刺激。每日1～2次,每次30 min,严禁直接刺激痉挛肌肉。

5. 做好健康教育,教会患者起床活动时的注意事项,使用辅助工具行走。

（三）尿潴留、尿失禁

1. 留置导尿

（1）给予留置导尿,白天每 2 h,晚上每 4~6 h 开放排尿 1 次。

（2）鼓励患者多饮水,每天 2 000~4 000 mL。

（3）保持会阴部清洁,每周更换导尿管,定期做尿培养。

（4）3~4 周后拔除尿管,试验能否自行排尿,并测定残余尿量。

（5）根据残余尿量选择排尿方法,如继续留置尿管、按摩排尿或间歇导尿等。

2. 代偿性排尿训练

（1）Crede 手法:双手拇指置于髂嵴处,其余手指放在膀胱顶部（脐下方）,逐渐施力向内下方压,也可用拳头由脐部深按压向耻骨方向滚动。加压时须缓慢轻柔,避免使用暴力和耻骨上直接加压,防止膀胱压力过高导致膀胱损伤和尿液反流到肾脏。

（2）Valsava 屏气法:患者坐位,身体前倾,屏住呼吸,屈曲髋关节和膝关节,使大腿贴近腹部,增加腹压至>50 cmH$_2$O（1 cmH$_2$O=0.098 kPa）,向下用力做排便动作。

（3）肛门牵张反射:适用于盆底肌痉挛的患者,先缓慢牵拉肛门,再采用屏气法排尿。

（4）常用盆底肌练习法:主动收缩肛门括约肌,每次收缩持续 10 s,重复 10 次,每日 3~5 次。

（5）按摩排尿:嘱患者深呼吸,尽量放松腹部,取脐下 2 寸石门穴或脐下 4 寸中极穴,以一手示指、中指、无名指并拢环形按摩 2~3 min,一手掌根部置于膀胱底部,另一手叠放其上,缓慢均匀用力向后向下按压膀胱底部,直至尿液排尽方可松手。

3. 间歇性导尿

（1）间歇性无菌导尿在患者住院期间实施;间歇性清洁导尿出院时可教会患者及家属,回家后实施。

（2）选择时间:间歇导尿一般选择在病情稳定、无须大量输液、饮水规律、无尿路感染的情况下,于伤后 3 周开始。

（3）指征:通常情况下,女性残余尿量<50 mL,男性残余尿量<20 mL,当拔出留置尿管后,通过手法排尿不能顺利排出,或者排出后残余尿量仍在 100 mL 以上时应进行间歇导尿。

（4）导尿频率:通常每 6 h 需要间歇导尿 1 次,每次导出尿液总量不得超 500 mL。残余尿量在 400 mL 左右时,导尿 4~5 次/d;残余尿量为 300 mL 左右时,导尿 3 次/d;残余尿量在 200 mL 左右,导尿 2 次/d;残余尿量<150 mL 后。导尿 1 次/d;当残余尿量<100 mL时,可根据情况暂停导尿。

（四）腹胀、便秘、大便失禁

1. 根据患者体质做好饮食调护。饮食宜清淡、易消化、富含营养,戒烟戒酒,禁食产气、刺激性的食物,如甜食、豆类、圆葱等。

2. 腹胀便秘者给予腹部顺时针方向按摩,艾灸神阙、天枢、关元等穴,或中药穴位贴敷神阙穴,必要时遵医嘱应用药物。

3.大便失禁者进行控制排便训练,做好会阴部及肛周皮肤护理,保持局部清洁、干燥,防止失禁性皮炎的发生。

(五)气体交换不足

1.密切观察患者生命体征,特别是呼吸情况,注意血氧饱和度变化,必要时氧气吸入。

2.保持患者呼吸道通畅,给予雾化吸入,及时清除呼吸道分泌物,必要时给予气管插管或气管切开。

3.肺功能训练

(1)缩唇呼吸:以鼻吸气,缩唇呼气,呈吹口哨样呼气,吸气呼气之比为1∶2,每日3～4次,每次10 min。

(2)人工排痰:操作者五指并拢弯曲,掌心呈勺状,运用腕关节摆动在胸壁后侧,由下到上、由两侧向中央,轮流叩击5～10 min,叩击时要避开乳房、心脏和骨突部位。

(3)咳嗽练习:叩击拍打排痰后,操作者用双手叠加按在剑突下上腹部,嘱患者深吸气,吸饱屏气,腹肌用力连续咳嗽3～5次,每日早中晚各进行1次。

(4)应用呼吸训练器进行吸气阻力训练,可以根据患者抗阻的情况选择0～10级,0级阻力最小,10级阻力最大。

▶▶ 三、中医治疗与护理

(一)手术治疗与护理

1.术前

(1)评估病情:评估患者生命体征、感觉、运动、反射、大小便等,注意做好肺功能训练,配合做好各种辅助检查。

(2)心理护理:介绍疾病相关知识及手术的必要性,帮助患者树立战胜疾病的信心,告知手术相关注意事项,取得患者的配合。

(3)安全护理:有效落实各项护理措施,防止压力性损伤、烫伤、跌倒、坠床等事件的发生。

(4)嘱其慎起居,避风寒,加强饮食调护,增加营养,增强机体抵抗力。

(5)做好术前皮肤准备、药敏试验及交叉配血试验等,并做好记录。床边备好氧气、心电监护仪、吸引器等设备。

(6)术前给予耳穴贴压,缓解患者术前焦虑情绪,常用穴位:神门、交感、皮质下、心、肝、肾等。

2.术后

(1)生命体征监测:严密监测患者生命体征,了解术中情况,保持呼吸道通畅。给予心电监护,氧气吸入,观察神志、面色、血压、脉搏、呼吸、血氧饱和度变化,做好记录,注意呼吸频率、深度,自主咳嗽、咳痰能力和痰液性状,有无胸闷、憋喘等呼吸困难表现,尤其监测血氧饱和度变化。当血氧饱和度下降时,需立即评估原因,及时采取措施。必要时床旁备负压吸引装置,吸痰管,气管切开包。

(2)脊髓神经功能观察：观察感觉平面与术前相比有无变化,观察四肢肌力情况并记录。

(3)引流管护理：观察伤口局部渗血、渗液情况,保持引流管通畅。注意观察引流液量、色、性质等变化并记录,如24 h内出血超过300 mL,检查是否有活动性出血,若引流量多且呈淡红色,考虑脑脊液漏,应及时报告医生处理。

(4)体位护理：术后6 h去枕平卧,颈椎病患者颈下垫一薄软枕,两侧给予固定。体位变动时需佩戴颈围,直线翻身,切忌脊柱扭曲;肢体放于功能位置,骨突处垫软枕。

(5)饮食护理：宜食清淡、易消化、富含营养食物,少食多餐,避免腹胀、便秘。若存在营养风险给予营养支持。

(6)积极进行护理干预,预防并发症。

1)压力性损伤：给予电动气垫床应用,保持床铺平整、干燥、无碎屑,避免尿粪污染;做好会阴部及肛周皮肤护理,保持局部清洁、干燥,防止失禁性皮炎发生;2~3 h直线翻身1次,避免脊柱扭曲,骨突处垫软枕;受压部位给予红花酒中药涂药,每日按摩受压部位2~3次。

2)下肢深静脉血栓：多饮水;早期主动和被动活动四肢各关节,每日2次,每次30 min;给予双下肢气压治疗仪应用,促进静脉回流;给予抗凝药物应用;观察肢体感觉、肿胀情况,定期测量肢体周径,检测血清D-二聚体和双下肢静脉彩超。

3)预防泌尿系感染：多饮水,观察尿色颜色、量;留置导尿管者,保持尿液引流通畅,引流袋应低于膀胱水平,妥善固定,定时开放;做好尿管护理,保持会阴部清洁、干燥。

4)关节强直及肌肉萎缩：康复师早期干预,根据病情制定康复目标,康复师、护士、家属、患者共同参与,互相配合,完成康复计划。

(二)临证施护

腹胀、便秘护理措施如下。
(1)根据患者体质做好饮食调护。
(2)叩击四缝穴、劳宫穴,腹部顺时针方向按摩。
(3)遵医嘱艾灸神阙、天枢、关元等穴,或中药穴位贴敷神阙穴。
(4)必要时遵医嘱肛管排气或灌肠。

▶▶ 四、健康指导

(一)生活起居

1.嘱其慎起居,避风寒,加强营养。

2.卧气垫床,做好基础护理,加强肺功能训练,预防压力性损伤、肺部感染、泌尿系统感染等并发症。

3.全程给予心理护理,帮助患者树立战胜疾病的信心。

4.对症康复训练,训练由易到难,循序渐进,持之以恒,逐渐从被动运动过渡到主动运动,从替代护理过渡到自我护理。

5.家庭环境给予无障碍改造,方便患者后期康复生活。

（二）体位指导

1. 肢体置于功能位置,骨突处垫软枕,避免局部长期受压。

2. 定时直线翻身,每 2～3 h 直线翻身 1 次,避免脊柱扭曲。

3. 坐起或离床活动时应佩戴支具保护,维持脊柱稳定性,警惕体位性低血压的发生。

4. 做好安全防护,防止跌倒、坠床。

（三）饮食指导

1. 瘀血阻络证:宜食活血化瘀、理气通络之品,如山楂、红糖、桃仁、木瓜、丝瓜等;忌食煎炸、刺激之品。食疗方:红糖木瓜粥、炒丝瓜。

2. 脾肾阳虚证:宜食健脾益气、补益肾阳之品,如黑米、韭菜、山药、桂圆、栗子等;忌食生冷水果及寒凉之品。食疗方:韭菜炒山药、黑米粥。

3. 肝肾亏虚证

（1）肝肾阴虚者宜食滋阴填精、滋养肝肾之品,如枸杞子、黑芝麻、黑白木耳等;忌辛辣香燥之品。食疗方:莲子百合煲瘦肉汤。

（2）肝肾阳虚者宜食温壮肾阳、补精髓之品,如黑豆、核桃、杏仁、腰果、黑芝麻等;忌生冷瓜果及寒凉之品。食疗方:干姜煲羊肉。

（四）情志护理

1. 向患者及家属介绍成功病例,帮助患者树立战胜疾病的信心。

2. 向家属介绍疾病的发生、发展及预后,协助护理人员做好患者的心理疏导工作,给患者必要的生活协助。

3. 关心、关爱、安慰患者,多与其沟通,使其保持良好的精神状态。情绪烦躁时,指导患者以安神静志法放松:闭目静心、全身放松、平静呼吸,或听五行音乐,以达到周身气血流通舒畅。

4. 了解患者的心理社会状况,鼓励其参与各种功能训练和职业康复。

5. 有情绪障碍者,必要时请心理咨询师治疗。

（五）康复指导

1. 在医生(康复师)的指导下帮助和督促患者进行康复训练。

2. 做好宣教工作,让患者理解康复锻炼的重要性,尽早进行。

3. 关节功能位放置:肩关节应处于外展位,以减少后期发生挛缩和疼痛;腕关节通常用夹板或支具固定于功能位;手指应处于微屈位,给患者双足穿防旋鞋或使踝关节处于背屈 90°,防止踝关节屈曲挛缩。

4. 防止肌肉萎缩、关节强直

（1）按摩:从肢体远端小关节开始逐渐进展到大关节,进行轻柔的按摩,促进静脉回流,防止肌肉萎缩。

（2）根据肌力协助其进行主动和被动活动,如上肢做肩关节外展、内收、旋转;屈伸肘;屈伸腕;屈伸指等。下肢做髋关节的外展、内收、旋转;屈伸髋;屈伸膝;屈伸踝及足趾。四肢瘫患者大部分时间应训练手功能。

5. 应用辅助器具锻炼,借助电动起立床,双杠、蹬车、轮椅、助行器、拉力器等,根据患者情况在康复师的指导下练习翻身、床椅转移、正确使用轮椅、站立、助行器行走等。

（六）出院指导

1. 加强营养，宜食高蛋白、富含维生素和粗纤维的食物，少量多餐，预防腹胀、便秘。

2. 多饮水，留置尿管患者做好尿管护理，保持会阴部清洁，坚持排尿功能训练。

3. 卧床患者做好皮肤护理，定时翻身，按摩受压部位，骨突处垫软枕，防止压力性损伤的发生。

4. 出院后继续康复训练，预防并发症。训练应由易到难，循序渐进，持之以恒，逐渐从被动运动过渡到主动运动，从替代护理过渡到自我护理。

5. 对于能行走的患者，保证地面平坦、干燥，穿轻便防滑软底鞋子，做好防护，防止跌倒。

6. 定期复查：1 个月、3 个月、6 个月到医院复查，不适随诊。

第十节　胸腰椎骨折

直接暴力或间接暴力造成的胸腰椎骨小梁连续性中断，称为胸腰椎骨折。胸腰椎骨折患者的椎体通常呈楔形变，是脊柱骨折中较多见的损伤类型。胸腰椎骨折大多发生在下胸段和上腰段，主要表现为背痛、不敢活动，轻者可妨碍其站立行走，重者其后柱的棘突或韧带均会发生损伤，形成局部后凸畸形，胸腰椎活动严重受限，严重影响患者日常生活。

▶▶ 一、证候要点

1. 气滞血瘀证：骨节疼痛，痛有定处，痛处拒按，筋肉挛缩。兼症：畏寒肢冷，下肢痿弱，舌紫暗，有瘀斑、瘀点，脉弦细数。

2. 肝肾不足证：腰背部酸软疼痛，膝软无力，下肢抽筋，驼背弯腰，患部痿软微热，形体消瘦，眩晕耳鸣。兼症：五心烦热，失眠多梦，男子遗精，女子经少经绝，舌红少津，少苔，脉沉细数。

3. 脾肾两虚证：神疲倦怠，腰脊部疼痛，腰膝酸软，甚则弯腰驼背，肌肉枯萎。兼症：面色发白，或五更泄泻，或下利清谷，或小便不利，面浮肢肿，甚则腹胀如鼓，舌淡胖，苔白滑，脉沉弱或沉迟。

4. 肾阳虚证：腰脊冷痛，膝软无力，腰弯驼背，活动受限，畏寒喜暖，遇冷加重。舌淡，苔薄白，脉沉无力。兼症：小便清长或小便频多，或大便久泻不止，五更泄泻。

▶▶ 二、主要症状/证候评估与施护

（一）疼痛

1. 评估疼痛的程度、性质、原因、伴随症状，并记录。

2. 给予耳穴贴压：取神门、交感、皮质下、肝、肾等穴。

3.给予腕踝针针刺疗法,取双下肢5、6区。

4.必要时应用药物缓解疼痛。

（二）肢体活动障碍

1.评估受伤部位及性质,密切观察肢体感觉运动情况。

2.搬动时应平抬平放,保持脊柱呈一条直线,避免扭曲。

3.肢体放于功能位置,骨突处垫软枕。

4.每2~3 h直线翻身1次,翻身时应肩、臀部一起翻,切忌脊柱扭曲。

（三）腹胀、便秘

1.评估患者腹胀的程度及便秘情况,有无腹膜刺激征。

2.给予饮食调护,每日多饮水,多食新鲜水果、蔬菜等粗纤维食物。

3.叩击四缝穴、劳宫穴,给予腹部按摩,从右到左,以刺激肠蠕动。

4.遵医嘱艾灸神阙、天枢、关元等穴,或中药穴位贴敷神阙穴。

5.必要时遵医嘱给予缓泻剂或灌肠。

三、中医治疗与护理

（一）非手术治疗与护理

1.卧床休息,镇痛为主,加强腰背肌锻炼。

2.过伸复位:缓慢复位,患者仰卧于硬板床上,骨折部位逐渐垫枕,使其呈过伸位,并指导患者做腰背肌锻炼。

（二）手术治疗与护理

1.术前

(1)评估患者全身情况、生命体征、骨伤专科情况、生活自理能力、皮肤及用药等。

(2)治疗和控制原发病,按要求测量患者生命体征,如有异常,及时报告医生。

(3)嘱其慎起居,避风寒,戒烟戒酒,保持大便通畅。指导患者练习深呼吸、有效咳嗽、排痰,以及俯卧位训练。

(4)做好术前宣教与情志护理,告知手术注意事项,取得患者的配合。

(5)协助患者做好各项术前检查,指导其练习床上进食,床上大小便。做好术前皮肤准备、药敏试验及交叉配血试验等,并做好记录。

(6)术前给予患者耳穴贴压,缓解其术前焦虑情绪,常用穴位:神门、交感、皮质下、心、肝、肾等。

2.术后

(1)密切观察患者生命体征、血氧饱和度、神志、面色等,观察大小便、肢体感觉运动情况,并与术前相比较,如有异常及时处理。。

(2)保持患处制动,搬动时平抬平放,保持脊柱平直,避免腰部扭曲。直线翻身,每2 h翻身1次。

(3)根据不同的麻醉方式,正确指导患者进食。可先进流食或半流食,逐渐改为普食,术后宜食清淡、易消化、富含营养食物,少食多餐,避免腹胀、便秘。若存在营养风险需提供营养支持。

(4)观察伤口敷料渗出情况,保持伤口引流管通畅,观察引流液颜色、性质、量的变化,并正确记录。若24 h内引流量超过300 mL,色淡呈血清样,可疑脑脊液漏,应及时报告医生处理。

(5)手术当日根据患者耐受力决定锻炼时间,指导患者进行足趾、踝、膝、髋关节等主动和被动活动及直腿抬高等功能锻炼,应循序渐进,以不疲劳为度。

(6)积极进行护理干预,预防并发症。

1)压力性损伤:保持床铺平整、干燥、无碎屑;卧气垫床,骨突处垫软枕;2~3 h翻身1次,直线翻身,避免脊柱扭曲;受压部位给予红花酒中药涂药治疗,每日按摩受压部位2~3次。

2)尿路感染:多饮水,每日2 500~3 000 mL;每日用温水清洗会阴部,保持局部清洁。

3)坠积性肺炎:经常变换体位,多饮水,指导患者有效咳嗽、咳痰、深呼吸,给予翻身叩背,顺序由下而上、由外向内,或使用肺功能训练器;痰多难咳时,配合雾化吸入。

4)下肢深静脉血栓:多饮水,早期进行功能锻炼,给予双下肢气压治疗。

(三)临证施护

1.腹胀、便秘

(1)给予饮食调护,每日多饮水,多食新鲜水果、蔬菜等粗纤维食物。

(2)叩击四缝穴、劳宫穴,腹部顺时针方向按摩。

(3)遵医嘱艾灸神阙、天枢、关元等穴位,或中药穴位贴敷神阙穴。

(4)必要时遵医嘱应用药物。

2.尿潴留

(1)取艾灸关元、气海、中极等穴位,或给予中药热熨下腹部,配合按摩,以促进排尿。

(2)必要时遵医嘱行导尿术。

3.恶心、呕吐:按压内关、间使穴降逆止呕,必要时遵医嘱应用药物。

四、健康指导

(一)生活起居

1.术后早期以卧床为主,翻身时保持脊柱上下一致,轴线翻身。

2.下床活动时佩戴腰托加以保护和支撑,不宜久坐、久站。

3.下床时做好防护,防止跌倒。

4.慎起居,避风寒,保持大便通畅,注意腰部防寒保暖,防止受凉。

(二)体位指导

1.翻身时保持脊柱平直,避免腰部扭曲,每2~3 h直线翻身1次。

2.肢体放于功能位置,骨突处垫软枕。

3.离床活动时应佩戴腰围或腰托,维持腰椎稳定。

4.下床活动时做好防护,防止跌倒。

（三）饮食指导

1. 气滞血瘀证：宜食活血化瘀、行气消散的食品，如黑木耳、金针菇、桃仁等。食疗方：山楂桃仁粥等。

2. 肝肾不足证：宜食滋补肝肾、补益气血的食物，如花生、瘦肉、黑豆、核桃、枸杞子等。食疗方：枸杞南枣煲鸡蛋、花生核桃粥等。

3. 脾肾两虚证：宜食健脾和胃、补肝益肾的食物，如山药、鸡蛋、黑米、黄豆、板栗等。食疗方：黑米山药粥、牛膝蒸栗子。

4. 肾阳虚证：宜食温补肾阳的食物，如肉苁蓉、羊肉、狗肉、韭菜等；忌食苦寒耗气伤阳的食物。食疗方：当归生姜羊肉汤、韭菜炒鸡蛋等。

（四）情志护理

1. 向患者介绍疾病的发生、发展及转归，取得患者的理解和配合，消除其不良情绪。

2. 介绍成功的病例，帮助患者树立战胜疾病的信心。

3. 疼痛时出现情绪烦躁，使用安神静志法，让患者闭目静心全身放松，平静呼吸，或听五行音乐，以达到周身气血流通舒畅；也可使用开天门按摩疗法以缓解烦躁情绪。

4. 给患者必要的生活协助，鼓励家属参与。

5. 有情绪障碍者，必要时请心理咨询师治疗。

（五）康复指导

1. 在医生（康复师）的指导下，帮助和督促患者进行康复训练。

2. 入院后即指导患者进行深呼吸、主动咳嗽、咳痰训练，每日 2 次，每次 5 ~ 10 min；吹气球，每日 2 次，每次 5 ~ 10 min。

3. 指导患者进行四肢关节功能锻炼，每日 3 ~ 4 次，每次 15 ~ 20 min。

4. 术后康复锻炼

（1）术后第 1 ~ 2 周：深呼吸或咳嗽、咳痰训练每日 2 次，每次 5 ~ 10 min；吹气球，每日 2 次，每次 5 ~ 10 min。

（2）上肢的主动锻炼：肩关节外展、内收、旋转；屈伸肘；屈伸腕；屈伸指等。每日 2 次，每次共 5 ~ 10 min。

（3）下肢的主、被动锻炼：髋关节的外展、内收、屈伸；屈伸膝；屈伸踝；双下肢直腿抬高。每日 2 次，每次 20 ~ 30 min。

（4）术后第 3 ~ 4 周：适当增加锻炼时间及量，酌情进行腰背肌锻炼，应循序渐进，以不疲劳为度。

5. 腰托使用指导

（1）腰托的选用及佩戴：腰托规格要与自身腰的长度、周径相适应，其上缘须达肋下缘，下缘至臀裂，松紧以不产生不适感为宜。

（2）佩戴时间：可根据病情决定佩戴时间，腰部症状较重时应随时佩戴，轻症患者可在外出或较长时间站立及固定姿势坐位时使用，睡眠及休息时取下。

（3）使用腰托期间应逐渐增加腰背肌锻炼，防止和减轻腰部肌肉萎缩。

（六）出院指导

1. 加强营养,增强机体抵抗力。

2. 行椎体增强患者,术后第 2 天可佩戴腰围坐起及下地行走;切开行内固定术患者,3 个月复查后下地行走。

3. 坚持双下肢及腰背肌锻炼。下床活动时应按坐—站—走的顺序,避免出现站立性低血压,防止跌倒。

4. 3 个月内避免弯腰,拾取低处物品,6 个月内避免挑抬重物。

5. 慎起居,避风寒,避免久坐、久站,保持正确的站姿、坐姿及行走姿势。

6. 定期复查,不适随诊。

第十一节 脊柱侧凸

脊柱侧凸俗称脊柱侧弯,是指脊柱的一个或数个节段向侧方弯曲伴有椎体旋转的三维脊柱畸形。

▶▶ 一、证候要点

1. 风寒湿痹证:腰部冷痛拘急,牵扯至腿足,遇冷或潮湿加重,转侧不利,或见恶风、发热等表证。舌苔薄白或白腻,脉沉弦或滑。

2. 湿热证:腰痛或兼下肢疼痛,痛处伴有灼热感,热天、雨天疼痛加重,重浊难移,或屈伸不利,小便短赤。舌苔黄腻,脉濡数。

3. 气滞血瘀证:腰痛如刺,痛有定处,痛处拒按或疼痛以夜间为甚,轻则俯仰不便,重则卧床不起。舌质紫暗或有瘀斑,脉涩。

4. 肾虚证:腰部疼痛以酸软、隐痛为主,喜按喜揉,腿膝无力,遇劳更剧,坐卧则减轻,常反复发作,缠绵不休。偏阳虚者,则伴少腹拘急,面色少华,手足不温。舌质淡,脉沉细。偏阴虚者,侧伴有头昏、耳鸣、心烦失眠、口燥咽干、面色潮红、手足心热,舌质红、脉细数。

▶▶ 二、主要症状/证候评估与施护

（一）剃刀背畸形、双肩不等高、骨盆倾斜

1. 评估患者年龄、性别、职业、侧凸角度、生活自理能力和心理社会状况等。

2. 指导患者进行正确姿势训练,必要时正确佩戴支具矫正。

3. 指导患者进行柔韧性训练如游泳、吊单杠等。

（二）腰背部疼痛、肢体麻木

1. 评估肢体麻木范围、性质、程度及与体位的关系。

2. 做好疼痛评估并记录。

3.给予耳穴贴压,减轻疼痛。常用穴位:神门、交感、皮质下、肝、肾、肾上腺、腰骶椎等。

4.给予腕踝针缓解疼痛,必要时遵医嘱口服止痛药物,并观察用药后反应及效果。

(三)内脏压迫症状

1.循环系统的压迫:心脏移位,心功能受限,心率加快,注意观察脉搏、呼吸变化,关注心电图检查结果,如有异常,及时与医生沟通。

2.呼吸系统的压迫:肺活量减少,呼吸加速,指导患者进行肺功能训练,进行缩唇呼吸,有效咳嗽,爬楼梯等训练。

3.消化系统的受压:消化不良、食欲减退,根据患者饮食习惯给予指导,嘱患者增加肉类及蛋白质的摄入,增强机体抵抗力。

三、中医治疗与护理

(一)非手术治疗与护理

1.松解类手法

(1)治疗前向患者讲解松解手法治疗的目的及注意事项,取得配合。

(2)嘱患者放松,协助患者摆放体位。

(3)治疗过程中,注意观察患者的面色和反应,询问有无不适。

(4)治疗结束后协助患者卧床休息半小时。

(5)手法松解后下床时要佩戴支具,教会患者正确佩戴支具的方法,患者体位改变时动作要缓慢,给予协助和保护,防止跌倒。

2.佩戴支具

(1)支具的松紧度以能伸进一指为宜,过紧会造成呼吸困难,过松起不到对脊椎的固定作用。

(2)原则:卧位佩戴、卧位摘除。即坐起之前将支具戴好,躺下后再去除支具。

(3)后片下缘为位于臀裂处,不影响坐姿,位置居中。前片上缘凹陷平胸骨柄,凸起位于锁骨下2~3 cm,前片下缘位于耻骨联合上缘3 cm左右,以屈髋不受限制为宜。位置居中,支具前片边缘压于后片,前后片边缘位于腋前线顶点下3 cm,不影响患者上肢活动,下缘位于髂前上棘上2 cm,不影响髋关节活动。

(4)使用支具期间在医生或康复师的指导下逐渐加强腰背肌锻炼,防止或减轻腰部肌肉萎缩。

3.自体牵引

(1)牵引治疗前告知患者和家属牵引的目的和注意事项,取得配合。

(2)卧位自体牵引,根据患者年龄、身体柔韧性、侧弯角度大小选择合适的体位、牵引力量及时间,固定带松紧适宜,使患者舒适持久。

(3)牵引时嘱患者全身肌肉放松,以减少躯干部肌肉收缩抵抗力,疼痛较甚不能平卧的患者可使用三角枕垫于膝下缓解不适。

(4)牵引过程中随时询问患者感受,观察患者是否有胸闷、心悸等不适,如有疼痛加重或其他不适立即停止治疗,及时通知医生处理。

(5)去除牵引时要逐渐卸力,防止肌肉快速回缩。

(6)牵引结束后,患者平卧休息10~20 min,同时做好记录。

(二)手术治疗与护理

1.术前

(1)评估患者全身、生命体征、脊柱专科、生活自理能力、皮肤及用药等情况。

(2)治疗和控制原发病,按要求测量生命体征,如有异常,及时报告医生。

(3)嘱其慎起居,避风寒,戒烟戒酒,加强饮食调护,增加营养,增强机体抵抗力。

(4)肺功能训练:指导患者练习有效咳嗽、咳痰,进行胸腹式呼吸训练及俯卧位训练,每日爬楼梯2次,上、下午各1次,每次持续时间根据患者体力、病情而定。

(5)脊柱柔韧性被动训练:遵医嘱给予牵引,密切观察双下肢感觉、运动变化及有无下肢麻木等症状,如有不适及时调整牵引重量或告知医生处理。

(6)做好术前宣教与情志护理,向患者介绍疾病的发生、发展及转归,介绍成功病例,帮助患者树立战胜疾病的信心,告知手术相关注意事项,取得患者的配合。

(7)协助患者做好各项术前检查,指导练习床上进食、床上大小便。

(8)做好术前皮肤准备、药敏试验及交叉配血试验等,并做好记录。床边备好氧气、心电监护仪等设备。

(9)术前给予耳穴贴压,缓解患者术前焦虑情绪,常用穴位:神门、交感、皮质下、心、肝、肾等。

2.术后

(1)生命体征监测:严密监测患者生命体征,保持呼吸道通畅。了解术中情况,给予心电监护,氧气吸入,观察血压、脉搏、呼吸、血氧饱和度变化,做好记录,直至平稳,注意警惕低血容量休克的发生。

(2)脊髓神经功能观察:观察双下肢感觉运动情况,与术前比较,若出现肢体活动障碍、下肢麻木、感觉减弱,甚至消失等异常,应立即报告医生处理。

(3)引流管护理:观察伤口局部渗血、渗液情况,保持引流管通畅,注意观察引流液量、色、性质等变化并记录,若出现引流量多且稀薄,色淡,考虑脑脊液漏,应及时报告医生处理。

(4)根据麻醉方式正确指导患者进食。可先进流食或半流食,逐渐改为普食,术后宜食清淡、易消化、富营养食物,少食多餐,避免腹胀、便秘。若存在营养风险给予营养支持。

(5)做好疼痛评估并记录,采取多模式镇痛。

(6)积极进行护理干预,预防并发症。

1)压力性损伤:保持床铺平整、干燥、无碎屑;2~3 h直线翻身1次,避免脊柱扭曲;受压部位给予红花酒中药涂药治疗,每日按摩受压部位2~3次。

2)坠积性肺炎:经常变换体位,多饮水,指导患者深呼吸、有效咳嗽、咳痰,或使用肺功能训练器;痰多难咳时,配合雾化吸入。

3)尿路感染:多饮水,每日2 500~3 000 mL;每日用温水清洗会阴部,保持局部清洁。

4）下肢深静脉血栓：多饮水，早期进行功能锻炼，给予双下肢气压治疗。

（三）临证施护

1. 腹胀、便秘

（1）根据患者体质做好饮食调护。

（2）叩击四缝穴、劳宫穴，腹部顺时针方向按摩。

（3）遵医嘱艾灸神阙、天枢、关元等穴位，或中药穴位贴敷神阙穴。

（4）必要时遵医嘱肛管排气或灌肠。

2. 肠系膜上动脉综合征：临床上出现恶心、腹胀、上腹部疼痛及间歇性呕吐等，一般给予禁食、补液、胃肠减压，改变体位，严重者行手术探查。

▶▶ 四、健康指导

（一）生活起居

1. 保持腰背部平直，渐进式增加活动量，避免剧烈运动。

2. 6 个月内减少身体负重，早期禁忌脊柱弯曲、扭转及提重物等，避免久坐、久站。

3. 捡拾物品时尽量保持腰背部平直，以蹲下弯曲膝部代替弯腰，物品尽量靠近身体。

（二）体位指导

1. 术后以平卧为主，保持脊柱平直，每 2 ~ 3 h 直线翻身 1 次，避免腰部扭曲。

2. 根据病情可抬高床头 30° ~ 45°，术后 1 周左右指导患者佩戴支具逐步下床站立，逐步练习行走。站立时抬头挺胸，脊背平直，坐位时双脚平放地面，背部紧靠椅背，臀部坐满整个椅面。

3. 避免剧烈运动，禁止上身前屈动作及脊柱扭动，减少脊柱活动。

（三）饮食指导

1. 风寒湿痹证：宜食祛风散寒、除湿通络之品，如荆芥、羊肉、红枣、山药、薏苡仁、丝瓜等。食疗方：羊肉炖山药、丝瓜瘦肉汤。

2. 湿热证：宜食清热化湿之品，如莲子、绿豆、丝瓜、梨、藕等。食疗方：绿豆莲子粥、五汁饮。

3. 气滞血瘀证：宜食活血化瘀之品，如山楂、香菇、核桃、油菜、红糖等。食疗方：山楂桃仁粥等。

4. 肾虚证：①肾阴虚者宜食滋阴补肾之品，如山药、枸杞子、黑木耳、银耳等。忌辛辣、煎炸食物。食疗方：山药银耳粥、地黄枸杞粥等。②肾阳虚者宜进食温补肾阳之品，羊肉、黑豆、核桃、板栗、腰果等；忌生冷瓜果及寒凉食物。食疗方：生姜羊肉汤、牛膝蒸栗子等。

（四）情志护理

1. 向患者介绍疾病的发生、发展及转归，取得患者的理解和配合，多与患者沟通，了解其心理社会状况，及时消除其不良情绪。

2. 介绍成功的病例，帮助患者树立战胜疾病的信心。

3. 给患者必要的生活协助,鼓励家属参与。

4. 有情绪障碍者,必要时请心理咨询师治疗。

（五）康复指导

1. 在医生(康复师)的指导下帮助和督促患者进行康复训练。

2. 做好宣教工作,让患者理解康复锻炼的重要性,尽早进行。

3. 卧床期间指导患者进行双下肢肌肉收缩锻炼及四肢屈伸锻炼。每次 15 min,每日 3～5 次,以不感到疲劳、能耐受为原则。

4. 肺功能训练:患者穿戴支具后,采取坐位或仰卧位,进行深呼吸。深吸气时有意识地扩张凹侧的胸廓,呼气时有意识地将凸侧的胸廓躲避支具的压迫。吸气时间为呼气时间的 2 倍。

5. 腰背肌锻炼:根据病情,适当进行腰背肌的锻炼。腰背肌的锻炼方法主要有五点支撑式和飞燕式等。

（1）五点支撑式:患者取卧位,以双手叉腰作支撑点,两腿半屈膝 90°,脚掌置于床上,以头后部及双肘支撑上半身,双脚支撑下半身,呈半拱桥形。当挺起躯干架桥时,膝部稍向两旁分开,速度由慢而快,每日 3～5 组,每组 10～20 次。适应后增加至每日 10～20 组,每组 30～50 次。

（2）飞燕式:①患者俯卧位,双下肢伸直,两手贴在身体两旁,下半身不动,抬头时上半身向后背伸,每日 3 组,每组 10 次,逐渐增加为抬头上半身后伸与双下肢直腿后伸同时进行。②腰部尽量背伸形似飞燕,每日 5～10 组,每组 20 次。

（六）出院指导

1. 加强营养,增强机体抵抗力。

2. 出院后 3 个月内持续佩戴支具,减少脊柱活动度,增加内固定的稳定性,禁止未佩戴支具活动。

3. 定期复查,3～6 个月内间断佩戴支具活动,保持脊柱平衡,逐渐恢复正常生活。

4. 6 个月后可酌情摘除支具,不适随诊。

第十二节　急性腰扭伤

急性腰扭伤是腰部肌肉、筋膜、韧带、椎间小关节、腰骶关节的急性损伤,多系突然遭受间接外力所致,俗称闪腰、岔气,多发于青壮年和体力劳动者。

▶▶ 一、证候要点

1. 气滞血瘀证:腰部剧烈疼痛,腰肌痉挛,腰部不能挺直,俯仰屈伸转侧困难。舌质紫暗、苔薄、脉弦涩。

2. 湿热内蕴证:劳动时姿势不当或扭闪后腰部僵硬疼痛,有灼热感,可伴腹部疼痛,大便秘结,尿黄赤。舌苔黄腻,脉濡数。

二、主要症状/证候评估与施护

（一）腰骶部疼痛

1. 评估疼痛的诱因、性质、腰部感觉、运动情况。

2. 急性期,腰部制动,卧床休息;缓解期,下床活动时佩戴腰围加以保护和支撑,避免体位的突然改变造成再次损伤。

3. 做好腰部保暖,防止风邪入侵,加重疼痛。

4. 给予中药塌渍、火龙罐、中药熏蒸、中医定向透药等治疗,观察治疗后的效果。

5. 给予耳穴贴压以减轻疼痛,常用穴位:腰、骶尾、神门、交感、皮质下、肝、肾等;或腕踝针,以减轻疼痛。

6. 给予穴位按揉,自大杼穴由上而下经环跳、委中、承山、昆仑等穴位施行按揉,以缓解肌肉痉挛、消除瘀滞。

7. 针灸治疗,取肾俞、命门、志室、腰阳关、委中、承山等穴。

8. 必要时遵医嘱应用镇痛药,并观察用药后反应及效果。

（二）活动受限

1. 做好健康教育,腰部制动,疼痛时可取俯卧位,咳嗽、打喷嚏时不可用力过猛,保持大便通畅,以免加重疼痛。

2. 卧床期间或活动困难患者,指导患者进行四肢功能锻炼,提高肌肉强度和耐力,预防静脉血栓的发生 。

3. 给予火龙罐治疗,常用穴位:腰阳关、命门、委中、肾俞等。

4. 遵医嘱给予物理治疗如磁热、中药热熨、中药硬膏贴敷等。

三、中医治疗与护理

（一）手法

手法治疗具有行气活血、消肿止痛、舒筋活络的作用。通过手法可以缓解肌肉、血管痉挛,增进局部血液循环,消除瘀滞,加速瘀血早日吸收,以促进损伤组织的修复。

1. 常用的手法有揉按法、推理腰肌、捏拿腰肌、揉摸舒筋等。

2. 操作手法适宜,从上至下,先健侧后患侧,以局部感到微热为宜。手法宜轻快、温柔、灵活、稳妥。

（二）针刺

1. 针刺时取腰痛点、后溪穴,以疏通经络,留针 15～30 min,每日 1 次。

2. 针刺前指导患者采取适当体位,并用大小不同的垫子垫好,使患者保持平稳、舒适而能持久的姿势。

3. 患者在饥饿,疲劳,精神紧张时不宜针刺。

4. 针刺时嘱其保持情绪稳定,勿紧张,勿随意改变体位等,以免晕针、滞针等意外情况发生。

5. 如出现晕针等不适,立即停止治疗,给予对症处理。

（三）放血拔罐

1. 取腰部阿是穴点刺放血拔罐,操作前做好解释工作,消除患者顾虑。

2. 严格无菌技术,局部（穴位）皮肤用75%的酒精棉签由内向外擦拭,直径>5 cm,刺血针具必须严格消毒,防止感染;放血时应注意进针不宜过深、创口不宜过大,以免损伤其他组织。

3. 病室保持冷暖适宜,避免直接吹风,防止受凉。

4. 拔罐时充分暴露部位,嘱患者俯卧或侧卧,局部宜舒展、松弛,勿移动体位,以防罐具脱落。

5. 拔罐时动作要轻、快、稳、准;用于燃火的酒精棉球,不可吸含酒精过多,以免拔罐时滴落到患者的皮肤上而造成烫伤;若不慎出现烫伤,按外科烫伤常规处理。

6. 燃火伸入罐内的位置,以罐口与罐底的外1/3与内2/3处为宜。

7. 拔罐过程中如果出现拔罐局部疼痛,处理方法有减压放气、立即起罐等。

8. 起罐操作时不可硬拉或旋转罐具,否则会引起疼痛,甚至损伤皮肤。

9. 对伴有出血性疾病的患者,禁用此法。刺血局部暂不沾水或接触污物,以防感染。

10. 老年人、体质虚弱及初次接受拔罐者,拔罐数量宜少,留罐时间宜短。

（四）中药熏蒸

1. 熏洗时检查熏洗床性能是否良好,药液应完全浸没电热管,以防电热管受损。

2. 设定温度时按"测量—设定—测量"程序,根据患者耐受情况随时调节。

3. 熏洗药液不宜过热,以防烫伤。

4. 如治疗过程中出现异常情况,应及时关闭面板上的电源开关,拔下插座。

5. 熏洗过程中适时询问患者有无头晕、心悸等不适,如有问题,及时告知医生给予处理。

6. 熏洗后不可立即下床,以免造成体位性低血压,及时穿衣保暖,防止复感风寒。

（五）火龙罐

1. 对接触性过敏或艾烟过敏者、凝血机制障碍等患者不宜施罐。

2. 注意点火时避免烧到罐口,做好一摸二测三观察。

3. 操作时根据不同部位使用不同罐体及手法,注意把控罐温,避免过度晃动,以免艾条及艾灰脱落,引起烫伤。

4. 治疗结束后嘱患者适量饮用温开水,注意保暖,避免受凉,4 h内禁止沐浴。

（六）中药硬膏贴敷

1. 贴敷前硬膏放微波炉加热时间以5~10 s为宜,防止加热时间过长烫伤皮肤。

2. 贴敷时间4~6 h为宜。

3. 注意观察患者局部及全身情况,如有红疹、瘙痒、水疱等过敏现象,应停止使用,告知医生给予处理。

（七）中药热熨

1. 利用加热中药的温热之力,达到温经通络、活血行气、散寒止痛、祛瘀消肿的功效。

2. 热熨前嘱患者排空小便。

3. 热熨中保持药袋温度,冷却后应及时更换或加热。

4. 若患者感到局部疼痛或出现水疱应停止操作,并进行适当处理。

5. 布袋用后清洗消毒备用。

（八）耳穴贴压

1. 耳郭局部有炎症、冻疮或表面皮肤有破溃者不宜施行。

2. 一次贴压一侧耳郭为宜,双侧耳郭交替贴压,贴压留置时间一般夏季 1～3 d,冬季 3～7 d。

3. 留置期间应防止胶布脱落或污染。

4. 用探针选穴时力度适度、均匀。

5. 观察耳部皮肤有无红、肿、破溃等异常情况,若有不适立即停止,并告知医生给予处理。

（九）腕踝针

1. 根据患者疾症选择上 4、5、6 区,30°皮下浅刺,针身仅在真皮,即横卧真皮下,针刺方向朝症状端,行针以下有松软感为宜,不捻转不提插,一般无酸麻胀感,如出现针感时,应及时调整针的深度和方向。

2. 操作过程中注意观察患者的不良反应,如出现晕针、皮下出血等,及时处理。

3. 患者在饥饿、疲乏或精神高度紧张时不宜穿刺。

▶▶ 四、健康指导

（一）生活起居

1. 掌握日常生活中扛、抬、搬、提的正确姿势,保护腰部,减少腰部损伤的发生。

2. 注意腰部的防寒保暖,避免风寒湿邪入侵。

3. 长时间弯腰、伏案工作者,注意劳逸结合,积极参加体育活动,加强腰背肌锻炼。

（二）体位指导

1. 急性期患者宜卧硬板床休息,以减轻疼痛,缓解腰肌痉挛;下床时佩戴腰围加以保护和支撑。

2. 治疗期间避免腰部旋转活动,暂不做身体屈曲动作,以免加重疼痛。

3. 急性症状缓解后,宜做腰部背伸锻炼,后期加强腰部各种锻炼,如三点支撑、五点支撑、拱桥式等。

（三）饮食指导

1. 气滞血瘀证:宜食行气活血类食物,如木耳、山楂、葡萄、白菜、莲藕等。食疗方:陈皮萝卜粥。

2. 湿热内蕴证:宜食清热除湿类食物,如玉米、薏苡仁、赤小豆、苦瓜、冬瓜、丝瓜等;忌食羊肉、狗肉、花椒等味辛辣性温热的食物。食疗方:百合薏苡仁汤、土茯苓粥等。

（四）情志护理

1. 关注患者的情绪,及时、正确疏导患者的不良情绪,防七情所伤。

2. 鼓励家属多陪伴患者,给予亲情关怀。

3. 使用五音疗法,听适宜音乐,以调畅气机、怡养心神。

（五）康复指导

根据扭伤部位不同,适时下床活动,并进行腰背肌和腹肌锻炼。锻炼坚持循序渐进的原则,以不劳累或不额外增加疼痛为度。

1. 飞燕式:患者俯卧位,双下肢伸直,两手贴在身体两旁,下半身不动,抬头时上半身向后背伸,每日2~3组,每组5~10次;逐渐增加为抬头上半身后伸与双下肢直腿后伸同时进行,腰部尽量背伸形似飞燕,每日3~4组,每组10~20次。

2. 五点支撑式:患者取卧位,以双手叉腰作支撑点,两腿半屈膝90°,脚掌置于床上,以头后部及双肘支撑上半身,双脚支撑下半身,呈半拱桥形。当挺起躯干架桥时,膝部稍向两旁分开,速度由慢而快,每日3~5组,每组10~20次;适应后增加至每日10~20组,每组30~50次。

3. 三点支撑式:仰卧硬板床,双臂置于胸前,用头、双足三点支撑全身,背部腾空后伸,每日2~3组,每组30~50次,循序渐进增加次数。

（六）出院指导

1. 加强营养,增强机体抵抗力,多食核桃、瘦肉、黑芝麻、山药等滋补肝肾强筋骨之品。

2. 加强腰背肌功能锻炼,如拱桥式、飞燕式等,每日2~3次,每次5~10 min,以不疲劳为度。

3. 活动时佩戴腰围1个月。

4. 慎起居,避风寒,注意劳逸结合,避免长时间弯腰、伏案工作等。

5. 定期复查,不适随诊。

第十三节 第三腰椎横突综合征

腰部肌肉在第三腰椎横突处反复摩擦,造成第三腰椎横突周围组织的损伤,产生炎症反应,刺激周围神经,出现以第三腰椎横突处压痛为主要特征的慢性腰部疾病,又称第三腰椎横突滑囊炎、第三腰椎横突周围炎等。因其可影响邻近的神经纤维,故常伴有下肢疼痛。本病多见于体型瘦长的青年人,尤以体力劳动者常见。

▶▶ 一、证候要点

1. 气滞血瘀证:腰痛如刺、痛处固定,拒按,腰肌板硬、转摇不能,动则痛甚。舌质暗红,脉弦紧。

2. 风寒阻络证:腰部冷痛,转侧俯仰不利,腰肌硬实,遇寒痛增,得温痛缓。舌质淡,苔白滑,脉沉紧。

3. 湿热痹阻证:腰部疼痛,腿软无力,痛处伴有热感,遇热或阴雨天痛增,活动后痛减,恶热口渴,小便短赤。苔黄腻,脉濡数或弦数。

4. 肝肾亏虚证:腰痛日久,酸软无力,遇劳更甚,卧则减轻,腰肌萎软,喜按喜揉。偏阳虚者面色无华,手足不温,舌质淡,脉沉细;偏阴虚者面色潮红,手足心热,舌质红,少苔,脉弦细数。

二、主要症状/证候评估与施护

(一)腰腿疼痛

1. 评估疼痛的诱因、性质、腰部活动、双下肢感觉、活动情况。

2. 急性期,严格卧床休息,卧硬板床,保持脊柱平直;恢复期,下床活动时佩戴腰托加以保护和支撑,注意起床姿势,宜先行翻身侧卧,再用手臂支撑用力后缓缓起床,忌腰部用力,避免体位的突然改变,导致疼痛加剧。

3. 做好腰部、腿部保暖,避免风寒侵袭。

4. 给予腰部中药塌渍、火龙罐、中药熏蒸、中医定向透药等治疗,观察治疗后的效果。

5. 给予耳穴贴压,常用穴位:神门、交感、皮质下、肝、肾等,或给予腕踝针,以减轻疼痛。

(二)活动受限

1. 评估患者活动能力,步态不稳者做好安全防护措施,防止跌倒及其他意外事件的发生。

2. 做好健康教育,教会患者起床活动时的注意事项,必要时使用辅助工具行走。

3. 卧床期间或活动困难患者,指导患者行四肢关节主动锻炼及腰背肌锻炼,提高肌肉强度和耐力。

4. 保持病室环境安全,物品放置有序,协助患者生活护理。

5. 给予物理磁热治疗,或采用蜡疗、中药硬膏贴敷等治疗。

6. 遵医嘱针灸阿是穴或局部封闭。

三、中医治疗与护理

(一)手法整复

1. 手法治疗以推、揉、按、搋等手法为主,以舒筋通络、活血散瘀、消肿止痛。

2. 手法应由浅入深,由轻到重,以患者能耐受为度,必要时可扳腿使腰部反复后伸,或斜扳使腰部肌肉进一步放松。

3. 治疗后观察局部疼痛及下肢感觉、运动情况。

(二)平乐展筋丹揉药

平乐展筋丹具有舒筋活血、分离粘连、通利关节、理气止痛等功效。

1. 揉药时,取腰背部肾俞、腰阳关、大肠俞、委中或阿是穴等。

2. 拇指指腹蘸少许药粉在揉药点皮肤上以顺时针方向环形按揉,揉药时同皮肤轻轻摩擦,但不宜带动皮肤。

3. 揉药范围约 1 元硬币大小,每次环形按揉 70～100 次,以药尽为度,每处揉药 3～5 个点,每个点揉药 3～5 次,局部皮肤微感发热为佳。

4. 揉药后局部皮肤温度可略有升高,休息后可自行缓解

5. 夏季毛孔开放手法宜轻,冬季毛孔紧缩手法宜重。

(三)针刺

1. 针刺有助于缓解对神经根的刺激、压迫,取阿是穴或腰阳关、大肠俞、小肠俞、环跳、委中等穴,留针 10～15 min,每日 1 次,10 次为 1 个疗程。

2. 针刺前指导患者采取适当体位,并用大小不同的垫子垫好,使患者保持平稳、舒适而能持久的姿势。

3. 患者在饥饿、疲劳、精神紧张时不宜针刺。

4. 针刺时嘱其保持情绪稳定,勿紧张,勿随意改变体位等,以免晕针、滞针等意外情况发生。

5. 如出现晕针等不适,立即停止治疗,给予对症处理。

(四)封闭注射

1. 向患者介绍封闭注射的过程,消除其紧张心理,血糖控制在正常范围内。

2. 注射时垂直进针至横突尖部后缘回抽无血再注射药物。

3. 注射后 1 h 内密切监测生命体征。

4. 保持注射部位干燥,预防感染。

5. 饮食宜清淡,忌油腻、生冷、辛辣食物。

6. 封闭注射后原有症状可能会加重,属正常现象,向患者做好解释工作。

7. 卧床休息 1～2 h 后方可下床,72 h 内禁止沐浴。

(五)臭氧注射

1. 臭氧注射时,避免将气体注入血管及神经鞘内,注射后密切观察患者有无干咳、呼吸困难等过敏现象。

2. 局部有无出血、肿痛及双下肢感觉、运动情况,卧床休息 1～2 h 后方可下床。

3. 针眼保持干燥、清洁,72 h 内禁止沐浴,避免感染。

4. 局部症状暂时加重,属正常现象,做好患者的心理疏导。

(六)中药熏蒸

1. 熏洗时检查熏洗床性能是否良好,药液应完全浸没电热管,以防电热管受损。

2. 设定温度时按"测量—设定—测量"程序,根据患者耐受情况随时调节。

3. 熏洗药液不宜过热,以防烫伤。

4. 如治疗过程中出现异常情况,应及时关闭面板上的电源开关,拔下插座。

5. 熏洗过程中适时询问患者有无头晕、心悸等不适,如有问题,及时告知医生给予处理。

6. 熏洗后不可立即下床,以免造成体位性低血压,及时穿衣保暖,防止复感风寒。

（七）中药塌渍

1. 塌渍用中药液应现用现配，温度以皮肤耐受为宜，不可过热。

2. 纱布药垫用药液完全浸湿，做到"饱含水，不滴水"。

3. 如配合烤灯照射，烤灯应距离局部 30～40 cm，避免距离过近烫伤皮肤，距离过远影响治疗效果。

4. 治疗过程中，如感觉局部灼热、疼痛等不适，应及时告知医护人员。

5. 治疗后注意观察局部皮肤有无红疹、瘙痒、水疱等不适，若有应停止治疗，报告医生给予处理。

（八）中医定向透药

1. 操作前检查仪器性能，各部件连接是否正确。

2. 检查治疗部位皮肤是否清洁完整，感觉是否正常，勿在皮肤破损部位治疗。

3. 有心脏疾病的患者，第三腰椎以上，极板不能放在脊柱两侧，避免电流通过心脏。

4. 治疗过程中皮肤电板片应与皮肤紧密贴合并固定，避免因电极片翘曲而可能产生的电流刺激。

5. 治疗仪电极与皮肤之间应采用 1～2 mm 布垫或海绵垫缓冲接触治疗部位，防止皮肤灼伤。

6. 若电极板接触处感觉刺痛，或有其他异常情况，应及时报告医护人员检查处理。

7. 突然停电或结束治疗时应先取下电极垫，再关闭机器。

8. 注意观察患者治疗部位的皮肤情况，如有红疹、瘙痒、水疱等情况，及时告知医生给予处理。

（九）火龙罐

1. 对接触性过敏或艾烟过敏者、凝血机制障碍等患者不宜施罐。

2. 注意点火时避免烧到罐口，做好一摸二测三观察。

3. 操作时根据不同部位使用不同罐体及手法，注意把控罐温，避免过度晃动，以免艾条及艾灰脱落，引起烫伤。

4. 治疗结束后嘱患者适量饮用温开水，注意保暖，避免受凉，4 h 内禁止沐浴。

（十）中药硬膏贴敷

1. 贴敷前硬膏放微波炉加热时间以 5～10 s 为宜，防止加热时间过长烫伤皮肤。

2. 贴敷时间 4～6 h 为宜。

3. 注意观察患者局部及全身情况，如有红疹、瘙痒、水疱等过敏现象，应停止使用，告知医生给予处理。

（十一）耳穴贴压

1. 耳郭局部有炎症、冻疮或表面皮肤有破溃者不宜施行。

2. 一次贴压一侧耳郭为宜，双侧耳郭交替贴压，贴压留置时间一般夏季 1～3 d，冬季 3～7 d。

3. 留置期间应防止胶布脱落或污染。

4. 用探针选穴时力度适度、均匀。

5. 观察耳部皮肤有无红、肿、破溃等异常情况,若有不适立即停止,并告知医生给予处理。

(十二)腕踝针

1. 根据患者疾症选择上 4、5、6 区,30°皮下浅刺,针身仅在真皮,即横卧真皮下,针刺方向朝症状端,行针以下有松软感为宜,不捻转不提插,一般无酸麻胀感,如出现针感时,应及时调整针的深度和方向。

2. 操作过程中注意观察患者的不良反应,如出现晕针、皮下出血等,及时处理。

3. 患者在饥饿、疲乏或精神高度紧张时不宜穿刺。

(十三)蜡疗

1. 操作时局部皮肤有创面或溃疡者禁用蜡疗技术,

2. 准确掌握蜡温,涂布均匀,不能用力挤压,待蜡充分凝固后方可敷上。

3. 如患者皮肤出现发红、瘙痒、水疱等过敏现象,应立即报告医生给予处理。

4. 操作后休息 30 min,注意防寒保暖。

▶▶ 四、健康指导

(一)生活起居

1. 慎起居,避风寒,腰部注意保暖。

2. 做好腰部保护,防止腰部受到外伤。

3. 避免腰部长时间处于某一种姿势,注意劳逸结合。

4. 缓解期积极行腰背肌功能锻炼,以增强腰背肌和脊柱稳定性。

(二)体位指导

1. 急性期:严格卧床休息,卧硬板床,保持脊柱平直。

2. 缓解期:可佩戴腰围下床活动,注意起床姿势,宜先翻身侧卧,再用手臂支撑用力后缓缓起床,忌腰部用力,避免体位的突然改变。

(三)饮食指导

1. 气滞血瘀证:宜食行气活血、化瘀解毒的食品,如山楂、白萝卜、红糖、磁菇等;避免煎炸、肥腻、厚味。食疗方:醋泡花生等。

2. 风寒阻络证:宜食祛风散寒、通络止痛食物,如荆芥、羊肉、红枣、丝瓜等;忌食凉性食物及生冷瓜果、冷饮,多饮温热茶饮。食疗方:鳝鱼汤、当归红枣煲羊肉等。

3. 湿热痹阻证:宜食清热化湿,宣通经络食物,如薏苡仁、冬瓜、绿豆、木瓜、芡实等;忌食煎炸燥热之品,如油条、烧鸡、酒等。食疗方:丝瓜瘦肉汤、车前草煲猪小肚汤等。

4. 肝肾亏虚证:宜食补益肝肾,强筋壮骨类食物,如黑豆、黑米、枸杞子、黑芝麻等。食疗方:芝麻核桃粥等。

(四)情志护理

1. 关心尊重患者,多与患者沟通,了解其心理状态,及时给予心理疏导。

2.鼓励家属理解和支持患者,协助患者的生活起居。

3.疼痛时出现情绪烦躁,根据患者情志选择合适音乐,以达到周身气血流通舒畅,也可使用开天门按摩疗法以缓解烦躁情绪。

(五)康复指导

1.急性期腰部不宜锻炼,防止症状加重。

2.病情稳定后,可进行腰背肌功能锻炼,根据患者的具体情况进行指导,以不疲劳、不增加疼痛为度。

(1)飞燕式:患者俯卧位,双下肢伸直,两手贴在身体两旁,下半身不动,抬头时上半身向后背伸,每日 2～3 组,每组 10～20 次。

(2)五点支撑式:患者取卧位,以双手叉腰作支撑点,两腿半屈膝 90°,脚掌置于床上,以头后部及双肘支撑上半身,双脚支撑下半身,呈半拱桥形,当挺起躯干架桥时,膝部稍向两旁分开,速度由慢而快,每日 3～5 组,每组 10～20 次;适应后增加至每日 10～20 组,每组 30～50 次,以锻炼腰、背、腹部肌肉力量。

(4)三点支撑式:仰卧硬板床,双臂置于胸前,用头、双足三点支撑全身,背部腾空后伸,每日 2～3 组,每组 30～50 次,循序渐进逐渐增加次数。

(5)练功活动:患者身体直立,两足分开,与肩同宽,两手叉腰,两手拇指向后挺,按第三腰椎横突,按揉局部,然后旋转、后伸和前屈腰部,以利于舒通筋脉、放松腰肌、解除粘连、消除炎症。

(六)出院指导

1.慎起居,避风寒,注意腰部保暖。

2.避免或减少腰部外伤,如腰部扭伤或急性腰椎间盘突出等。

3.保持日常生活中正确的姿势,避免久坐、久站、弯腰、转腰等。

3.加强腰背肌功能锻炼。

4.定期复查,不适随诊。

第四章　全身性骨病中医护理方案

第一节　骨蚀（股骨头坏死）

骨蚀（股骨头坏死）是股骨头静脉瘀滞、动脉血供受损或中断使骨细胞及骨髓成分部分死亡引起骨组织坏死及随后发生的修复，共同导致股骨头结构改变及塌陷，引起髋关节疼痛及功能障碍的疾病。本病以髋部疼痛为主，以髋关节屈伸不利为临床表现，好发于30～50岁。

▶▶ 一、证候要点

1. 气滞血瘀证：髋部疼痛，夜间痛剧，刺痛不移，关节屈伸不利。舌质暗或有瘀点，苔黄，脉弦或涩。
2. 痰瘀阻络证：髋部疼痛，或有静息痛，关节沉重，胸脘满闷，体型肥胖。舌质紫暗或有瘀斑，苔白腻，脉弦涩或沉滑。
3. 经脉痹阻证：髋痛至膝，动则痛甚，关节屈伸不利，倦怠乏力，周身酸楚。舌质暗或紫，脉涩而无力。
4. 肝肾亏虚证：髋部疼痛，下肢畏寒、僵硬，行走无力，腰膝酸软，肢痿软无力，头晕或健忘。舌淡苔白，脉沉而无力。

▶▶ 二、主要症状/证候评估与施护

（一）髋部疼痛

1. 评估疼痛部位、性质、持续时间，与负重、活动及体位的关系，做好疼痛评分并记录具体分值。
2. 卧床休息，下床活动时使用拐杖，避免患肢负重。
3. 遵医嘱给予髋部中药熏蒸、中药塌渍、中药外敷、中药离子导入等治疗，观察治疗后的效果，及时向医师反馈。
4. 遵医嘱给予耳穴贴压，减轻疼痛，常见穴位：神门、交感、皮质下、肝、肾等。

（二）关节屈伸不利

1. 评估患者髋关节僵硬、活动受限对生活自理能力的影响，协助患者生活所需。
2. 给予蜡疗，协助患者进行髋关节被动锻炼。

3.给予中药塌渍、中药熏蒸、中药外敷等治疗,注意避免烫伤并观察治疗效果。

三、中医治疗与护理

(一)非手术治疗与护理

1.牵引

(1)牵引治疗前做好解释工作,告知患者注意事项以取得配合。

(2)适当提高床尾,应使牵引方向与身体长轴在同一直线上,勿将衣物或被子压在牵引绳或患足上,患肢足部勿抵住床尾栏杆。

(3)保持牵引砝码悬空、滑车灵活,防止滑车抵住床尾、砝码着地、牵引绳断裂或滑脱,不可随意增减牵引重量。

(4)牵引期间嘱患者多饮水,按时翻身、拍背,经常按摩骨突等受压部位,预防并发症的发生。骨牵引患者要注意预防针眼处感染。

2.体外冲击波

(1)操作前评估冲击波治疗部位皮肤情况。告知患者冲击波治疗的过程及注意事项,排除冲击波治疗禁忌证。

(2)操作环境应温暖舒适,注意为患者保暖,适当暴露治疗部位,保护患者隐私。

(3)根据患者年龄、骨密度及骨质疏松的程度,坏死的类型,对疼痛的耐受程度来选择治疗部位及能量大小,治疗过程中注意观察询问患者对疼痛的耐受程度,若出现疼痛不耐受情况应及时调整冲击波能量。操作过程中及时观察球囊与皮肤接触面积及压力,确保治疗效果。

(4)操作完毕后,及时评估患者治疗部位皮肤情况,记录有无并发症发生。

(二)手术治疗与护理

1.术前

(1)做好术前宣教和心理护理,告知其手术相关注意事项及相关准备工作,取得患者配合。

(2)对于吸烟者劝其戒烟,预防感冒,指导患者练习深呼吸、有效咳嗽和排痰。

(3)常规进行术前准备。

2.术后

(1)妥善安置患者,搬运患者时,注意保护好患肢,保持患肢外展中立位。

(2)根据不同的麻醉方式,正确指导患者饮食,进食营养丰富、易消化的食物。

(3)监测患者生命体征,观察患肢感觉、血液循环、活动度、皮温、皮色、肿胀程度及伤口敷料渗血情况,保持伤口引流管通畅,及时倾倒引流液,观察引流液色、质、量的变化,并记录。

(4)做好健康教育,指导患者进行扩胸运动、双下肢股四头肌等长收缩活动,踝关节的跖屈、背伸、旋转和足趾的跖屈、背伸活动。

(5)根据患者恢复情况,指导患者下地三部曲:床上坐起—床边坐—床边站。如无不适指导患者慢慢扶拐下床练习行走,行走时保持正确姿态,做好安全防护。

（6）积极进行护理干预,预防肺部感染、尿路感染、压力性损伤及下肢深静脉血栓形成等并发症的发生。

（7）对排尿困难者,可艾灸关元、中极等穴位,以促进排尿。

（8）对便秘患者,可取艾灸神阙、天枢、关元等穴位,或进行腹部按摩,以促进排便。

（三）临证施护

1.恶心、呕吐

（1）观察呕吐物的颜色、气味、性质及量,如呕吐物中呈咖啡色或鲜红色,及时告知医生处理。

（2）给予穴位贴敷:取中脘、足三里、内关等穴。

（3）给予穴位按摩:取内关、足三里等穴。

（4）给予耳穴贴压:取脾、胃、交感、神门、贲门、耳中等穴。

2.排尿困难

（1）给予艾灸,取中极、关元、气海等穴。

（2）热熨下腹部,配合穴位按摩,取中极、关元、气海等穴。

3.腹胀、便秘

（1）给予穴位按摩,取关元、足三里、大横、天枢等穴。

（2）给予耳穴贴压,取大肠、小肠、脾、胃、交感等穴。

（3）给予腹部按摩,必要时遵医嘱给予中药贴脐。

4.失眠:给予耳穴贴压,取神门、交感、皮质下、内分泌、心、胃、肝、肾等穴。

▶▶ 四、健康指导

（一）生活起居

1.疼痛较甚时卧床休息,下床时扶拐或坐轮椅。

2.肾阴虚者室温宜略低,凉爽湿润;肾阳虚者宜住温暖向阳的房间。

3.教会患者正确的睡姿、坐姿,避免下蹲、弯腰拾物、前倾系鞋带等动作,不坐低矮凳子。

4.告知患者扶拐对疾病康复的重要性,教会其正确使用和维护拐杖的方法。

5.单侧肢体患病需坚持扶拐不负重行走,双侧患病则需坐轮椅,避免股骨头塌陷。

（二）体位指导

1.抬高患肢:保持患肢外展中立位。

2.下床活动时,教会患者正确的扶拐和坐轮椅的方法,告知相关注意事项。

3.避免下蹲,弯腰拾物等动作,髋关节置换术后不坐低矮凳子,不盘腿,防止关节脱位。

（三）饮食指导

1.气滞血瘀证:宜食活血化瘀行气止痛的食品,如白萝卜、鲈鱼、红糖、山楂、生姜、桃仁、百合等;忌煎炸、肥腻、厚味、寒凉的食品。食疗方:山楂桃仁粥。

2.痰瘀阻络证:宜食健脾除湿、行气活血化瘀的食品,如白萝卜、山药、薏苡仁、赤小豆、木耳等;忌辛辣、燥热、肥腻等生痰助湿的食品。食疗方:苡仁赤豆粥、冬瓜排骨汤等。

3.经脉痹阻证:宜食活血通络,温经壮阳的食物,如山楂、木耳、黑豆、核桃、乌鸡等;忌食辛热燥辣、肥甘厚腻的食物,如肥肉、烤肉等。

4.肝肾亏虚证:宜食补益气血,益肝肾的食物,如山药,枸杞子等;忌发物、肥腻的食物,如鱼、虾、鸡蛋等。

（四）情志护理

1.向患者介绍本病的发生、发展及转归,取得患者的理解和配合。

2.告知患者及家属本病病程迁延,治疗时间长,鼓励家属陪伴,给予患者情感支持。

3.介绍成功的病例,帮助患者树立战胜疾病的信心。

（五）康复指导

1.搬运时将髋部水平托起,不可牵拉拖拽,动作轻、稳、准,防止髋关节脱位。

2.遵医嘱指导督促患者行髋关节外展、屈髋的主动锻炼。注意髋关节外展不大于30°,屈髋不大于90°,每日1~2次,每次20~30 min。

3.髋关节置换术后要做到三不:不盘腿、不内收、下蹲动作不小于90°。

4.术后康复

（1）手术当日平卧位,抬高患肢,保持患侧髋关节外展15°~30°脚尖向上,两腿之间置软枕。

（2）术后6 h指导患者进行股四头肌静力收缩、踝泵运动。

（3）术后第2日取平卧位,如需坐起时髋关节屈曲≤90°。

5.术后引流管拔除后,遵医嘱监督指导患者使用下肢关节功能康复机进行髋关节伸屈锻炼。

6.指导扶拐的正确方法,告知相关注意事项。

（六）出院指导

1.生活规律,戒烟戒酒,保持乐观,避免不良情绪。

2.指导患者掌握冲击波治疗的配合方法及注意事项。

3.置患肢功能位,髋关节屈曲<90°、不盘腿、不侧卧、不跷二郎腿。

4.继续加强功能锻炼。

5.指导患者掌握正确的扶拐及下地训练的方法,注意安全,防止跌倒。

6.定期复查。

第二节　骨蚀（距骨坏死）

骨蚀（距骨坏死）是因踝关节遭受严重损伤而导致距骨的血供遭到完全破坏,发生缺血性坏死,最终导致距骨体塌陷变形,造成踝关节骨性关节炎。距骨骨折是距骨坏死的主要原因,主要表现为疼痛和活动受限,因疼痛和关节间隙变窄而导致踝关节屈伸活动受限。

▶▶ 一、证候要点

1.肾阳虚兼有血瘀证:踝部钝痛,活动后加重,畏寒肢冷,腰膝酸软无力,跛行,精神萎靡,面色㿠白或黧黑。舌淡白或有瘀点,苔薄白或无苔,脉沉细或弦涩。

2.气滞血瘀证:足踝部胀痛或刺痛,痛处固定不移,患肢负重疼痛加重,适当活动后疼痛减轻,舌质略暗,脉沉涩。

3.气血两虚证:足踝部钝痛,或有刺痛,长期功能障碍,跛行或行动困难,甚则大部分时间卧床,休息时疼痛不明显,活动后加重,病侧肌肉萎缩,面色苍白,唇甲淡白无华,气短乏力。舌淡苔薄白,脉细弱。

4.肝肾亏虚证:踝部钝痛,活动后加重,跛行,精神萎靡。舌淡,苔薄白,脉细或弱。

▶▶ 二、主要症状/证候评估与施护

(一)踝部疼痛

1.评估疼痛的诱因、部位、性质、持续时间,与负重、活动及体位的关系,做好疼痛评分并记录具体分值。

2.卧床休息,下床活动时使用拐杖,长时间行走佩戴支具,避免患肢负重,做好肢体保暖,避免风寒湿邪入侵加重疼痛。

3.给予中药熏蒸、中药塌渍及中医定向透药疗法,观察治疗后的效果并及时向医生反馈。

4.给予耳穴贴压及腕踝针治疗。

(二)关节肿胀

1.评估肿胀的部位、持续时间、运动情况等。

2.给予中药封包、中药塌渍及中医定向透药疗法,治疗过程中及时观察肿胀是否减轻,并及时向医生反馈。

(三)活动受限

1.评估活动受限的范围、持续时间等,必要时采取安全防护措施,防止跌倒及其他意外发生。

2.给予中药熏蒸,治疗后请及时评价治疗效果,及时向医生反馈。

3.指导并协助患者进行踝关节功能锻炼。

▶▶ 三、中医治疗与护理

(一)药物

1.外用药:中药硬膏贴敷、骨炎膏外敷,厚薄均匀,出现瘙痒、皮疹等过敏反应,立即停药。

2.内服药

(1)肾阳虚兼有血瘀证:应用补气升阳,滋养肝肾,活血化瘀类药物。

(2)气滞血瘀证:应用行气活血、化瘀止痛类药物。

(3)气血两虚证:应用益气养血,行气止痛,温经通络类药物。

(4)肝肾亏虚证:应用补益肝肾,行气活血类药物。

(5)根据化验室检查结果按医嘱适当补充钙剂。

3.核素治疗

(1)应用锝(^{99}TC)亚甲基二膦酸(云克)盐注射液药物静脉输入,定期规范靶向治疗。

(2)靶向治疗期间进高钙、高蛋白饮食,禁止饮酒、吸烟,不喝浓茶、咖啡等影响钙吸收的饮料及食物。

(3)多晒太阳,尽量不熬夜,劳逸结合,规律生活。

(二)中药熏洗

1.操作前评估熏洗部位皮肤情况,皮肤过敏者慎用,孕妇及经期妇女不宜坐浴及外阴部熏洗,心、肺、脑病患者,水肿患者,体质虚弱及老年患者慎用。

2.熏蒸药液温度以50~70 ℃为宜,当药液温度降至37~40 ℃时,方可坐浴、冲洗,以防烫伤。

3.熏洗时间不宜过长,以20~30 min为宜。

4.熏洗后要休息30 min方可外出,防止外感。

(三)中医定向透药

1.操作前评估透药部位皮肤,有皮损者、过敏者慎用。

2.孕妇、婴儿慎用。

3.遵医嘱选择处方并调节电流强度,治疗过程中询问患者的感受,如有不适及时调整电流强度,必要时报告医师并做相应处理。

4.操作时注意为患者保暖及隐私保护。

(四)中药塌渍

1.评估治疗部位皮肤及患者对温度的感知觉,药液温度以皮肤耐受为宜,不可过热。

2.纱布药垫用药液完全浸湿,做到"饱含水,不滴水"。

3.如配合烤灯照射,烤灯应距离局部30~40 cm,避免距离过近烫伤皮肤,距离过远影响治疗效果。

4.治疗过程中,如感觉局部灼热、疼痛等,应及时告知医护人员。

5.治疗后注意观察,如局部皮肤出现红疹、瘙痒、水疱等不适,应停止治疗,报告医生给予处理。

(五)中药封包

1.封包前及时询问患者药物过敏史。

2.过敏体质、孕妇慎用,皮肤破损者禁用。

3.药物现用现配。

4.敷药后应询问患者有无瘙痒、皮疹、水疱等过敏现象,若有过敏反应,应停止敷药,并及时对症处理。

(六)耳穴贴压

1.评估耳部皮肤情况,准确选择穴位,用探针时力度适度、均匀。

2.操作以单耳为宜,一般可留置2~3 d,两耳交替使用,指导患者正确按压。

3.观察耳部皮肤有无红、肿、破溃等异常情况,若有不适立即停止,并告知医生给予处理。

▶▶ 四、健康指导

(一)生活起居

1.疼痛较甚时卧床休息,下床时扶拐或坐轮椅。

2.肾阴虚者室温宜略低,凉爽湿润;肾阳虚者宜居于向阳病室。

3.卧床时抬高患肢15°~30°,观察趾端末梢血运是否正常。

4.避免久行、久立,教会患者进行踝泵锻炼,主动做踝关节跖屈背伸锻炼,膝关节伸屈,直腿抬高15°~30°。

5.单侧患病坚持扶拐或者带护踝不负重行走;双侧患病则需坐轮椅,避免坏死部位塌陷。

(二)体位指导

1.卧床时抬高患足,保持足部功能位。

2.下床时教会患者正确的站姿、坐姿、扶拐、坐轮椅的方法,并告知相关注意事项。

(三)饮食指导

1.肾阳虚兼有血瘀证:宜食温肾阳、补精髓的食品,如黑豆、核桃、杏仁、腰果、黑芝麻等,忌生冷瓜果及寒凉的食物。食疗方:核桃黑芝麻粥。

2.气滞血瘀证:宜食行气止痛,活血化瘀的食品,如白萝卜、鲈鱼、红糖、山楂、百合等,忌煎炸、肥腻、厚味、寒凉的食品。食疗方:山楂桃仁粥等。

3.气血两虚证:宜食益气养阴的食品,如莲子、红枣、桂圆等。食疗方:桂圆莲子汤,大枣圆肉煲鸡汤等。

4.肝肾亏虚证:宜食温肾阳、补精髓之品,黑豆、核桃、杏仁等;忌生冷瓜果及寒凉食物。食疗方:干姜煲羊肉。

(四)情志护理

1.向患者介绍本病的发生、发展及转归,取得患者的理解和配合。

2.多与患者沟通,了解其心理状态,及时予以心理疏导,向患者讲解成功的案例以树立治疗的信心。

3.开展集体健康教育和患者交流会,创造患者之间的沟通机会,相互分享经验,提高对疾病的认识,相互鼓励,增强治疗信心。

4.争取患者的家庭支持,鼓励家属多陪伴患者,亲朋好友给予情感支持。

5.指导患者的开展读报、听音乐等转移注意力的活动,对于有焦虑抑郁情绪的患者采用暗示疗法缓解其不良情绪。

（五）康复指导

1. 保持乐观情绪，避免六淫外袭，舒畅情志，防七情内伤加重病情。

2. 生活要有规律，按时起居，注意劳逸结合。

3. 宜清淡、易消化、富含营养的高蛋白和高钙饮食，多食新鲜水果、蔬菜等，忌烟酒和浓茶、碳酸饮料等。

4. 适当进行踝关节功能锻炼，循序渐进，避免劳累。

（六）出院指导

1. 遵医嘱按时服药，不要随意增减药量等。

2. 出院后适当运动，忌爬山、打篮球及患肢负重等，加强患肢的功能锻炼。指导患者行走时注意避免扭伤踝关节。

3. 定期复查，规律治疗，如有不适，及时就诊。

第三节 骨痿（骨质疏松症）

骨痿（骨质疏松症）是最常见的骨骼疾病之一，是一种以骨量低下、骨组织微结构损坏，导致骨脆性增加，易发生骨折为特征的全身性骨病。本病以疼痛、脊柱畸形、骨质疏松性骨折为主要临床表现。

▶▶ 一、证候要点

1. 肝肾阴虚证：膝部酸痛，膝软无力，下肢抽筋，驼背弯腰，患部痿软微热，形体消瘦，眩晕耳鸣，或五心烦热，失眠多梦，女子经少经绝，舌红少津，少苔，脉沉细数。

2. 脾肾阳虚证：腰背冷痛，酸软乏力，甚则驼背弯腰，活动受限，畏寒喜暖，遇冷加重，尤以下肢为甚；或小便不利，小便频多；或大便久泄不止，五更泄泻；或水肿，腰以下为甚，按之凹陷不起。舌淡或胖，苔白或滑，脉沉细弱或沉弦迟。

3. 肾虚血瘀证：腰背及周身疼痛，痛有定处，痛处拒按，筋肉挛缩，骨折，多有外伤或久病史。舌质紫暗，有瘀点或瘀斑，脉涩或弦。

▶▶ 二、主要症状/证候评估与施护

（一）疼痛

1. 评估疼痛的诱因、性质、部位、持续时间等，做好疼痛评分，并记录具体分值。

2. 在进行各种检查、治疗、护理时，动作应轻柔，避免粗暴，尽量减少疼痛刺激。

3. 指导患者采取减轻疼痛的方法，如放慢节律呼吸、听音乐等有助于分散注意力，减轻疼痛。

4. 给予中药外敷、中药塌渍、中药熏洗、中医定向药透、中药硬膏贴敷等治疗。

5.给予耳穴贴压,常用穴位:神门、交感、皮质下、肝、肾等。

6.必要时给予止痛药物,注意观察用药后反应及效果。

(二)脊柱畸形

1.评估四肢的肌力,对肌力下降及步态不稳者,做好安全防护措施,防止跌倒发生。

2.做好健康教育,教会患者起床活动时的注意事项,使用辅助工具行走。

3.对卧床期间或活动困难患者,指导其行四肢关节主动锻炼,提高肌肉强度和耐力。

4.保持病室环境安全,物品放置有序,协助患者生活护理。

(三)骨质疏松性骨折

1.骨质疏松性骨折常见的是腰椎压缩性骨折,卧床时腰下垫一薄垫(厚5~6 cm),维持腰椎正常角度。

2.保持呼吸道通畅,定时翻身、拍背,预防坠积性肺炎。

3.鼓励患者多饮水,每日不少于1 500 mL,每日用温水清洗会阴部,防止尿路感染。

4.便秘者,可指导患者按摩腹部或给予神阙穴中药穴位贴敷,多食润肠通便及富含粗纤维食物。

5.卧气垫床,定时翻身,保持床单及皮肤干净、整洁,每日给予温水擦浴或红花酒涂擦,预防压力性损伤。

6.遵医嘱予物理治疗如低频脉冲电治疗、多波段光谱治疗仪、针灸等。

▸▸ 三、中医治疗与护理

(一)中药

1.内服中成药:根据患者证型,遵医嘱给予相对应的中成药制剂(骨松强骨丸、骨松益骨丸和骨松健骨丸),宜饭后半小时用温开水送服。用药前仔细询问过敏史,对过敏体质者,提醒医生关注,密切观察用药反应,发现异常,及时报告医生并协助医生处理。

2.中药外敷:中药硬膏贴敷、黄金散加骨炎膏外敷,厚薄均匀,如出现瘙痒、皮疹等过敏反应,立即停药。

(二)低频脉冲电

1.利用磁场的磁-电效应,改善骨代谢和骨的重建,通过抑制破骨细胞,促进骨细胞的活性来阻止骨量丢失,提高骨密度。

2.适用于各种骨质疏松患者。

3.治疗时禁止带手机,放置有心脏支架的患者禁用。

(三)多段光谱治疗仪

1.以红外光、红光、紫外光(UVB:中波紫外线)为光源组合光谱,通过直接照射人体皮肤,治疗原发性骨质疏松症及引起的腰背疼痛或周身骨骼疼痛,预防和治疗维生素 D 缺乏症,改善骨骼代谢,提高骨密度和骨质量,预防和降低骨折的风险,同时还具有消炎、消肿、镇痛、改善血液循环的作用。

2.适用于各种骨质疏松症患者。

3. 对光源过敏的患者禁用。

（四）针灸

1. 疏通经络，扶正祛邪，调和阴阳。

2. 治疗前询问患者有无晕针史，治疗时嘱患者放松，询问患者有无不适，治疗结束后注意观察局部有无出血及血肿等，有高血压、心脏病和糖尿病患者慎用。

（五）中药熏蒸治疗

1. 评估熏蒸部位皮肤情况，告知患者中药熏洗的过程及注意事项，如有不适，及时告知医护人员。

2. 熏蒸药液温度以 40～55 ℃为宜，时间以 20～30 min 为宜。

3. 治疗过程中询问患者的感受，及时调节药液温度，防止烫伤。

4. 熏洗后多饮水，休息 10～20 min 方可外出，防止汗出复感风寒。

（六）中医定向透药

1. 评估局部皮肤，操作前告知患者中医定向透药的过程及注意事项。

2. 遵医嘱选择处方并调节电流强度。

3. 治疗过程中不要变换肢体位置，防止局部灼伤。

4. 若电极板接触处感觉刺痛，或有其他异常情况，应及时报告医护人员检查处理。

5. 突然停电或结束治疗时应先取下电极垫，再关闭机器。

6. 注意观察患者治疗部位的皮肤情况，如有红疹、瘙痒、水疱等情况，及时告知医生给予处理。

（七）中药塌渍

1. 评估治疗部位皮肤及患者对温度的感知觉，药液温度以皮肤耐受为宜，不可过热。

2. 纱布药垫用药液完全浸湿，做到"饱含水，不滴水"。

3. 如配合烤灯照射，烤灯应距离局部 30～40 cm，避免距离过近烫伤皮肤，距离过远影响治疗效果。

4. 治疗过程中，如感觉局部灼热、疼痛等，应及时告知医护人员。

5. 治疗后注意观察，如局部皮肤出现红疹、瘙痒、水疱等不适，应停止治疗，报告医生给予处理。

（八）中药封包

1. 封包前及时询问患者药物过敏史。

2. 过敏体质、孕妇慎用，皮肤破损者禁用。

3. 药物现用现配。

4. 敷药后应询问患者有无瘙痒、皮疹、水疱等过敏现象，若有过敏反应，应停止敷药，并及时对症处理。

（九）耳穴贴压

功效：通过刺激耳部穴位以调整机体脏腑气血阴。

1. 评估耳部皮肤情况，准确选择穴位，用探针时力度适度、均匀。

2.操作以单耳为宜,一般可留置2~3 d,两耳交替使用,指导患者正确按压。

3.观察耳部皮肤有无红、肿、破溃等异常情况,若有不适立即停止,并告知医生给予处理。

▶▶ 四、健康指导

（一）生活起居

1.指导患者慎起居,腰背部保暖,防风寒。

2.卧床患者鼓励练习深呼吸、咳嗽,协助患者排痰,必要时行雾化吸入。

3.指导正确的翻身方法,翻身时疼痛剧烈者,可局部给予七珠展筋散按摩与活血接骨止痛膏局部贴敷,既可局部固定,亦可有效缓解疼痛。

4.指导患者做下肢肌肉收缩锻炼,防止下肢静脉血栓。对疼痛明显缓解的患者,鼓励患者佩戴支具用助行器协助下床活动,注意做好防护。

5.指导患者注意日常生活的行、坐、立、卧等姿势,防止跌倒,最大限度降低骨折发生的风险。

6.日常活动中要注意保护腰背部和下肢关节,必要时佩戴腰围、护膝。楼梯、过道、卫生间的照明要充足,地面要保持干燥。房间、过道、楼道、厕所应安装适合老年人用的扶手。请勿穿拖鞋,慎防跌倒。

（二）体位指导

1.胸腰椎椎体骨折翻身时保持脊柱平直,避免腰部扭曲,必要时家属协助翻身,每2~3 h 直线翻身一次。

2.离床活动时应佩戴腰围或支具,维持胸腰部稳定。

3.禁止弯腰提重物,拾捡地上的物品。

（三）饮食指导

1.肝肾阴虚证:宜食滋补肝肾、填精壮骨的食品,如银耳、猪肝、糯米、枸杞子、芝麻、板栗等滋阴之品;忌食葱、姜、蒜、椒等辛味、燥烈食物。推荐食疗方:枸杞芝麻糊、银耳雪梨粳米粥等。

2.脾肾阳虚证:宜食温补脾肾,强筋壮骨的食品,如羊肉、鹿肾、核桃、韭菜等补阳之品,忌食生冷、寒凉之物。推荐食疗方:艾叶炖母鸡、生姜羊肉汤、附子粥等。

3.肾虚血瘀证:宜食补肾活血,化瘀止痛的食品,如猪肾、山楂、韭菜、枸杞子、芡实等。推荐食疗方:山楂芡实粥、韭菜炒猪肾等。

（四）情志护理

1.向患者介绍本病的发生、发展及转归,取得患者的理解和配合。

2.评估患者心理社会状况,及时消除不良情绪。

3.指导患者倾听舒缓的音乐,抒发情感,排解悲观情绪,达到调理气血、阴阳的作用。

4.鼓励病友间相互交流治疗体会,提高认知,调摄情志,增强信心。

（五）康复指导

1.康复锻炼能加强骨的血液循环、促进骨代谢效应,防止跌倒,降低骨质疏松性骨折的发生率。

2.锻炼因人而异,需循序渐进,贵在坚持,选择合适的运动项目是防治绝经后骨质疏松症最佳效果的关键。

3.推荐太极拳、五禽戏、八段锦等。

4.卧床期间或活动困难患者,指导其进行各关节主动和被动运动,提高肌肉强度和耐力。

5.症状缓解后应逐步或适当进行锻炼,可配合使用辅助用具,如腰围、手杖等。

6.锻炼时动作应轻柔、缓慢,避免剧烈活动,注意保暖,避免寒凉刺激。

（六）出院指导

1.防寒保暖,预防因感风寒而加重病情。

2.坚持用药,不随便停药、换药或增减药量。

3.积极锻炼身体,适当增加身体的活动量,最好每天坚持有规律的室外体育锻炼,例如走路、慢跑,太极拳及有氧运动等。每日 2 次,每次大约 30 min。

4.骨质疏松症为慢性疾病,需长期坚持服药及饮食调护,应增加食用含钙、磷及其他骨代谢必须物质的食物及钙剂的摄入。

5.注意日常生活中的行、坐、立、卧等姿势,防止跌倒,最大限度降低骨折发生的风险。

6.指导患者正确健康的"晒太阳"方式,每天"晒太阳"不应少于 1 h。上午 8 时至 10 时,下午 3 时至 4 时为最佳日晒时间,晒太阳时要避免在阳光下暴晒。

7.定时复查,有不适症状随时就诊。

第四节　骨瘤(骨肉瘤)

骨瘤(骨肉瘤)是指成骨间叶细胞产生的原发恶性骨或软组织肿瘤,属于中医骨岩、骨瘤范畴。骨肉瘤好发年龄在 10 ~ 20 岁,男性多于女性。本病多发于青少年的长骨干骺端,一般好发于股骨远端、胫骨近端、肱骨近端及桡骨远端,约2/3 发生于膝关节周围。

▶▶ 一、证候要点

1.热毒蕴结证:患部疼痛,皮肤红肿,触痛明显,肢体局部可触及搏动感,受累肢体关节主动和被动活动受限,或伴寒战、发热。舌红,苔黄,脉弦数。

2.瘀毒内结证:局部肿胀明显,青筋暴露,疼痛难忍,夜不能寝,肢体不能活动,身热口干,消瘦乏力。舌质暗紫,苔腻,脉沉弦或沉涩。

3.脾肾两虚证:局部包块漫肿,轻度疼痛或不痛,压痛,按之凹陷,纳差,四肢乏力,腰膝酸软无力,口唇淡。舌质淡胖,苔薄白,脉沉弦细。

4.寒痰瘀阻证:患部疼痛剧烈,皮肤肿胀,局部静脉曲张,拒按,肢体受冷加重,受累肢体关节僵直,主被动活动受限或伴青瘀舌,或舌暗红,苔白,脉弦紧。

二、主要症状/证候评估与施护

（一）疼痛

1. 评估疼痛部位、性质、程度及局部有无红肿异常及与体位的关系。

2. 协助其取舒适体位，尽量减少诱发疼痛的活动。

3. 给予中药塌渍、红光治疗、耳穴贴压等。

4. 耐心倾听患者主诉，指导其放松，如缓慢呼吸，听舒缓音乐，看书、看报分散注意力。

5. 遵医嘱正确应用镇痛药，并观察用药后反应及效果。

（二）发热

1. 急性发作期监测患者生命体征变化；有高热、休克者，严密观察患者神志，遵医嘱给予氧气吸入、激素治疗和人工冬眠。

2. 遵医嘱合理使用抗生素。

3. 做好饮食调护。

4. 给予穴位按摩：取穴大椎、合谷、曲池等穴。

5. 给予耳尖放血。

6. 做好口腔及皮肤护理，防止并发症的发生。

7. 病室温、湿度适宜，空气流通。

（三）血栓

1. 抬高患肢制动，避免按摩、热水泡脚、针灸。

2. 饮食宜清淡，多食粗纤维食物。

3. 指导患肢功能锻炼。

4. 禁止在患肢进行穿刺。

5. 应用活血化瘀及抗凝药物。注意观察有无全身散在出血点。

6. 嘱其多饮水，降低血液黏稠度。

7. 局部皮肤应避免冷敷、热敷、按摩、拍打等。

（四）病理性骨折

1. 嘱患者卧床休息，减少走动，避免碰撞。

2. 患肢出现异常疼痛时，应及时告知医护人员。

三、中医治疗与护理

（一）手术治疗与护理

1. 术前

（1）做好术前宣教，告知患者手术相关注意事项及准备工作，取得患者的配合。

（2）抽烟患者劝其戒烟。

（3）指导患者深呼吸及有效的咳嗽，练习床上大小便。

（4）做好术区皮肤准备。

2.术后

（1）密切观察患者生命体征及伤口渗血、末梢血运、感觉活动情况。

（2）做好引流管的护理,保持有效负压,妥善固定引流管,防止引流管滑脱或脱落。

（3）做好情志护理,保持平和乐观心态。

（4）加强饮食调护,保持大便通畅。

（5）做好口腔及皮肤护理,防止并发症发生。

（6）分阶段进行功能锻炼。

（二）化学治疗与护理

1.病情观察

（1）有无恶心、呕吐、心悸、出血、脱发等反应。严重者立即报告医生。

（2）如出现吐血或便血,疑似应激性溃疡,立即报告医生。

（3）监测患者生命体征。

2.给药

（1）静脉给药时,采用外周静脉和中心静脉穿刺方法,注意保护血管。

（2）化学治疗药物现用现配,严格按医嘱执行。

（3）药物如有外渗,立即停止输注,重新穿刺输液。

（4）遵医嘱局部做封闭治疗,减轻局部损伤。

（5）按时使用止吐药物。

3.饮食

（1）治疗期间给予清淡、易消化、富含营养食品。忌食辛辣、刺激、煎炸食品。

（2）治疗间歇食用补血、补气食物,以提高免疫力。

4.情志

（1）治疗前做好患者的宣教工作,解除患者精神负担,使其积极配合治疗护理。

（2）化疗反应致体质虚弱,治疗时协助做好患者的生活护理,尽量创造良好的生活环境。

（三）临证施护

1.恶心呕吐者,化疗前 30 min 和化疗后 4~6 h 使用止吐药。

2.做好口腔护理,预防口腔炎、口腔溃疡发生。

3.对有出血倾向或已经出现鼻衄者,注意观察出血量及血压、脉搏。如有头痛、头晕、面色苍白、血压下降,应报告医生并配合医生进行处理。

（四）骨肉瘤的特色护理项目

1.遵医嘱使用的中医特色技术:中药熏洗、平乐展筋丹揉药、穴位贴敷、中药离子导入。

2.其他诊疗技术:红光治疗、磁热疗法等。

▶▶ 四、健康指导

（一）生活起居

1. 做好个人卫生,保持患肢清洁,做好手卫生宣教,防止交叉感染。

2. 注意保暖,防风寒湿邪侵袭。

3. 饮食有节,起居有常,顺应时令,防止发生呼吸道感染及其他并发症。

4. 加强营养,增强机体抵抗力。

（二）饮食指导

1. 热毒蕴结证:宜食益气活血之品,如鸡肉、牛肉、山药、木耳、大枣、薏苡仁等。食疗方:黄芪大枣粥、山药煲猪蹄。

2. 瘀毒内结证:宜食活血解毒、散瘀止痛之品,如木耳、绿豆、菠萝、大白菜、西红柿、桃仁等。食疗方:木耳莲藕汤、桃仁川芎粥等。

3. 脾肾两虚证:宜食健脾益肾、化痰通络之品,如猪肚、韭菜、枸杞子、桑葚、桂圆、核桃仁等。食疗方:土豆烧牛肉、葱爆羊肉等。

4. 寒痰瘀阻证:宜食化痰祛湿之品,如杏仁、白芥子、陈皮、薏苡仁等。食疗方:薏苡仁赤小豆粥、薏苡仁桃仁汤等。

（三）情志护理

1. 向患者及家属讲解疾病的发生、发展及转归,提高对疾病的认识,列举治疗成功的病例并展示图片,从而增强战胜疾病的信心。

2. 鼓励家属多陪伴患者,亲朋好友给予情感支持。

3. 患者情绪烦躁时,可使用安神静志法,指导其闭目静心、全身放松,平静呼吸,以达到周身气血流通舒畅。

4. 鼓励病友间相互交流治疗体会,提高对疾病的认知,增强治疗信心。

（四）康复指导

1. 结合个体差异给予指导。

2. 膝关节肿瘤切除重建术后,股四头肌的力量维持关节稳定,必须进行训练使股四头肌坚强有力。

3. 术前 2 周要进行股四头肌锻炼,每日 2 ~ 3 次,每次 10 ~ 15 min。

4. 术后 2 d 指导患者做患肢肌肉等长收缩,3 d 疼痛症状消减,鼓励患者主动活动,患者如果惧怕疼痛,护士应给予鼓励,并被动活动相邻之关节,每日 2 次,每次 5 ~ 10 min。2 周后做各个关节的相应活动。

5. 瘤段灭活再植、假体置换等患者卧床 4 ~ 6 周。下床活动时注意保护患者防止骨折的发生。

（五）出院指导

1. 出院后持续进行患肢直腿抬高锻炼,关节非负重活动度锻炼,余肢正常活动。

2. 拆线后根据病情及身体状况扶拐下地活动,视复查结果决定脱拐时间。

3.注意饮食调配,促进康复。

4.观察切口红、肿、渗出情况,如有异常,及时就诊。

5.按时复查。如有局部肿块发生或手术肢体无力、酸困,及时来诊,定期复查1年以上。

第五节 附骨疽(慢性骨髓炎)

慢性骨髓炎,中医称"附骨疽",是发生于骨组织的细菌感染性疾病,糖尿病足、血源性骨髓炎、内固定术后或开放性骨折均应警惕慢性骨髓炎的发生。本病的主要临床表现及特征为疼痛、窦道、流脓。

▶▶ 一、证候要点

1.热毒蕴结证:患部疼痛,皮肤红肿,触痛明显,肢体局部可触及波动感,或窦道可见脓性分泌物流出,可闻及异常气味,受累肢体关节主动和被动活动受限,或伴寒战、发热。舌红,苔黄,脉弦数。

2.正虚邪滞证:患部时有疼痛,活动、劳累或逢阴雨天气后加重,皮肤轻肿不红,触痛轻微,窦道时愈时溃,脓液或稠或稀,伴轻度异常气味,间或可见死骨排出,受累肢体关节僵硬时轻时重,偶见低热。舌质淡红,苔薄腻或薄黄,脉滑。

3.肾虚瘀阻证:患部隐隐作痛,窦道周围皮肤暗紫无弹性,窦道长期不愈,脓液清稀不伴异常气味,肢体畸形,关节僵硬,活动障碍。舌质暗淡,苔薄或无,脉沉细。

▶▶ 二、主要症状/证候评估与施护

(一)溃脓

1.评估皮肤溃烂程度及分泌物的量、性质、颜色、气味等,做好记录。

2.根据细菌培养结果遵医嘱及时应用敏感抗生素,观察药物疗效及不良反应。

3.给予中药外洗局部创面,操作时动作轻柔,防止皮肤损伤。

4.根据不同的创面给予处理

(1)浅表创面及时换药,清理坏死组织及脓苔,保持伤口敷料清洁、干燥。

(2)窦道较深、分泌物较多创面放置引流条,注意观察引流情况。

5.保持患肢清洁,向患者及家属进行手卫生宣教,避免挤压、抓挠创面,做好隔离,防止交叉感染,多重耐药菌感染患者做好隔离措施。

6.加强营养,促进组织修复。

(二)肿胀

1.观察患肢的皮温、皮色、肿胀程度并做好记录。

2.适当抬高患肢,以利静脉回流。

3.评估肿胀特点,根据临床表现对骨髓炎肿胀分期辨证施护。

（1）热毒蕴结初期：红肿热痛明显，范围局限，肿势高突，评估并记录肿胀程度、部位，遵医嘱给予清热解毒、祛瘀消肿的药口服及中药涂擦、中药塌渍。

（2）热毒蕴结中期：局部红肿加重，或有搏动性疼痛，漫肿发热，中央渐软成脓，并逐渐破溃，脓液流出，保持局部清洁及引流通畅。口服骨炎托毒丸解毒排脓，中药塌渍，观察用药后反应。

（3）正虚邪滞期：局部疼痛轻微，轻肿不红，窦道时愈时溃，或可见死骨排出，给予中药外洗、中药塌渍，以燥湿排脓，去腐生肌。

（三）疼痛

1. 评估疼痛的程度、性质、原因、伴随症状，并做好疼痛评分，记录具体分值。

2. 给予中医外治：中药外敷。

3. 给予耳穴贴压：取神门、心、皮质下、肝、肾等穴。

4. 行腕踝针治疗。

5. 给予物理治疗：中频脉冲电治疗、磁热疗法等。

6. 给予止痛药物或者中药汤剂口服，并观察用药后反应及效果。

7. 协助其取舒适体位，尽量减少诱发疼痛的活动。

8. 耐心倾听患者主诉，指导其放松，如缓慢呼吸，听舒缓的五行音乐，看书、看报以分散注意力。

（四）发热

1. 急性发作期监测患者生命体征，有高热、休克者，严密观察患者神志，遵医嘱给予氧气吸入、激素治疗和人工冬眠。

2. 卧床休息，注意避风寒、防感冒。

3. 遵医嘱合理使用抗生素。

4. 做好饮食调护，及时补充营养、水分，防止津液耗伤。饮食以清淡、易消化、高蛋白、高热量、富含维生素为宜。

5. 给予穴位按摩：取穴大椎、合谷、曲池等，以达到降温效果。

6. 做好口腔及皮肤护理，防止并发症的发生。

7. 病室温、湿度适宜，空气流通。

（五）患肢活动障碍

1. 急性发作期制动。

2. 骨折久治不愈或骨缺损患者，注意保持外固定稳妥有效。严防活动时骨折端损伤周围组织及血管。

3. 关节僵直、肌肉粘连或有贴骨瘢痕者，遵医嘱给予中药熏洗。

4. 指导患者正确使用拐杖，做好防跌倒措施落实。

三、中医治疗与护理

（一）手术治疗与护理

1. 术前

（1）评估患者全身、生命体征、骨伤专科、生活自理能力、皮肤及用药等情况。

（2）治疗和控制原发病，按要求定时测量患者生命体征，如有异常，及时报告医生。

（3）做好术前宣教和心理护理，告知患者手术相关注意事项，取得其配合。

（4）根据季节变化做好防护，戒烟戒酒，避免六淫侵袭，预防感冒。

（5）做好术前皮肤准备，更换干净衣裤，保持个人卫生。改善患肢皮肤环境：给予中药泡洗，促进局部皮肤血液循环，软化瘢痕，控制感染，做好术区皮肤准备。

（6）术前根据手术台次进行肠道准备。

（7）做好药敏试验等准备，并做好记录。

（8）交腿皮瓣移植手术患者术前练习双腿交叉所需的体位，并指导深呼吸及有效的咳嗽练习，训练床上大小便。

（9）给予耳穴贴压，以缓解患者焦虑情绪。

2. 术后

（1）抬高患肢，保持患肢功能位或治疗性体位。

（2）密切观察患者生命体征及伤口渗血、末梢血运、感觉活动情况。

（3）外固定架固定的患者，注意观察针眼处有无红肿、渗出、松动。

（4）根据麻醉方式告知患者进食时间，并给予饮食调护。

（5）保持大便通畅，可以给予穴位贴敷以预防便秘。

（6）皮瓣移植术后的观察和护理：置平卧位，抬高患肢，严密观察皮瓣血液循环、弹性、颜色、温度、毛细血管充盈情况，应用抗凝药物及镇痛泵时，观察用药后反应。

（7）做好疼痛评估。对镇痛泵引起的恶心、呕吐等胃肠道症状，应用中药贴敷神阙、足三里、合谷等穴。

（8）注意防寒保暖，烤灯照射时注意防止烫伤。

（9）观察肢体肿胀情况，必要时遵医嘱内服或外用活血化瘀消肿药物，如破壁口服，红花酒外用等。

（10）指导患者进行功能锻炼的同时，嘱其多饮水，必要时遵医嘱抗凝药物使用，以防发生静脉血栓。

（11）灌注冲洗术的引流管道妥善固定，做好健康教育，避免引流管道牵拉、扭曲、受压、堵塞。观察引流液的性质、颜色变化、出入量是否相符，准确记录引流量。

（12）封闭负压引流保持负压在 30～40 cmHg（1 cmHg＝1.33 kPa），保持负压装置持续有效。

（13）指导患者进行功能锻炼，逐渐增加主动运动量，功能锻炼应循序渐进，以不疲劳为度。

（14）积极进行护理干预，预防肺部感染、尿路感染、压力性损伤及下肢深静脉血栓形成等并发症的发生。

（二）临证施护

1．血管危象

（1）病室环境安静舒适，温、湿度适宜，严禁主被动吸烟。

（2）患者取平卧位，妥善固定患肢，抬高 15°～30°，避免皮瓣受压或牵拉，注意伤口渗血渗液情况，密切观察皮瓣颜色、温度、肿胀、毛细血管充盈时间，如有异常，及时报告医生处理。

（3）使用 60 W 烤灯距皮瓣约 40～60 cm 处进行持续照射，防止烫伤。

（4）给予三抗治疗：抗感染、抗痉挛、抗栓塞。

（5）遵医嘱预防性使用镇痛药，从而缓解患者疼痛情况。

（6）保持大便通畅，预防排便用力导致血管危象的发生。

2．恶心、呕吐

（1）观察呕吐物的颜色、气味、性质及量，如呕吐物中呈咖啡色或鲜红色，及时报告医生处理。

（2）给予穴位贴敷：取中脘、足三里、内关等穴。

（3）给予穴位按摩：取内关、足三里等穴。

（4）给予耳穴贴压：取脾、胃、交感、神门、贲门、耳中等穴。

（5）给予吴茱萸热奄包热熨：取上脘、中脘、下脘等穴。

3．腹胀、便秘

（1）给予穴位按摩：取关元、足三里、大横、天枢等穴。

（2）给予耳穴贴压：取大肠、小肠、脾、胃、交感等穴。

（3）给予艾灸：取神阙、天枢、关元等穴位。

（4）指导患者顺结肠方向按摩腹部，必要时遵医嘱给予中药贴脐、中药灌肠。

（5）指导患肢叩击四缝穴、劳宫穴等。

4．伤口管理

（1）伤口及时换药，耐药菌患者做好隔离。

（2）向患者及家属行手卫生宣教，限制人员出入。

（3）做好隔离措施，防止交叉感染。

▶▶ 四、健康指导

（一）生活起居

1．做好个人卫生，保持患肢清洁，做好手卫生宣教，防止交叉感染。

2．注意保暖，防风寒湿邪侵袭。

3．饮食有节，起居有常，顺应时令，防止发生呼吸道感染及其他并发症。

4．加强营养，增强机体抵抗力。

（二）体位指导

1．卧位时抬高患肢，并保持关节功能位，将上肢垫枕或下肢垫枕置于患肢下方，将患肢抬高 15~20 cm,以促进静脉回流,减轻肿胀。

2.改变体位时注意保护患肢,避免翻动幅度过大。

3.夜间加强巡视,防止患者睡后不自觉肢体变位。

4.皮瓣移植的患者以皮瓣蒂部舒展、不折叠、不扭曲为宜。变换体位时动作轻柔,注意保持外固定架固定稳妥。

5.交腿皮瓣置平卧位,抬高双下肢,禁翻身、侧卧。

(三)饮食指导

1.热毒蕴结证:宜食清热解毒之品,如赤小豆、冬瓜、苦瓜、木耳等,忌食辛辣、燥热、肥腻等生痰助湿之品。食疗方:薏苡仁莲子粥、冬瓜排骨汤、菊花茶等。

2.正虚邪滞证:宜食益气活血之品,如鸡肉、牛肉、山药、木耳、大枣、薏苡仁等。食疗方:黄芪大枣粥、山药党参煲猪蹄、山楂红豆水等。

3.肾虚瘀阻证:宜食滋补肝肾之品,如瘦肉、牛奶、大豆、鸡肉等。食疗方:山药芡实粥、桂圆枸杞乌鸡汤、五红茶等。

(四)情志护理

1.向患者及家属讲解疾病的发生、发展及转归,提高对疾病的认识,列举治疗成功的病例并展示图片,从而增强患者战胜疾病的信心。

2.鼓励家属多陪伴患者,亲朋好友给予情感支持。

3.患者情绪烦躁时,可使用安神静志法,五行音乐疗法,指导其闭目静心、全身放松、平静呼吸,以达到周身气血流通舒畅,达到情绪平静。

4.鼓励病友间相互交流治疗体会,提高对疾病的认知,增强治疗的信心。

(五)康复指导

1.多与患者沟通,了解患者治疗、康复进展,及时予以相关指导。

2.急性期卧床,患肢制动,忌负重。

3.遵医嘱指导并协助患者进行四肢功能锻炼:股四头肌、踝关节、膝关节、肱二头肌、肱三头肌、肩关节、腕关节、十指抓握等锻炼,以促进血液循环,防止肌肉萎缩及功能障碍。

4.长期卧床患者做好肺活量的锻炼。

(六)出院指导

1.保持生活规律,情绪乐观,避免不良刺激。

2.避免感冒,室内经常通风换气,保持空气清新。

3.保持患肢皮肤清洁,做好手卫生,防止感染。

4.疾病后期饮食宜滋补肝肾,补气养血,荤、素菜搭配,加强营养,增强机体抵抗力。禁食发物及辛辣油腻食物,禁烟酒。

5.局部有外固定者,保持固定架固定有效、固定钢针针眼清洁、干燥,有引流管的患者,做好引流管健康教育。

6.按疾病的各个时期进行功能锻炼,下床锻炼,有家人陪伴,预防跌倒。

7.嘱患者按时复查。若有患肢疼痛等不适,应随时就诊。

8.根据伤口愈合情况,遵医嘱继续口服药物,并嘱其多饮温开水。

第六节 骨痨(骨关节结核)

骨痨(骨关节结核)是由结核分枝杆菌经血行引起的继发性骨与关节慢性感染性疾病。中医认为此病可发生在骨关节及其附近,或在邻近的筋肉间隙处形成脓肿,破溃后脓液稀薄如痰,故发于环跳(髋关节)部称环跳痰,发于胸背部称龟背痰,发于腰椎两旁称肾俞虚痰,发于膝部称鹤膝痰,发于踝部称穿拐痰等,统称为流痰。本病后期因耗损气血严重,呈虚劳征象,故又称骨痨,以青少年及10岁以下儿童多见,发病部位以脊柱最多见,其次为四肢大关节,长管状骨及脊柱附件少见。

▶▶ 一、证候要点

1.阳虚痰凝证:初起全身症状及患处红、肿、热不明显,病变处隐隐酸痛,遇热痛减。继则关节活动障碍,动则疼痛加重。病变初期全身症状不明显。舌淡,苔薄,脉濡细。

2.阴虚内热证:病变发展,在发病部位形成脓肿,脓液可流向附近或远处,也形成脓肿,若部位表浅,可见漫肿、皮色微红。伴有午后潮热,颧红,夜间盗汗,口燥咽干,食欲减退,或咳嗽痰血。舌红,苔少,脉细数。

3.肝肾亏虚证:病变进一步发展,脓肿破溃后排出稀薄脓液,有时夹有干酪样物,形成窦道。若病变在四肢关节,可见患肢肌肉萎缩、关节畸形。病变在颈、胸、腰者可出现颈或背、腰强直,甚至可出现瘫痪。患者形体消瘦,面色无华,畏寒,心悸,失眠,自汗,盗汗。舌淡红,苔白,脉细数或虚数。

▶▶ 二、主要症状/证候评估与施护

(一)潮热

1.结核患者常常午后发热,一般低热,在38 ℃以下,如果体温升高,超过38.5 ℃则提示合并其他感染。注意观察体温变化并采取相应护理措施。如果体温升高,超过39.5 ℃以上,物理降温,遵医嘱穴位按摩:取大椎、合谷、曲池等穴,及时予以降温。

2.做好饮食调护,及时补充营养及水分,防止津液耗伤。饮食以清淡易消化、高蛋白、高热量、高维生素为宜,如鸡蛋、牛奶、瘦肉等。忌食腥发物及辛辣刺激食品,如牛羊肉、海鱼、辣椒等。

3.做好口腔及皮肤护理,防止并发症的发生。

4.病室温、湿度适宜,空气流通。

(二)盗汗

1.由于机体代谢不足所致。当患者中毒明显时常出现盗汗。

2.出汗较多时,要及时补充水分,及时擦干汗液,更换潮湿内衣、被单,防止受凉。

（三）肿胀

1. 观察局部的皮温、皮色、肿胀程度并做好记录。

2. 四肢关节结核，适当抬高患肢15°～30°，以利静脉回流；观察脓肿大小及周围皮肤情况。

3 评估肿胀特点，根据临床表现对肿胀辨证施护。

（1）脓液经组织间隙流到其他部位形成的脓肿，称为流注脓肿，可用中药塌渍、外敷。

（2）流注脓肿和窦道病灶部位形成较大脓肿，一般无红、热等急性炎症表现，为冷脓肿或寒性脓肿。

（3）冷脓肿溃破后形成窦道，易引起混合型感染，应及时伤口换药。

（4）局部疼痛轻微，轻肿不红，窦道时愈时溃，或可见死骨，中药泡洗。

（四）疼痛

1. 评估疼痛部位、性质、程度及局部有无红肿异常及与体位的关系。

2. 协助其取舒适体位，尽量减少诱发疼痛的活动。

3. 给予中药外敷、穴位按摩、耳穴贴压等中医护理技术。

4. 耐心倾听患者主诉，指导其放松，如缓慢呼吸，听舒缓音乐，看手机，以分散注意力。

5. 遵医嘱正确应用镇痛药，并观察用药后反应及效果。

（五）溃脓

1. 评估皮肤溃烂程度及分泌物的量、性质、颜色、气味等，做好记录。

2. 合并细菌感染时，根据细菌培养结果，遵医嘱及时应用敏感抗生素，观察药物疗效及不良反应。

3. 给予中药熏洗患处，操作时动作轻柔，低温泡洗（38～42 ℃），防止皮肤烫伤。

（六）活动受限

1. 急性发作期制动。

2. 关节僵直、肌肉粘连或有贴骨瘢痕者，给予中药熏洗。

3. 指导患者正确使用拐杖。

4. 落实防跌倒措施。

▶▶ 三、中医治疗与护理

（一）手术治疗与护理

1. 术前

（1）做好术前宣教，告知手术相关注意事项及准备工作，以取得患者的配合。

（2）抽烟患者劝其戒烟，喝酒患者戒酒。

（3）指导患者深呼吸及有效的咳嗽练习，练习床上大小便。

（4）做好术区皮肤准备。皮肤条件差的，给予中药泡洗，促进血液循环，软化瘢痕，控制感染。

2.术后

(1)密切观察患者生命体征及伤口渗血、末梢血运、感觉活动情况。

(2)外固定架固定的患者,做好外固定架护理,注意观察针眼处有无红肿、渗出、钢针松动。

(3)穿衣应宽松,活动搬移过程时防碰撞或拉挂。

(4)做好情志护理,保持平和乐观心态。

(5)加强饮食调护,保持大便通畅。

(6)做好基础护理,防止并发症发生。

(7)观察肢体肿胀情况,抬高患肢,宜静脉回流,减轻水肿。

(8)石膏或支具固定,观察肢体末梢血运、感觉活动情况,防止压力性损伤的发生。

(9)应用抗结核药物时,应注意观察肝、肾功能有无异常,做好用药护理。

(10)做好疼痛评估及镇痛泵使用宣教。对镇痛泵引起的恶心、呕吐等胃肠道症状,应用中药穴位贴敷、艾灸治疗等。

(11)遵医嘱使用抗凝药物,以防发生静脉血栓。

(12)引流管妥善固定,避免引流管道牵拉、扭曲、受压、堵塞,加强巡视,发现异常及时处理。观察记录引流液的性质、颜色、引流量变化。

(13)功能锻炼:术后第一天开始,根据病情指导患者进行深呼吸及咳嗽、握拳伸指、推移髌骨、踝关节跖屈背伸、抬臀等锻炼,辅以按摩受压部位皮肤。锻炼要循序渐进,以主动活动为主。严禁过度被动活动,防止病理性骨折,指导正确扶拐方法,防跌倒。

(二)临证施护

1.发热:观察发热的特点,选择适宜的中医技术和药物,注意观察处置后的效果。

2.疼痛:评估疼痛性质,合理使用镇痛药及中医技术,注意观察处置后的效果。

▶▶ 四、健康指导

(一)生活起居

1.做好个人卫生,保持患肢清洁,做好手卫生宣教,防止患者交叉感染。

2.注意保暖,防风寒湿邪侵袭。

3.饮食有节,起居有常,顺应时令,防止患者发生呼吸道感染及其他并发症。

4.加强营养,增强机体抵抗力。

(二)体位指导

1.卧床时抬高患肢,保持关节功能位。

2.有外固定架患者,变换体位时动作轻柔,注意保持外固定架固定稳妥。

3.下床活动时教会患者正确使用拐杖和轮椅的方法,并告知相关注意事项。

(三)饮食指导

1.阳虚痰凝证:宜食补益气血之品,如鸡肉、牛肉、蛋类、山药、桂圆、木耳、大枣、牛奶、韭菜等。食疗方:黄芪大枣粥、山药煲鸡块。

2.阴虚内热证:宜食清热解毒之品,如绿豆、冬瓜、白萝卜、苦瓜、莲藕、莴苣等;忌食辛辣、燥热、肥腻等生痰助湿之品。食疗方:小米绿豆粥、莲藕排骨汤、甲鱼汤等。

3.肝肾亏虚证:宜食滋补肝肾之品,如牛奶、黑豆、瘦肉、黑鱼、木耳、腰果、芡实等。食疗方:芡实莲子粥、当归乌鸡汤、枸杞首乌炖牛肉等。

（四）情志护理

1.向患者及家属讲解疾病的发生、发展及转归,提高患者对疾病的认识,列举治疗成功的病例并展示图片,从而增强战胜疾病的信心。

2.鼓励家属多陪伴患者,亲朋好友给予情感支持。

3.情绪烦躁时,可使用安神静志法,指导患者闭目静心、全身放松、平静呼吸,以达到周身气血流通舒畅。

4.鼓励病友间相互交流治疗的体会,提高患者对疾病的认知,增强其治疗的信心。

（五）康复指导

1.多与患者沟通,了解患者治疗、康复的进展,及时予以相关指导。

2.急性期卧床,患肢制动,忌负重。

3.指导并协助患者进行四肢功能锻炼,促进血液循环,防止肌肉萎缩及功能障碍。

4.长期卧床患者做好肺活量的锻炼,避免坠积性肺炎的发生。

（六）出院指导

1.定期复查,一般出院3个月内每月定时复查,如有不适、特殊情况随时复诊。

2.注意体温变化,预防复发。若伤口愈合后又出现红、肿、热、痛、流脓等情况,及时复诊。

3.保持患肢皮肤清洁,做好手卫生,防止感染。

4.有出院带药的患者,按医嘱服用,不能随意更改种类和剂量。

5.局部有外固定者,观察固定架是否有效,保持外固定钢针针眼清洁、干燥,有引流管的患者,做好引流管健康教育。

6.按疾病的各个时期进行功能锻炼,加强全身功能锻炼。

7.下床锻炼时有家人陪伴,防跌倒,严禁暴力活动,防止病理性骨折。

8.疾病后期饮食宜滋补肝肾、补气养血,荤素搭配,加强营养,增强机体抵抗力。禁食辛辣油腻、腥发食物,禁烟酒。

第七节　尪痹（类风湿关节炎）

尪痹（类风湿关节炎）主要是由于寒、湿邪客于关节,气血瘀阻常以小关节起病,导致关节的破坏、关节畸形甚至关节功能丧失,常表现为晨僵、关节肿痛、畸形等。

▶▶ 一、证候要点

1.风湿痹阻证:肢体关节疼痛、重着,或有肿胀,痛处游走不定,关节屈伸不利。舌质淡红,苔白腻,脉濡或滑。

2.寒湿痹阻证:肢体关节冷痛,局部肿胀,屈伸不利,关节拘急,局部畏寒,得寒痛剧,得热痛减,皮色不红。舌胖,舌质淡暗,苔白腻或白滑,脉弦缓或沉紧。

3.湿热痹阻证:关节肿痛,局部肤色发红,触之灼热或有热感,口渴不欲饮,烦闷不安,或有发热。舌质红,苔黄腻,脉弦滑。

4.痰瘀痹阻证:关节肿痛日久不消,晨僵,屈伸不利,关节周围或皮下结节。舌暗紫,苔白腻或黄腻,脉细涩或沉滑。

5.肝肾亏虚证:关节酸痛,肿大或僵硬变形,屈伸不利;腰膝酸软无力,关节发凉,眩晕耳鸣。舌质淡红,苔薄白或少津,脉沉细弱或细数。

6.气血两虚证:关节肌肉酸痛无力,活动后加剧,或肢体麻木,肌肉萎缩,关节变形;少气乏力,自汗,心悸,头晕目眩,面黄少华。舌淡,苔薄白。

▶▶ 二、主要症状/证候评估与施护

(一)晨僵

1.观察晨僵持续的时间、程度及受累关节。

2.注意防寒保暖,必要时佩戴手套、护膝、袜套、护腕等。

3.晨起先锻炼手指各关节,用力握拳再松开,交替进行 50～100 次(手关节锻炼前先温水浸泡 5～10 min);然后在床上行膝关节屈伸练习 30 次。

4.根据病情需要给予穴位按摩、艾灸、中医定向透药治疗、中药泡洗、中药熏洗、中药塌渍、中药外敷、刮痧等。

(二)关节肿痛

1.观察疼痛性质、部位、程度、持续时间及伴随症状。

2.疼痛剧烈的患者,以卧床休息为主,受损关节保持功能位。

3.局部保暖,并在关节处加护套。

4.勿持重物,可使用辅助工具,以减轻对受累关节的负重。

5.根据病情需要给予穴位贴敷、中医定向透药、中药泡洗、中药熏洗、中药塌渍、中药外敷等治疗。

(三)关节畸形

1.做好安全评估,如日常生活能力、跌倒、坠床等,防止跌倒或其他意外事件的发生。

2.根据病情需要给予艾灸、穴位贴敷、中医定向透药、中药泡洗、中药熏洗、中药塌渍、中药外敷等治疗。

(四)疲乏无力

1.急性期多卧床休息,恢复期适量活动,防止劳累,减少弯腰、爬高、下蹲等动作。

2.根据病情需要给予艾灸:取足三里、关元、气海等穴;穴位贴敷:取肾俞、脾俞、足三里等穴。

3.根据病情需要给予耳穴贴压、刮痧等治疗。

三、中医治疗与护理

（一）中药

1. 内服汤剂

（1）每剂药分2~3次服用，根据药物的性能、功效、病情选择适宜的服药时间，急诊用药遵医嘱。

（2）一般情况宜采用温服法，有特殊治疗需要的患者应遵医嘱服用。

（3）成人一般每次服用200 mL，心力衰竭及限制入量的患者每次宜服100 mL，老年人、儿童应遵医嘱服用。

2. 内服中成药

（1）一般用温开水（或药引）送服，散剂用水或汤药冲服。

（2）用药前仔细询问过敏史，对过敏体质者，提醒医生关注。

（3）密切观察用药反应，对婴幼儿、老年人、孕妇等特殊人群尤应注意，发现异常，及时报告医生并协助处理。

（4）服用胶囊不能咬破。

（5）合剂、混悬剂、糖浆剂、口服液等不能稀释，应摇匀后直接服用。

（6）番泻叶、胖大海等应用沸水浸泡后代茶饮。

（二）推拿按摩

1. 充分按揉、拿捏病变关节。

2. 按揉或拿捏曲池、合谷、肩井、风池、阳溪、内关、委中、足三里、阳陵泉、悬钟、太溪穴各10~20次；按揉脾俞、肾俞、肝俞穴各100次；尽量屈伸各病变关节各5~10次；捻捏手指各关节3~5 min；拨拉各指各1次；擦涌泉穴200次。

3. 按摩每日1次，1个月为1个疗程。有脊柱病变的，要滚按脊柱两侧的肌肉5~10 min，按压脊柱3~5次。

（三）针灸

1. 针灸疗法具调节免疫、抗炎、镇痛、促进关节功能恢复等作用，针灸方式、穴位选择、操作手法需要结合患者证型综合评判。

2. 取穴方式有整体、局部之分，常用穴位包活风池、风府、风市、风门、肾俞、足三里、三阴交、内关、公孙。

3. 局部取穴：肩关节取天宗穴肩髎、肩贞、阿是穴；肘关节取曲池、尺泽穴；腕关节取阳池、外关、阳溪、腕骨穴；指关节取八牙穴；膝关节取阳陵泉、犊鼻、膝阳关、梁丘等穴。

4. 常用针灸方式包括温针灸、火针、电针、蜂针、激光针刺等。

（四）针刀疗法

针刀疗法是中医九针吸取西医学外科手术刀的长处，并结合软组织松解手术而成，能够祛除致病积聚、减张减压、松解软组织粘连、松解筋结等，适用于迅速减轻关节肿痛、改善关节功能障碍。

（五）中药泡洗

1. 主要适用于软组织损伤、皮肤感染、肌肉关节疼痛、关节屈伸不利、关节强直、肌腱粘连等症。

2. 中药泡洗建议在晨晚间进行。

3. 温度为 37～40 ℃，以患者耐受为宜；夏季温度可偏凉，冬季温度可适当调高。

4. 泡洗前评估泡洗部位皮肤，有皮损、过敏者慎用。

5. 严重心肺功能障碍、出血性疾病的患者禁用。

6. 空腹及餐后 1 h 内不宜泡洗。泡洗时注意为患者保暖及隐私保护，泡洗完毕注意要活动各关节 50～100 次。

（六）中医定向透药

1. 操作前评估透药部位皮肤，有皮损者、过敏者慎用。

2. 孕妇、婴儿慎用。

3. 遵医嘱选择处方并调节电流强度，治疗过程中询问患者的感受，如有不适及时调整电流强度，必要时报告医生并做相应处理。

4. 操作时注意为患者保暖及隐私保护。

（七）艾灸

1. 操作前评估施灸部位的皮肤情况。

2. 颜面部、大血管部位、孕妇腹部及腰骶部不宜施灸。

3. 取合理体位，施灸部位宜先上后下，先灸头顶、胸背，后灸腹部、四肢。

4. 施灸过程中，防止灼伤皮肤。

5. 操作时注意为患者保暖及隐私保护。

（八）穴位按摩

1. 操作前评估按摩部位皮肤情况及对疼痛的耐受程度。

2. 女性患者月经期或妊娠期禁用。

3. 操作者应修剪指甲，以防损伤患者皮肤。

4. 操作时注意为患者保暖及隐私保护。

（九）穴位贴敷

1. 评估中药贴敷部位皮肤的情况及对温度的感知觉。

2. 操作环境宜温暖充分暴露敷药部位，注意为患者保暖及保护隐私。

3. 遵医嘱确定敷药部位，贴敷面积应大于患处。

4. 中药涂抹厚薄均匀，保持一定湿度，外固定敷料松紧适宜。

5. 观察患者局部及全身情况，若出现红疹、瘙痒、水疱等现象，立即报告医生，遵医嘱配合处理。

6. 操作完毕后，记录中药贴敷部位的皮肤情况及患者的感受等。

（十）中药熏洗

1. 操作前评估熏洗部位皮肤情况，皮肤过敏者慎用。

2. 孕妇及经期妇女不宜坐浴及外阴部熏洗;心、肺、脑病患者,水肿患者,体质虚弱及老年患者慎用。

3. 熏蒸药液温度以 50～70 ℃为宜,当药液温度降至 37～40 ℃时,方可坐浴、冲洗,以防烫伤。

4. 熏洗时间不宜过长,以 20～30 min 为宜。

5. 熏洗后要休息 30 min 方可外出,防止外感。

（十一）中药药浴

1. 药浴的温度可以根据证型和季节调节。

2. 急性传染病、严重心肺脑疾患、严重贫血、妇女妊娠及月经期、软组织损伤、急性出血等疾患的患者禁用。

3. 药物、皮肤过敏者慎用。

4. 空腹及餐后 1 h 内不宜药浴。

5. 药浴过程中要加强巡视,如有不适立即报告医生。

6. 药浴时间不宜过长,以 20～30 min 为宜。

7. 年老体弱者进行药浴时,应专人全程陪伴。

8. 注意消毒隔离,防止交叉感染。

（十二）刮痧

1. 刮痧时室内空气流通,但忌对流风,冬季应避免感染风寒,夏季避免风扇、空调直吹刮痧部位,以防复感风寒而加重病情。

2. 刮痧时要蘸取介质,一边蘸介质,一边刮拭,边蘸边刮直至皮肤出现"痧痕"。

3. 初次刮痧,不可一味强求出"痧痕"。

4. 刮痧过程中要随时观察病情变化,发现异常,立即停刮,报告医生并配合处理。

5. 空腹及饮食后不宜进行刮痧术。

6. 刮痧后嘱患者适当饮温水,饮食宜清淡,忌食生冷油腻之品,30 min 内不宜洗澡。

7. 使用过的刮具,消毒备用。

（十三）耳穴贴压

1. 评估耳部皮肤情况,准确选择穴位,用探针时力度适度、均匀。

2. 操作以单耳为宜,一般可留置 2～3 d,两耳交替使用,指导患者正确按压。

3. 观察耳部皮肤有无红、肿、破溃等异常情况,若有不适立即停止,并告知医生给予处理。

▶▶ 四、健康指导

（一）生活起居

1. 居室环境宜温暖向阳、通风、干燥,避免寒冷刺激。

2. 避免小关节长时间负重,避免不良姿势,减少弯腰、爬高、蹲起等动作。

3. 每日适当晒太阳,用温水洗漱,坚持热水泡足。

4. 卧床时保持关节功能位,行四肢各关节屈伸运动。

(二)体位指导

1. 急性期患者应卧床休息,保持关节功能位。

2. 避免提重物,活动时可使用辅助工具,以减轻受累关节的负重。

3. 下床活动时家属陪同并做好防护,防止跌倒的发生。

(三)饮食指导

1. 风湿痹阻证:宜食祛风除湿、通络止痛的食品,如鳝鱼、薏苡仁、木瓜、樱桃等。食疗方:薏仁粥、葱豉汤。

2. 寒湿痹阻证:宜食温经散寒、祛湿通络的食品,如牛肉、山药、红枣、红糖、红小豆等。食疗方:红枣山药粥、黄酒烧牛肉等。

3. 湿热痹阻证:宜食清热祛湿的食品,如薏苡仁、红豆、黄瓜、苦瓜、冬瓜、丝瓜、绿豆芽、绿豆等。食疗方:丝瓜绿豆汤、冬瓜薏仁汤。

4. 痰瘀痹阻证:宜食活血化瘀的食品,如山楂、桃仁、陈皮、薏苡仁、绿豆等。食疗方:薏苡仁桃仁汤、山芋薏仁粥等。

5. 气血两虚证:宜食补益气血的食品,如大枣、薏苡仁、赤小豆、山药、阿胶、鸡肉、牛肉、乌骨鸡、黑芝麻、龙眼肉等。食疗方:大枣山药粥、乌鸡汤。

6. 肝肾亏虚证:宜食补益肝肾的食品,如甲鱼、山药、枸杞子、鸭肉、鹅肉、芝麻、黑豆等。食疗方:山药芝麻糊、枸杞鸭汤等。

(四)情志护理

1. 多与患者沟通,了解其心理状态,及时给予心理疏导。

2. 指导和帮助患者正确对待疾病,减轻患者心理上的压力,鼓励家属多陪伴患者,给予情感支持。

3. 指导患者倾听舒缓的音乐,抒发情感,排解悲观情绪,达到调理气血、阴阳的作用。

4. 鼓励病友间相互交流治疗体会,提高对疾病的认知,调摄情志,增强信心。

(五)康复指导

1. 保持关节的功能位,并在医护人员指导下做康复运动,活动量应循序渐进地增加,避免突然剧烈活动。

2. 病情稳定后,可借助各种简单工具与器械进行关节功能锻炼,如捏核桃、握握力器、手指关节操等,锻炼手指关节功能;空蹬自行车,锻炼膝关节;踝关节屈伸运动等。逐步可进行太极拳、八段锦、练气功等锻炼。

3. 患者锻炼时间和次数因人而异,应以循序渐进、不疲劳为度。

(六)出院指导

1. 心理支持:告知患者日常保持乐观、稳定情绪,注意劳逸结合;指导患者家属关心、体贴、爱护和照顾患者。

2. 坚持服药:药物治疗是类风湿关节炎综合治疗的重要措施,应指导患者熟悉药物性质、使用目的和不良反应,严格按医嘱服药,切忌随意停药、更换药及增减剂量,特别交代用药注意事项和联用时的禁忌。

3.指导患者坚持康复运动,主要是关节活动度的恢复训练,以保持关节功能,提高日常生活能力。

4.指导患者预防疾病的急性发作,告诉患者识别急性发作的前驱症状,如数日或数月出现乏力、全身酸痛、低热及手足发冷等症状时要及时复查,使急性期迅速得到控制;同时积极预防和治疗各种感染。

5.不适随诊,定时复查。

第八节　大偻(强直性脊柱炎)

大偻(强直性脊柱炎)因外邪入侵,闭阻经络,客于关节,气血运行不畅所致。本病常见临床表现:腰骶、髋疼痛,僵直不舒,继而沿脊柱由下而上渐及胸椎、颈椎,或见生理曲度消失、僵硬如柱;或见关节肿痛、屈伸不利等。

▶▶ 一、症候要点

1.肾虚督寒证:腰、臀、髋疼痛,僵硬不舒,牵及膝腿痛或酸软无力,畏寒喜暖,得热则舒,俯仰受限,活动不利,甚则腰脊僵直或后凸变形,行走坐卧不能。舌暗淡,苔薄白或白厚,脉多沉弦或沉弦细。

2.肾虚湿热证:腰、臀、髋酸痛,沉重,僵硬不适,身热不扬,绵绵不解,汗出心烦,口苦黏腻或口干不欲饮,或见脘闷纳呆、大便溏软,或黏滞不爽,小便黄赤或伴见关节红肿灼热焮痛,或有积液,屈伸活动受限。舌质偏红,苔黄腻或垢腻,脉沉滑、弦滑或弦细数。

▶▶ 二、主要症状/证候评估与施护

(一)疼痛

1.评估疼痛的诱因、部位、性质、程度、持续时间及伴随症状。

2.疼痛剧烈的患者,以卧床休息为主,床垫不宜过软,低枕,受损部位保持功能位,并正确评估肢体活动度,给予适宜的功能锻炼。

3.局部保暖,避免受凉,必要时在关节处加保护套。

4.给予中药封包、中药熏洗、中医定向药透等治疗,以达到疏通腠理、祛风除湿、消肿止痛的作用。

(二)晨僵

1.观察晨僵的持续时间、程度、发作频率及伴随症状,并注意区分是关节疼痛的昼夜差异,还是晨僵。

2.晨起背部僵硬不适者,局部湿热敷,轻度按摩,注意关节部位的保暖,避免受累关节沾冷水。

3.给予穴位按摩、艾灸、中医定向药透、中药熏洗、中药封包等相关治疗。

4. 适当运动,戒烟,增强免疫力,避免关节感染,加重晨僵。

5. 鼓励患者积极治疗原发病,并积极进行关节功能锻炼,预防关节僵直、活动受限等并发症。

（三）关节畸形

1. 做好安全评估,如日常生活能力、跌倒、坠床等,防止跌倒或其他意外事件发生。

2. 给予艾灸、穴位贴敷、中医定向透药、中药泡洗、中药熏洗、蜡疗等治疗。

（四）疲乏无力

1. 急性期多卧床休息,恢复期适量活动,防止劳累,减少弯腰、爬高、下蹲等动作。

2. 给予艾灸:取足三里、关元、气海等穴;穴位贴敷:取肾俞、脾俞、足三里等穴。

3. 给予刮痧及火龙罐等治疗。

▶▶ 三、中医治疗与护理

（一）中药

1. 内服汤剂

（1）每剂药分 2 ~ 3 次服用,根据药物的性能、功效、病情选择适宜的服药时间,急诊用药遵医嘱。

（2）一般情况宜采用温服法,有特殊治疗需要的患者应遵医嘱服用。

（3）成人一般每次服用 200 mL,心力衰竭及限制入量的患者每次宜服 100 mL,老年人、儿童应遵医嘱服用。

2. 内服中成药

（1）一般用温开水（或药引）送服,散剂用水或汤药冲服。

（2）用药前仔细询问过敏史,对过敏体质者,提醒医生关注。

（3）密切观察用药反应,对婴幼儿、老年人、孕妇等特殊人群尤应注意,发现异常,及时报告医生并协助处理。

（4）服用胶囊不能咬破。

（5）合剂、混悬剂、糖浆剂、口服液等不能稀释,应摇匀后直接服用。

（6）番泻叶、胖大海等应用沸水浸泡后代茶饮。

（二）推拿按摩

1. 推拿是通过推、拿、按、摩、捏、揉等作用于患者体表,以达到改善局部血液循环、疏通经络的目的。

2. 强直性脊柱炎患者多具有肌肉僵硬等不适,推拿可缓解肌肉晨僵,在一定程度上可改变关节活动度。

（三）针灸

1. 体针:根据病情,辩证选取肾俞、腰阳关、夹脊、委中、昆仑、太溪、三阴交、阿是穴等穴,或根据疼痛部位采取局部取穴或循经取穴。针刺时根据寒热虚实不同配合针刺泻法、补法,或点刺放血等。

2.根据病情需要,还可选用督灸疗法,夹脊针疗法、穴位注射法、经皮穴位电刺激等方法。

（四）针刀疗法

针刀疗法是中医九针吸取西医学外科手术刀的长处,并结合软组织松解手术而成,能够祛除致病积聚、减张减压、松解软组织粘连、松解筋结等,适用于迅速减轻关节肿痛、改善关节功能障碍。

（五）臭氧注射

1.臭氧具有极强的氧化能力,同时还有抗炎镇痛的作用。

2.臭氧治疗安全系数高,创伤小,主要用于腰椎间盘突出症、风湿性关节炎、骨关节病等。

3.臭氧注射后,观察局部有无出血,针眼保持干燥、清洁,72 h内禁止沐浴,避免感染。

（六）中医定向透药

1.操作前评估透药部位皮肤,有皮损者、过敏者慎用。

2.孕妇、婴儿慎用。

3.遵医嘱选择处方并调节电流强度,治疗过程中询问患者的感受,如有不适及时调整电流强度,必要时报告医生并做相应处理。

4.操作时注意为患者保暖及隐私保护。

（七）艾灸

1.操作前评估施灸部位的皮肤情况。

2.颜面部、大血管部位、孕妇腹部及腰骶部不宜施灸。

3.取合理体位,施灸部位宜先上后下,先灸头顶、胸背,后灸腹部、四肢。

4.施灸过程中,防止灼伤皮肤。

5.操作时注意为患者保暖及隐私保护。

（八）中药熏洗

1.操作前评估熏洗部位皮肤情况,皮肤过敏者慎用。

2.孕妇及经期妇女不宜坐浴及外阴部熏洗,心、肺、脑病患者,水肿患者,体质虚弱及老年患者慎用。

3.熏蒸药液温度以50～70 ℃为宜,当药液温度降至37～40 ℃时,方可坐浴、冲洗,以防烫伤。

4.熏洗时间不宜过长,以20～30 min为宜。

5.熏洗后要休息30 min方可外出,防止感冒。

（九）穴位按摩

1.操作前评估按摩部位皮肤情况及对疼痛的耐受程度。

2.女性患者月经期或妊娠期禁用。

3.操作者应修剪指甲,以防损伤患者皮肤。

4. 操作时注意为患者保暖及隐私保护。

（十）中药封包

1. 封包前及时询问患者药物过敏史。

2. 过敏体质、孕妇慎用,皮肤破损者禁用。

3. 药物现用现配。

4. 敷药后应询问患者有无瘙痒、皮疹、水疱等过敏现象,若有过敏反应,应停止敷药,并及时对症处理。

（十一）刮痧

1. 刮痧时室内空气流通,但忌对流风,冬季应避免感染风寒,夏季避免风扇、空调直吹刮痧部位,以防复感风寒而加重病情。

2. 刮痧时要蘸取介质,一边蘸介质,一边刮拭,边蘸边刮直至皮肤出现"痧痕"。

3. 初次刮痧,不可一味强求出"痧痕"。

4. 刮痧过程中要随时观察病情变化,发现异常,立即停刮,报告医生,配合处理。

5. 空腹及饮食后不宜进行刮痧术。

6. 刮痧后嘱患者适当饮温水,饮食宜清淡,忌食生冷油腻之品,30 min 内不宜洗澡。

7. 使用过的刮具,消毒备用。

（十二）蜡疗

1. 局部皮肤有创面或溃疡者、体质衰弱和高热患者、急性化脓性炎症、肿瘤、结核、脑动脉硬化、心肾功能衰竭、有出血倾向及出血性疾病、有温热感觉障碍以及婴幼儿童禁用蜡疗技术。

2. 准确掌握蜡温,涂布均匀,不能用力挤压。

3. 待蜡充分凝固后方可敷上。

4. 蜡疗部位每次不超过 3 个,操作时间一般为 30 ~ 60 min。

5. 当患者皮肤发红或出现过敏现象,应立即报告医生。

6. 操作后休息半小时,注意防寒保暖。

▶▶ 四、健康指导

（一）生活起居

1. 嘱患者注意保暖,尽量选择向阳的居室居住,并保持室内干燥、温暖、空气新鲜,温水洗手、洗脚,避免衣物潮湿,戒烟戒酒。

2. 对于有髋关节病变的患者,在无负重的情况下进行肢体活动,病变严重者应进行扶拐行走。

（二）体位指导

1. 对于病情较重的卧床患者,应保持患者身体清洁、定时翻身,防止压力性损伤及坠积性肺炎的发生。

2. 活动期宜卧床休息,睡硬板床,仰卧、低枕,肢体置于功能位。

3. 指导患者在日常生活与工作中保持正确的坐、卧、行走等姿势。

(三)饮食指导

1. 肾虚督寒证:宜食温经散寒、补肾食品,如山药、枣、红糖、红小豆等。

2. 肾虚湿热证:宜食补肾、清热祛湿食品,如山药、枸杞子、芝麻、黑豆、鸭肉等。

(四)情志护理

1. 多与患者沟通,了解其心理状态,及时给予心理疏导。

2. 指导和帮助患者正确对待疾病,减轻患者心理上的压力,鼓励家属多陪伴患者,给予情感支持。

3. 指导患者倾听舒缓的音乐,抒发情感,排解悲观情绪,达到调理气血阴阳的作用。

4. 鼓励病友间相互交流治疗体会,提高对疾病的认知,调摄情志,增强信心。

(五)康复指导

1. 病情活动期:患者应以卧床休息为主,适度进行床上操锻炼。

2. 病情稳定期:加强强脊炎操锻炼。

3. 活动受限者:协助患者正确进行主动和被动功能锻炼,肢体置于功能位。

4. 加强腰背肌功能锻炼,要注意持之以恒。锻炼方法主要有:卧位直腿抬高,五点支撑式、飞燕式的腰背肌功能锻炼,根据患者的具体情况进行指导。

(1)五点支撑式:患者取卧位,以双手叉腰作支撑点,两腿半屈膝 90°,脚掌置于床上,以头后部及双肘支撑上半身,双脚支撑下半身,呈半拱桥形,当挺起躯干架桥时,膝部稍向两旁分开,速度由慢而快,每日 3 ~ 5 组,每组 10 ~ 20 次。适应后增加至每日 10 ~ 20 组,每组 30 ~ 50 次。

(2)飞燕式:患者俯卧位,双下肢伸直,两手贴在身体两旁,下半身不动,抬头时上半身向后背伸,每日 3 组,每组 10 次。

(六)出院指导

1. 指导患者正确对待疾病,保持乐观态度。

2. 遵医嘱按时服药,不可擅自停药、减药、加药及改药,并在医生及护士的指导下了解药物的不良反应。

3. 加强营养,注意劳逸结合,增强机体抵抗力,避免长期弯腰活动,减少对脊柱的负重和创伤。

4. 定期复查。

第九节 痛 风

痛风属于代谢性风湿病,与嘌呤代谢紊乱或尿酸排泄减少所致的高尿酸血症直接相关。高尿酸血症是痛风的生化基础,血尿酸浓度过高,单钠尿酸盐沉积于骨关节、肾脏、皮下等部位,造成组织病理学改变,导致痛风性关节炎、痛风肾和痛风石。临床上以痛风性关节炎最为常见,以关节红、肿、热、痛、活动障碍为主要临床表现。

▶▶ 一、证候要点

1. 湿热蕴结证:局部关节红肿热痛,发病急骤,病及一个或多个关节,多兼有发热、恶风、口渴、烦闷不安或头痛汗出,小便短黄。舌红苔黄,或黄腻,脉弦滑数。

2. 脾虚湿阻证:无症状期,或仅有轻微的关节症状,或高尿酸血症,或见身困倦怠,头昏头晕,腰膝酸痛,纳食减少,脘腹胀闷。舌质淡胖或舌尖红,苔白或黄厚腻,脉细或脉滑等。

3. 寒湿痹阻证:关节疼痛,肿胀不甚,局部不热,痛有定处,屈伸不利,或见皮下结节或痛风石,肌肤麻木不仁。舌苔薄白或白腻,脉弦或濡缓。

4. 痰瘀痹阻证:关节疼痛反复发作,日久不愈,时轻时重,或呈刺痛,固定不移,关节肿大,甚则强直畸形,屈伸不利,皮下结节,或皮色紫暗,脉弦或沉涩。

5. 肝肾亏虚证:关节疼痛,反复发作,日久不愈,时轻时重或痛处游走不定,甚或关节变形,屈伸不利,腰膝酸痛或足跟疼痛,神疲乏力,心悸气短,面色少华,脉沉细弦、无力。舌淡,苔白。

▶▶ 二、主要症状/证候评估与施护

(一)关节肿痛

1. 观察疼痛的性质、部位、程度、持续时间及伴随症状。

2. 疼痛剧烈的患者,以卧床休息为主,受损关节保持功能位。

3. 日常用物放至床边,减少移动带来的疼痛。

4. 勿持重物,可使用辅助工具,减轻对受累关节的负重。

5. 给予穴位贴敷、中医定向透药、中药外敷、艾灸等治疗。

(二)无伤口的痛风石关节炎

1. 选择吸汗、柔软的衣物,柔软适当的鞋子,避免摩擦刺激造成发炎。

2. 保持皮肤清洁及完整性,勿随意切开痛风石,避免交叉感染。

3. 给予穴位贴敷、穴位按摩、中医定向透药、中药外敷、耳穴贴压、拔罐、刮痧等治疗。

(三)有伤口的痛风石关节炎

1. 勿随意外敷中成药或中药粉。

2. 及时清除流出的痛风石液体或结晶并消毒干净,换药时要执行无菌技术。

3. 换药时要观察伤口有无分泌物或恶臭,必要时给予对症处理。

4. 给予穴位贴敷、耳穴贴压、刮痧等治疗。

▶▶ 三、中医治疗与护理

（一）针灸治疗

1. 体针

（1）取穴：①主穴，第 1 组，足三里、阳陵泉、三阴交穴；第 2 组，曲池穴。②配穴，第 1 组，内踝侧取太溪、太白、大墩穴，外踝侧取昆仑、丘墟、足临泣穴；第 2 组，合谷。

（2）操作方法：病变在下肢，主穴与配穴取第 1 组，病变在上肢则取第 2 组。以主穴为主，根据部位酌加配穴，以 1.0～1.5 寸 30 号毫针刺入，得气后采用提插捻转补泻手法。急性期、发作期用泻法，缓解期用平补平泻，均留针 30 min，每隔 10 min 行针 1 次，每日或隔日 1 次，10 次为 1 个疗程，疗程间隔 3～5 d。

2. 三棱针刺络放血：有活血祛瘀、通络止痛的功效，多在痛风急性发作时采用。取阿是穴，放血 1～2 mL，每周 2～3 次。

（二）封闭疗法

一般痛风患者膝、踝等大关节，出现反复肿胀疼痛时，可考虑行关节腔内应用封闭针治疗，常用药物为糖皮质激素。

（三）臭氧注射

在痛风性关节炎局部的病变处灌入臭氧，利用臭氧良好的渗透力，直接作用在伤口表面及周围组织深部，达到杀菌、消炎、营养、通血管的作用，促进溃疡处愈合。

（四）中医定向透药

1. 操作前评估透药部位皮肤，有皮损者、过敏者慎用。

2. 孕妇、婴儿慎用。

3. 遵医嘱选择处方并调节电流强度，治疗过程中询问患者的感受，如有不适及时调整电流强度，必要时报告医生并做相应处理。

4. 操作时注意为患者保暖及隐私保护。

（五）艾灸

1. 操作前评估施灸部位的皮肤情况。

2. 颜面部、大血管部位、孕妇腹部及腰骶部不宜施灸。

3. 取合理体位，施灸部位宜先上后下，先灸头顶、胸背，后灸腹部、四肢。

4. 施灸过程中，防止灼伤皮肤。

5. 操作时注意为患者保暖及隐私保护。

（六）穴位按摩

1. 操作前评估按摩部位皮肤情况及对疼痛的耐受程度。

2. 女性患者月经期或妊娠期禁用。

3. 操作者应修剪指甲，以防损伤患者皮肤。

4. 操作时注意为患者保暖及隐私保护。

（七）穴位贴敷

1. 评估中药贴敷部位皮肤的情况及对温度的感知觉。

2. 操作环境宜温暖，充分暴露敷药部位，注意为患者保暖及保护隐私。

3. 遵医嘱确定敷药部位，贴敷面积应大于患处。

4. 中药涂抹厚薄均匀，保持一定湿度，外固定敷料松紧适宜。

5. 观察患者局部及全身情况，若出现红疹、瘙痒、水疱等现象，立即报告医生，遵医嘱配合处理。

6. 操作完毕后，记录中药贴敷部位的皮肤情况及患者的感受等。

（八）刮痧

1. 刮痧时室内空气流通，但忌对流风，冬季应避免感染风寒，夏季避免风扇、空调直吹刮痧部位，以防复感风寒而加重病情。

2. 刮痧时要蘸取介质，一边蘸介质，一边刮拭，边蘸边刮直至皮肤出现"痧痕"。

3. 初次刮痧，不可一味强求出"痧痕"。

4. 刮痧过程中要随时观察病情变化，发现异常，立即停刮，报告医生，配合处理。

5. 空腹及饮食后不宜进行刮痧术。

6. 刮痧后嘱患者适当饮温水，饮食宜清淡，忌食生冷油腻之品，30 min 内不宜洗澡。

7. 使用过的刮具，消毒备用。

（九）耳穴贴压

1. 评估耳部皮肤情况，准确选择穴位，用探针时力度适度、均匀。

2. 操作以单耳为宜，一般可留置 2 ~ 3 d，两耳交替使用，指导患者正确按压。

3. 观察耳部皮肤有无红、肿、破溃等异常情况，若有不适立即停止，并告知医生给予处理。

（十）拔罐

1. 评估患者身体素质，热证者不宜拔罐，局部溃疡、多毛等位置不宜拔罐。

2. 过敏体质、高热、抽搐或恶性血液病患者不宜拔罐。

3. 操作前检查罐口是否光滑、有无裂缝。根据不同部位使用不同罐体及手法。

4. 运罐时取合适体位，皮肤放松。

5. 每个部位留罐 20 ~ 30 min。

6. 操作完毕，在施罐部位进行按摩，清洁皮肤。

7. 治疗结束后记录使罐的部位、时间及患者的感受等情况。

8. 嘱患者注意保暖，避免受凉，4 h 内禁止沐浴，适量饮用温开水。

（十一）中药外敷

1. 敷药前及时询问患者药物过敏史。

2. 过敏体质、孕妇慎用，皮肤破损者禁用。

3. 药物现用现配。

4. 敷药后应询问患者有无瘙痒、皮疹、水疱等过敏现象，若有过敏反应，应停止敷药,并及时对症处理。

四、健康指导

（一）生活起居

1.节制饮食,不食或少食高嘌呤饮食。多饮水,避免暴饮暴食。节制烟酒,不宜喝大量浓茶或咖啡。

2.控制体重,避免肥胖。体重超重时要积极减肥,减轻体重。避免饥饿疗法,坚持适当的运动量。

3.生活有规律,按时起居。注意劳逸结合,避免过度劳累、紧张与激动,保持心情舒畅,情绪平和。

4.在医生指导下坚持服药,以控制痛风急性及反复发作,维持血尿酸在正常范围。尽可能不使用抑制尿酸排出的药物:双氢克尿噻、呋噻米。

5.定期检测血、尿酸值,1～3个月检测1次,以便调整用药和防治心、肾尿酸性结石。

（二）体位指导

1.急性期患者应卧床休息,受损关节保持功能位。

2.教会患者正确使用拐杖和轮椅的方法,并告知相关注意事项。

3.休息时经常改变姿势,保持关节舒适。

（三）饮食、饮水指导

1.饮食护理

(1)保持体重,适当限制脂肪,限制食盐摄入,禁酒限烟,低嘌呤饮食。

(2)通过健康教育使患者了解常见食物的酸碱性及嘌呤含量,使之能够合理地安排日常饮食。

2.饮水护理

(1)指导患者多饮水,每天保持尿量在2 000 mL以上,促进尿酸排泄,还可降低血液黏稠度。

(2)饮水习惯:坚持每日饮一定量的水,不可平时不饮,临时暴饮。

(3)饮水时间:饭前半小时内和饱餐后不宜立即饮大量的水,饮水最佳时间是两餐之间及晚间和清晨。

(4)饮水与口渴:痛风患者应采取主动饮水的积极态度,不能等有口渴感时才饮水,因为口渴明显时体内已处于缺水状态,这时饮水对促进尿酸排泄效果较差。

(5)饮茶:痛风患者可用饮茶代替饮白开水,但茶含有鞣酸,易和食物中的铁相结合,形成不溶性沉淀物影响铁的吸收。另外,茶中鞣酸尚可与某些蛋白质相结合,形成难以吸收的鞣酸蛋白,所以餐后立即饮茶会影响营养物质的吸收和易造成缺铁性贫血等,较好的方法是餐后1 h后开始饮茶,且以淡茶为宜。

（四）情志护理

1.多与患者沟通,了解其心理状态,及时给予心理疏导。同时鼓励患者与他人多交流。

2.鼓励家属多陪伴患者,给予情感支持。

3.解释病情,帮助患者了解痛风的病因及防治对策,增加其配合治疗的信心。

（五）康复指导

1.病情稳定后,可借助各种简单工具与器械进行关节功能锻炼,如捏核桃、握握力器、手指关节操等锻炼手指关节功能;空蹬自行车,锻炼膝关节;踝关节屈伸运动等。逐步可进行太极拳、八段锦、练气功等锻炼。

2.如果出现运动后疼痛时间超过2 h,应停止此项运动。

3.生活关节负重原则:使用大肌群,能用肩部负荷者不用手提,能用手臂者不用手指。

4.交替完成轻重不同的工作,不要长时间持续负重。

5.休息睡眠时,经常改变姿势,保持关节舒适。

（六）出院指导

1.注意保持健康合理、适合自己的饮食习惯。

2.定期监测尿的 pH 值、尿酸排出量,保持血尿酸在正常范围。

3.急性发作时应卧床休息,抬高患肢,以减轻疼痛,一般休息到关节痛缓解72 h 后方可恢复活动。

4.注意保暖、避寒,多饮水,忌食肥厚、辛辣、酒浆、高嘌呤食物。

5.有用药时,要坚持规律用药,禁忌私自停药。

6.不适随诊,定时复查。

第十节　银屑病关节炎

银屑病关节炎是一种与银屑病相关的慢性炎症性疾病。患者具有银屑病的皮肤损害和关节疼痛、肿胀、畸形、功能障碍等关节炎症状。中医认为银屑病关节炎多由邪实痹阻、肝肾阴亏、血虚风燥所致。本病与中医学痹病中尪痹、历节病、骨痹和肾痹较为相似,其皮肤损害相当于"白疕""蛇虱""疕风"等病种。

▶▶ 一、证候要点

1.风寒阻络证:皮损红斑不显,鳞屑色白而厚,皮损多散在于头皮或四肢,冬季易加重或复发,夏季多减轻或消退。关节疼痛游走不定,遇风冷则加重,得热则舒,舌质正常。苔薄白,脉弦紧。

2.血热风燥证:皮损遍及躯干四肢,且不断有新的皮损出现。皮损基底部皮色鲜红,鳞屑增厚,瘙痒,夏季加重。常有低热,关节红肿发热,疼痛较为固定,得热痛增。大便干结,小便黄赤。舌质红,苔黄,脉弦细而数。

3.湿热蕴结证:皮损多发于掌跖及关节屈侧和皮肤皱褶处。皮损发红,表皮湿烂或起脓疱。低热,关节红肿,灼热疼痛。下肢浮肿或有关节积液。阴雨天症状加重。神疲乏力,纳呆,下肢酸胀沉重。舌质黯红,苔黄腻,脉滑数。

4.热毒炽盛证:全身皮肤鲜红或呈黯红色,或有表皮剥脱,或有密集小脓点。皮肤发热,或有高热,口渴喜冷,便干,尿黄赤,四肢大小关节疼痛剧烈,屈伸困难。舌质红绛,苔少,脉象洪大而数。

5.肝肾亏虚证:病程迁延不愈,皮损红斑色淡,大多融合成片,鳞屑不厚,关节疼痛、强直变形,腰酸肢软,头晕耳鸣,舌质黯红,苔白,脉象沉缓,两尺脉弱。男子多有遗精阳痿,妇女月经量少、色淡或经期错后。

6.气滞血瘀证:关节肿胀刺痛,屈伸不利,情志不遂时加重,白疕肥厚,呈地图状斑块,肌肤甲错,胸胁胀痛,烦躁易怒,善太息。女子月经失调、痛经或乳房胀痛,舌下有瘀斑、舌质紫暗,脉弦涩。

▶▶ 二、主要症状/证候评估与施护

（一）皮肤损害

1.保持皮肤清洁,每天用温水或温和肥皂清洗,禁忌用碱性肥皂。

2.保持床铺清洁无渣屑,穿柔软宽大衣服,减少对皮肤的刺激。

3.寒证患者居住环境要保持适当的温度和湿度,可进行热敷和热疗,有条件者可行温泉浴。

4.热证患者居住环境避免温湿度过高,尽量保处皮损处干燥,皮损湿烂或有脓包,渗出明显者可用中药外洗。

（二）关节肿痛

1.观察疼痛性质、部位、程度、持续时间及伴随症状。

2.疼痛剧烈的患者,以卧床休息为主,受损关节保持功能位。

3.寒证患者疼痛关节可行热敷和热疗,坚持进行功能锻炼。

4.勿持重物,可使用辅助工具,减轻对受累关节的负重。

5.根据病情需要给予穴位贴敷、中医定向透药、中药泡洗、中药熏洗、中药塌渍、中药外敷等治疗。

（三）焦虑、忧郁

1.关心、关爱患者,多与患者沟通,了解其心理状态,及时给予心理疏导。同时鼓励患者与他人多交流。

2.根据患者的实际情况和生活行为习惯,让其做一些力所能及的事情转移患者的注意力。

3.让患者感到家属对治疗有信心,若患者病情反复,家属有疑虑,但不要在患者面前表现出疑虑、消极的情况。鼓励家属多陪伴患者,给予情感支持。

4.给予耳穴贴压缓解患者焦虑、忧郁情绪。

▶▶ 三、中医治疗与护理

(一)药物治疗

1. 内服汤剂

(1)每剂药分2~3次服用,具体服药时间根据药物的性能、功效、病情选择适宜的服药时间,急诊用药遵医嘱。

(2)一般情况下宜采用温服法,对有特殊治疗需要的情况应遵医嘱服用。

(3)成人一般每次服用200 mL,心力衰竭及限制入量的患者每次宜服100 mL,老年人、儿童应遵医嘱服用。

2. 内服中成药

(1)一般用温开水(或药引)送服,散剂用水或汤药冲服。

(2)用药前仔细询问过敏史,对过敏体质者,提醒医生关注。

(3)密切观察用药反应,对婴幼儿、老年人、孕妇等特殊人群尤应注意,发现异常,及时报告医生并协助处理。

(4)服用胶囊不能咬破;合剂、混悬剂、糖浆剂、口服液等不能稀释,应摇匀后直接服用;番泻叶、胖大海等应用沸水浸泡后代茶饮。

(二)针灸

1. 针灸治疗对银屑病关节炎具有较好疗效且无不良反应,是通过调节机体免疫功能,减少体内炎性介质的释放。

2. 目前针对关节炎症的针灸疗法主要有电针、火针及针灸等。

(三)穴位注射

1. 穴位注射疗法也称"水针",是根据中医学整体观念,以经络腧穴理论为基础进行的,通过将药物如正清风痛宁注射液等注射入相关穴位来刺激作用其所属脏腑,激发和调整机体内在的生理功能,使之起到治疗和调节机体免疫的作用。

2. 局部穴位注射是集药物、腧穴和经络于一体的综合疗法,运用穴位注射疗法治疗关节炎,不仅能发挥药物抗炎、抗风湿的作用,还能通过针刺相应穴位起到调节机体免疫的作用,可以放大药物效应,协同治疗关节炎。

3. 注意注射药物过敏反应。

(四)中药封包

1. 封包前及时询问患者药物过敏史。

2. 过敏体质、孕妇慎用,皮肤破损者禁用。

3. 药物现用现配。

4. 敷药后应询问患者有无瘙痒、皮疹、水疱等过敏现象,若有过敏反应,应停止敷药,并及时对症处理。

(五)中医定向透药

1. 操作前评估透药部位皮肤,有皮损者、过敏者慎用。

2. 孕妇、婴儿慎用。

3. 遵医嘱选择处方并调节电流强度,治疗过程中询问患者的感受,如有不适及时调整电流强度,必要时报告医生并做相应处理。

4. 操作时注意为患者保暖及隐私保护。

（六）中药熏洗

1. 操作前评估熏洗部位皮肤情况,皮肤过敏者慎用,孕妇及经期妇女不宜坐浴及外阴部熏洗,心、肺、脑病患者、水肿患者、体质虚弱及老年患者慎用。

2. 熏蒸药液温度以 50～70 ℃为宜,当药液温度降至 37～40 ℃时,方可坐浴、冲洗,以防烫伤。

3. 熏洗时间不宜过长,以 20～30 min 为宜。

4. 熏洗后要休息 30 min 方可外出,防止感冒。

（七）中药塌渍

1. 评估治疗部位皮肤及患者对温度的感知觉,药液温度以皮肤耐受为宜,不可过热。

2. 纱布药垫用药液完全浸湿,做到"饱含水,不滴水"。

3. 如配合烤灯照射,烤灯应距离局部 30～40 cm,避免距离过近烫伤皮肤,距离过远影响治疗效果。

4. 治疗过程中,如感觉局部灼热、疼痛等,应及时告知医护人员。治疗后注意观察,如局部皮肤出现红疹、瘙痒、水疱等不适,应停止治疗,报告医生给予处理。

▶▶ 四、健康指导

（一）生活起居

1. 居住环境宜洁净,温、湿度适中,气候变化时注意及时增减衣物。

2. 教育患者注意避免银屑病的诱发因素如上呼吸道感染,某些药物如碳酸锂、血管紧张素转换酶抑制剂等,可能致敏的化妆品、染发剂等,吸烟、饮酒及外伤等。

3. 注意皮肤护理,患者应穿着宽松、柔软、棉质的衣裤,勤沐浴,每天或隔日 1 次,床铺保持清洁,不要搔抓皮损。

（二）体位指导

1. 急性疼痛期,应以卧床休息为主,受损关节保持功能位。

2. 教会患者正确使用拐杖和轮椅的方法,并告知相关注意事项。

（三）饮食指导

1. 风寒阻络证:宜食温经散寒的食物,如韭菜、羊肉、干姜等,忌生冷食物。

2. 血热风燥证:宜食清热凉血、祛风润燥的食物,如黄瓜、鸭肉、赤豆、荸荠、冬瓜、黑豆等。

3. 湿热蕴结证:宜食清热利湿通络的食物,如丝瓜、冬瓜、赤小豆、玉米须等,忌食辛辣、肥甘、醇酒等食物。

4. 热毒炽盛证:宜食清热解毒的食物,如冬瓜、绿豆、竹笋等,忌食温热辛辣的食物,如羊肉、辣椒等。

5.肝肾亏虚证:宜食补益肝肾的食物,如枸杞子、鸭肉、芝麻、核桃、黑豆等。

6.气滞血瘀症:宜食补益气血的食物,如大枣、赤小豆、山药、阿胶、牛肉、乌鸡等。

(四)情志护理

1.因病程长,难以治愈,病情易反复发作,所以患者应有长期治疗的思想准备。

2.加强心理护理,避免不良刺激,使患者保持乐观情绪。

3.对患者进行健康教育,增加患者对疾病的认识,配合治疗。保持心情平稳,避免烦躁、焦虑、抑郁等情绪变化。

(五)康复指导

1.鼓励患者适当进行关节功能锻炼,注意避免劳累。

2.有关节运动障碍者,每天应进行被动活动,促使功能改善。

3.活动困难的患者应给予拐杖、推车等辅助工具。下蹲困难的患者,排便时应准备能搬动的椅式或凳式厕坐器。

(六)出院指导

1.良好的心理状态利于疾病恢复,正确认识疾病,了解疾病相关健康知识,保持乐观情绪,有利于树立与疾病长期进行斗争的决心与信心。

2.功能锻炼和药物治疗同等重要,鼓励患者坚持治疗与锻炼,以减少关节功能障碍,延缓病程,最大限度减少致残程度。

3.遵医嘱坚持用药,不随便停药、换药或增减药量。

4.定期门诊复查,如有二便异常、乏力、恶心等不适及时就诊。

第十一节　红蝴蝶病(系统性红斑狼疮)

系统性红斑狼疮是自身免疫介导的、以免疫性炎症为突出表现的弥漫性结缔组织病。本病多发于青年女性,以皮肤损害、关节表现为主,属中医学"红蝴蝶病""蝴蝶斑""阴阳毒"等范畴。

▶▶ 一、证候要点

1.毒热炽盛证:高热稽留或弛张,面部皴红,胸腹等处均见红斑,颜色鲜红,灼热,关节疼痛较甚,头痛目赤,口干咽痛,溲赤便秘,烦躁不安,甚则谵妄,四肢抽搐或癫痫样发作,或吐、衄、尿血。舌红少津,苔黄糙,脉多弦数或洪数。此型多见于急性型及暴发型,少女尤为多见。

2.阴虚内热证:低热缠绵或稍事活动后即热度升高,精神不振或不耐烦劳,两颧易于升火,皮疹黯褐,尤多见于面颊及手掌指尖,活动或情绪激动后斑色增红,关节酸楚,头晕耳鸣,腰膝疼痛,头发稀少或焦枯,月经不调或见闭经,小溲短少,大便偏干。舌红少津或见裂纹,苔少脉来细数。兼有阴虚内热时,可见有午后潮热,五心烦热,口舌干燥,间有盗汗等症。此型多见于红斑狼疮病情缓解或稳定期。

3.脾肾阳虚证:面色㿠白少华,颜面下肢浮肿,两颧隐红,胸腹胀满,心悸气短,精神萎靡,周身无力,足底跟痛,形寒肢冷,小便不利,大便溏薄。舌淡体胖,苔色白润,脉沉细弱。此型多见于红斑狼疮晚期,或合并有狼疮性肾炎者,或长期使用激素导致类柯兴氏症者,病久存活10年以上者也以此型多见。

4.肝郁血瘀证:胁肋疼痛,腹胀纳呆,或见黄疸,头晕失眠,月经不调,肝脾肿大,淋巴结肿大,皮肤红斑色暗,或有紫癜,或有雷诺氏现象,可见衄血。舌红少苔,舌质紫暗,或有瘀点,脉来细弦。此型多见于红斑狼疮合并有肝脏损害者。

5.邪蒙清窍证:神志昏迷,或有癫痫样发作,四肢抽搐,两颧绯红或瘀紫,头痛头胀,周身肢节疼痛或红肿,或臀腿红斑紫纹密布不褪,色鲜红或瘀紫,大便秘结,小便失禁或潴留。舌红或绛或紫黯,脉沉细弱或虚数。此型多见于狼疮危象,脑型红斑狼疮或红斑狼疮有心肌炎、心力衰竭、肾功能衰竭及败血症患者。

6.风湿热痹证:关节游走性疼痛,肌肉疼痛,或伴局部关节红肿热痛,屈伸不利,或见低热,口渴,烦躁,红斑隐显。舌红,苔黄腻,脉多滑数。此型也可合并有五脏损害,故亦有风痹损及肌肤脉络,风痹损肾、心、脾、肝、肺的分型。

▶▶ 二、主要症状/证候评估与施护

（一）皮疹、反复口腔溃疡

1.保持皮肤清洁、干燥,每天用温水冲洗;禁忌用碱性肥皂。

2.做好防晒工作,避免日光直射。

3.皮疹处避免使用化妆品,局部溃疡可涂软膏。

4.避免接触刺激性物品:如烫染发剂等。

5.避免用普鲁卡因胺等诱发风湿症状的药物。

6.保持口腔清洁,必要时用药;晨起、餐后、睡前漱口液漱口。

（二）关节肿痛

1.观察疼痛性质、部位、程度、持续时间及伴随症状。

2.疼痛剧烈的患者,以卧床休息为主,受损关节保持功能位。

3.局部保暖并在关节处加护套。

4.勿持重物,可使用辅助工具,减轻对受累关节的负重。

5.根据病情需要给予穴位贴敷、中医定向透药、中药泡洗、中药熏洗、中药塌渍、中药外敷等治疗。

（三）肾脏受累

1.急性期应卧床休息。

2.营养支持:低盐、优质低蛋白饮食,限水。

3.病情监测:关注水肿、小便的情况。

（四）焦虑、忧郁

1.关心、关爱患者,多与患者沟通,了解其心理状态,及时给予心理疏导,同时鼓励患

者与他人多交流。

2.根据患者的实际情况和生活行为习惯,让其做一些力所能及的事情以转移患者的注意力。

3.让患者感到家属对治疗有信心,若患者病情反复,家属有疑虑,不要在患者面前表现出疑虑、消极的情况。鼓励家属多陪伴患者,给予情感支持。

4.给予耳穴贴压缓解患者焦虑、忧郁情绪。

▶▶ 三、中医治疗与护理

（一）药物

1.内服汤剂

（1）每剂药分2～3次服用,根据药物的性能、功效、病情选择适宜的服药时间,急诊用药遵医嘱。

（2）一般情况宜采用温服法,对有特殊治疗需要的情况应遵医嘱服用。

（3）成人一般每次服用200 mL,心力衰竭及限制入量的患者每次宜服100 mL,老年人、儿童应遵医嘱服用。

2.内服中成药

（1）一般用温开水（或药引）送服,散剂用水或汤药冲服。

（2）用药前仔细询问过敏史,对过敏体质者,提醒医生关注。

（3）密切观察用药反应,对婴幼儿、老年人、孕妇等特殊人群尤应注意,发现异常,及时报告医生并协助处理。

（4）服用胶囊不能咬破;合剂、混悬剂、糖浆剂、口服液等不能稀释,应摇匀后直接服用;番泻叶、胖大海等应用沸水浸泡后代茶饮。

（二）推拿按摩

1.系统性红斑狼疮患者关节僵硬,肌肉萎缩、弛缓、紧张,神经麻痹,肢体瘫痪,头痛、腰腿痛、关节痛,肢端绀冷疼痛,胃肠功能紊乱,失眠,若病情处于缓解或稳定期,皆可使用按摩治疗。

2.活动期患者,皮肤损害明显,有出血倾向、急性关节炎、严重内脏损害及孕妇不宜使用按摩疗法。

（三）针灸

1.通过针灸腧穴,激发经气,疏通经络,调和气血及脏腑功能。

2.对于关节肌肉疼痛者,可选用通经活络止痛的穴位及局部的阿是穴,进行针刺治疗。例如肩部:肩髃、肩髎、肩前;肘部:曲池、尺泽、少海、小海、曲泽。腕部:阳池、外关、阳溪、腕骨。臀部:环跳、居髎、秩边。股部:伏兔、殷门、承扶。膝部:膝眼、梁丘、膝阳关。踝部:申脉、照海、昆仑。

3.脾肾阳虚或者寒湿者可选用灸法。

（四）中药泡洗

1.中药泡洗建议在晨晚间进行。

2. 温度在 37 ~ 40 ℃,以患者耐受为宜。

3. 夏季温度可偏凉,冬季温度可适当调高。

4. 泡洗前评估泡洗部位皮肤,有皮损者、过敏者慎用。

5. 严重心肺功能障碍、出血性疾病的患者禁用。

6. 空腹及餐后 1 h 内不宜泡洗。泡洗时注意为患者保暖及隐私保护,泡洗完毕注意要活动各关节 50 ~ 100 次。

（五）中医定向透药

1. 操作前评估透药部位皮肤,有皮损者、过敏者慎用。

2. 孕妇、婴儿慎用。

3. 遵医嘱选择处方并调节电流强度,治疗过程中询问患者的感受,如有不适及时调整电流强度,必要时报告医生并做相应处理。

4. 操作时注意为患者保暖及隐私保护。

（六）艾灸

1. 操作前评估施灸部位的皮肤情况。

2. 颜面部、大血管部位、孕妇腹部及腰骶部不宜施灸。

3. 取合理体位,施灸部位宜先上后下,先灸头顶、胸背,后灸腹部、四肢。

4. 施灸过程中,防止灼伤皮肤。

5. 操作时注意为患者保暖及隐私保护。

（七）中药封包

1. 封包前及时询问患者药物过敏史。

2. 过敏体质、孕妇慎用,皮肤破损者禁用。

3. 药物现用现配。

4. 敷药后应询问患者有无瘙痒、皮疹、水疱等过敏现象,若有过敏反应,应停止敷药,并及时对症处理。

（八）穴位贴敷

1. 评估中药贴敷部位皮肤的情况及对温度的感知觉。

2. 操作环境宜温暖,充分暴露敷药部位,注意为患者保暖及保护隐私。

3. 遵医嘱确定敷药部位,贴敷面积应大于患处。

4. 中药涂抹厚薄均匀,保持一定湿度,外固定敷料松紧适宜。

5. 观察患者局部及全身情况,若出现红疹、瘙痒、水疱等现象,立即报告医生,遵医嘱配合处理。

6. 操作完毕后,记录中药贴敷部位的皮肤情况及患者的感受等。

（九）中药熏洗

1. 操作前评估熏洗部位皮肤情况,皮肤过敏者慎用,孕妇及经期妇女不宜坐浴及外阴部熏洗,心、肺、脑病患者,水肿患者,体质虚弱及老年患者慎用。

2. 熏蒸药液温度以 50 ~ 70 ℃为宜,当药液温度降至 37 ~ 40 ℃时,方可坐浴、冲洗,以防烫伤。

3. 熏洗时间不宜过长,以 20 ~ 30 min 为宜。

4. 熏洗后要休息 30 min 方可外出,防止外感。

(十)中药塌渍

1. 评估治疗部位皮肤及患者对温度的感知觉,药液温度以皮肤耐受为宜,不可过热。

2. 纱布药垫用药液完全浸湿,做到"饱含水,不滴水"。

3. 如配合烤灯照射,烤灯应距离局部皮肤 30 ~ 40 cm,避免距离过近烫伤皮肤,距离过远影响治疗效果。

4. 治疗过程中,如感觉局部灼热、疼痛等,应及时告知医护人员。

5. 治疗后注意观察,如局部皮肤出现红疹、瘙痒、水疱等不适,应停止治疗,报告医生给予处理。

四、健康指导

(一)生活起居

1. 患者要保持良好的心态,积极应对疾病。

2. 平时不要吃无花果、香菇、香菜、芹菜等光敏性食物。

3. 作息时间要规律,不宜过度劳累、避免熬夜;外出时最好避免日晒和紫外线较强的时间,如上午 9 时至下午 2 时,同时注意保暖。

4. 不要自己随意减、停药,特别是激素,一定要在医生的指导下进行,否则容易加重病情,导致疾病反复。

5. 注意预防感染,不宜去人多、空气不流通的地方。

6. 患者出现乏力、发热、脱发加重、反复的口腔溃疡、关节炎、皮肤红斑和皮疹加重的时候,应该及时就诊。

(二)体位指导

1. 急性期患者以卧床休息为主,受损关节保持功能位。

2. 勿持重物,教会患者正确使用辅助工具,以减少对受累关节的负重。

(三)饮食指导

1. 毒热炽盛证:宜食清热解毒、凉血护阴的食品,如柴鱼、节瓜、槐花、白茅根、苦瓜、咸鸭蛋等。食疗方:柴鱼节瓜瘦肉汤、槐花白茅根煲鲫鱼、苦瓜排骨汤、苦瓜青滚咸蛋汤等。

2. 肝肾阴虚证:宜食滋补肝肾、养阴清热的食品,如枸杞子、鲈鱼、猪肉皮、芝麻、银耳、鸭肉、牛奶等。食疗方:生地枸杞炖兔肉、熟地山萸肉炖鸭肉、葱油清蒸鲈鱼等。

3. 脾肾阳虚证:宜食温补脾肾、通阳利永的食品,如枸杞子、芝麻、豇豆、羊肉、鸡肉、猪肚、韭菜等。食疗方:猪肚包鸡、淫羊藿茯苓炖鹌鹑、人参北芪炖乳鸽等。

4. 气滞血瘀证:宜食活血化瘀、柔肝理气的食品,如生姜、西红柿、鱼、黑木耳、红糖、山楂等。食疗方:鲜藕炒木耳、山楂红糖包、桃仁桂鱼等。

5.邪蒙清窍证:宜食清营滋阴、宁心开窍的食品,如青菜、芹菜、橘子等。该证型食疗意义不大,蔬菜、水果低脂肪饮食,忌食肥甘醇酒及过咸食物。

6.风湿热痹证:宜食祛风通络、清热和营的食品,如莲藕、冬瓜、赤小豆、薏米、鸭肉等。食疗方:秦艽桑枝煲老鸭、薏苡、木防已煲猫肉、秦艽丹参煲瘦肉等。

(四)情志护理

1.对患者疾病施行解释,让其心里有数,从各个方面彻底认识自己的病情;有规划地向患者提出一些问题,了解其心理矛盾;改善其心理状态的同时传授其专科知识,使其更好地配合治疗。

2.和患者施行一对一的心理开通,让其了解当下发生的趣闻趣事;在谈话中侧面了解其心理状况,消除其不良情绪。

3.让患者听音乐、看喜剧等,使其维持轻松舒畅的心绪,建立对生存的信心和兴致,鼓舞其治疗疾病的勇气。

(五)康复指导

1.五要:要听从医嘱,要充分休息,要精神愉快,要合理饮食,要定期复查。

2.五不要:不要乱用药,不要过度劳累,不要阳光暴晒,不要道听途说,不要突然停药。

3.一慎重:慎重妊娠。

(六)出院指导

1.保持心情舒畅及情绪乐观,正确认识疾病,消除恐惧心理。

2.外出活动要减少,如需外出请打遮阳伞,戴遮阳帽,穿长袖衣裤,做好防晒,避免到人群集中的公共场所。

3.饮食多选用清热养阴的食物,少食或忌食辛辣和热性食物。避免食用含激素的食品,如胎盘、蜂王浆等。

4.避免接触有害的化学物质和光敏性食物,如染发剂,光敏性食物(香菇、无花果、芹菜、香菜等)。

5.坚持规律用药,定期复查。

第十二节 发育性髋关节脱位

发育性髋关节脱位(又称先天性髋关节脱位),是指出生时或出生后不久股骨头脱出髋臼,并伴有骨和软组织发育不良,是小儿常见的一种下肢畸形,包括脱位和髋臼发育不良。

▶▶ 一、证候要点

1.先天不足(肝肾不足)证:骨骼发育畸形,骨软无力,屈伸不利,行动不便,骨质脆弱。舌淡红,苔白,脉沉迟。

2.后天失养(气血不足)证:面色无华或萎黄,肌肉瘦削,四肢疲惫,软弱无力,患肢疼痛。舌淡白,脉沉细。

▶▶ 二、主要症状/证候评估与施护

（一）患侧肢体短缩、髋关节外展受限

1.评估患儿生活自理或活动的能力,协助患儿移动肢体及日常生活。

2.协助患儿进行髋关节被动锻炼。

3.卧床休息,必要下床时,不负重行走并防止跌倒。

4.给予髋关节皮牵引,做好牵引护理。

（二）单侧跛行

双侧呈鸭步,年龄增长可出现腰痛及髋部疼痛。

1.评估疼痛性质、部位、持续时间与负重、活动、体位的关系,客观评估疼痛分值,做好记录,根据患儿年龄选择合适的疼痛评估工具。

2.注意髋部保暖。

3.给予中药塌渍,注意温度适宜,防止烫伤。

4.卧床休息,配合医生行髋关节患肢皮牵引。

5.给予耳穴贴压。

▶▶ 三、中医治疗与护理

（一）手术治疗与护理

1.术前

（1）做好术前宣教,告知手术相关注意事项及准备工作,取得患儿的配合。

（2）指导患儿进行深呼吸及有效的咳嗽练习,练习床上大小便。

（3）指导患者进食高蛋白、富含纤维素、易消化饮食,增强机体抵抗力。

（4）保持牵引的有效性,做好牵引护理。

（5）术区备皮。

2.术后

（1）按照中医骨伤科一般护理常规进行。

（2）病情观察

1）严密观察患儿生命体征及全身情况。

2）观察伤口渗血情况。

3）观察外固定松紧度。

4）观察足趾血液循环、皮温颜色、感觉、运动。

5）石膏固定的患儿,腰下垫以棉垫,棉垫高度和石膏平齐。注意石膏边缘是否摩擦皮肤、骨突处是否有压伤。可用毛巾衬在石膏边缘上。

（3）给药护理

1）应用止痛药后及时进行效果评价,同时观察不良反应。

2）静脉应用活血化瘀中成药注射液时,注意观察滴速和不良反应。

3）抗生素要严格按药物半衰期用药。

4）口服接骨类药物时避免呛咳,防止意外发生。

（二）临证施护

1.疼痛时做好疼痛评估,根据疼痛评分采取处理措施,遵医嘱用药,并及时进行效果评价。

2.肿胀瘀血:遵医嘱内服或外用活血化瘀、消肿药物,并做好用药护理。

3.做好大小便护理,保持外阴部清洁。

（三）特色护理项目

1.遵医嘱使用的中医特色技术:中药涂擦、灸法、中药塌渍、穴位贴敷、耳穴贴压。

2.其他诊疗技术:磁热疗法、牵引、可见光治疗。

▶▶ 四、健康指导

（一）生活起居

1.卧床休息,不能站立、走、跑、跳等,避免髋部负重。

2.后期尽量减少剧烈活动,使髋关节得到充分休息。

3.卧床期间做好防护,防止压力性损伤及坠床的发生。

（二）体位指导

髋人字石膏固定,保持患肢外展中立位。

（三）饮食指导

1.先天不足(肝肾不足)证:宜食补益肝肾、强壮筋骨的食品,如牛奶、黑芝麻、核桃仁、藕粉、胡萝卜、粟米、牛骨髓等。

2.后天失养(气血不足)证:宜食补气养血之品,如桂圆、银耳、猪肝、山药、小米粥、大枣等。

（四）情志护理

1.多与患儿沟通,使患儿情绪稳定。

2.使用患儿听得懂的语言交流,适当运用非语言沟通。

3.向家长及年长儿介绍本病的发生、发展、转归以及治疗过程中可能出现的问题,取得家长及患儿的支持和配合。

4.告知患儿及家长,该病治疗及时大多预后良好,树立战胜疾病的信心。

5.鼓励家长之间多交流治疗康复的经验。

6.主动亲近患儿,态度和蔼,在做治疗和护理时动作轻柔,不要急躁、粗暴或训斥患儿,以消除其紧张、恐惧、陌生的心理,获得患儿的配合。

（五）康复指导

1.手术后当天麻醉清醒后即开始让患儿进行足趾及踝关节活动。

2.术后2~3 d开始,指导并协助患儿主动和被动活动足趾及踝关节的背伸跖屈交替运动,做股四头肌收缩锻炼,每日3~4次,每次5~10 min。根据患者的状况逐渐增加锻炼次数及时间。

3.术后石膏固定6周,去除石膏后,佩戴支具,继续卧床2周,逐渐进行髋关节功能锻炼。

4.术后8周,佩戴支具下地走路。

（六）出院指导

1.向患儿父母讲解做完手术并非万事大吉,术后有效的康复训练可确保手术的成功,以及预防并发症的重要性,保持治疗的连续性,有良好的遵医嘱行为。

2.向患儿家长讲明保持石膏清洁的重要性,防止大小便污染浸湿,防止石膏变形断裂。

3.每日定时为患儿清洗外阴部,保持皮肤清洁。

4.石膏固定者注意石膏的边缘是否受压、摩擦皮肤,随时观察足趾血液循环、温度、活动情况,若有异常及时复查。

5.根据医嘱告知正确的服药时间及药物可能出现的不良反应和注意事项。

6.佩戴支具需1~2个月,定时复查。

第十三节　先天性马蹄内翻足

先天性马蹄内翻足是指先天性足下垂、内翻、内收畸形,形似马蹄状。本病是最多见的足部先天性畸形,男性发病多于女性,可为单侧发病,也可双侧发病,单侧略多于双侧。

一、证候要点

1.先天不足(肝肾不足)证:骨骼发育畸形,骨软无力,关节屈伸不利,行动不便,骨质脆弱。舌淡红,苔白,脉沉迟。

2.后天失养(气血不足)证:面色无华或萎黄,肌肉瘦削,四肢疲惫,软弱无力,患肢疼痛。舌淡白,脉沉细。

二、主要症状/证候评估与施护

（一）疼痛

1.评估疼痛的性质、部位、持续时间及与活动、体位的关系,客观评估疼痛分值,做好记录,根据患者年龄,选择合适的疼痛评估工具。

2.给予中药熏洗、中药涂擦及红光治疗,观察治疗后的效果,及时向医生反馈。

3.疼痛明显者遵医嘱使用非甾体抗炎药,并及时观察用药效果和有无不良反应。

4.术前热水泡洗脚后,进行足踝部按摩,手法扳正,每日 2~3 次,每次 5~10 min。

（二）肿胀

1.评估肿胀的部位、持续时间、运动情况等。

2.给予中药塌渍,注意温度适宜,防止烫伤。

3.抬高患肢,肿胀严重者,遵医嘱使用活血化瘀消肿药物涂擦患肢。

三、中医治疗与护理

（一）手术治疗与护理

1.术前

（1）做好术前宣教,告知手术相关注意事项及准备工作,取得患者的配合。

（2）指导深呼吸及有效的咳嗽练习,练习床上大小便。

（3）指导患者进食高蛋白、富含纤维素、易消化饮食,加强机体抵抗力。

（4）术前热水泡洗脚后,进行足踝部按摩,手法扳正,每日 2~3 次,每次 5~10 min。注意手法轻柔、力道适中,避免损伤皮肤。

（5）手法扳正后使用外固定器具、石膏、胶布等,维持矫正位时要经常检查足趾血液循环,发现问题应立即报告医生。

（6）给予中药熏洗。中药熏洗前,嘱患者排空膀胱,熏洗时注意保暖,温度适宜,防烫伤,熏洗后平卧 15~20 min,饮 500~1 000 mL 温开水。注意有无过敏反应。

（7）做好术区皮肤准备。

2.术后

（1）按照中医骨伤科一般护理常规进行。

（2）病情观察

1）手术后要严密观察患者生命体征及全身情况。

2）抬高患肢,观察外固定松紧度,观察足趾血液循环、皮肤温度、颜色、感觉运动。

3）石膏固定者,严密观察,防止压力性损伤的发生。

（3）给药护理

1）静脉应用活血化瘀中成药注射液时,注意观察滴速和不良反应。

2）抗生素要严格按药物半衰期用药。

3）口服接骨类药物时注意勿引起呛咳,防止意外发生。

（二）临证施护

1.疼痛:做好疼痛评估,根据疼痛评分采取处理措施,遵医嘱用药,并及时进行效果评价。

2.肿胀:抬高患肢,遵医嘱内服或外用活血化瘀、消肿药物,并及时进行效果评价。

▶▶ 四、健康指导

（一）生活起居

1. 嘱患者注意保暖，并尽量选择向阳的居室居住，保持室内干燥、温暖、空气新鲜。
2. 温水洗手、洗脚，避免衣物潮湿。
3. 保持患者身体清洁。

（二）体位指导

抬高患肢。

（三）饮食指导

1. 先天不足（肝肾不足）证：宜食补益肝肾、强壮筋骨的食品，如牛奶、黑芝麻、核桃仁、藕粉、鸡蛋、瘦肉，排骨汤、胡萝卜、粟米、牛骨髓等。
2. 后天失养（气血不足）证：宜食补气养血之品：桂圆、银耳、猪肝、山药、大枣、新鲜蔬菜及水果等。

（四）情志护理

1. 入院时热情接待患者，向其介绍医院环境，消除陌生感。
2. 了解患者的生活习惯，积极做好各项术前准备工作。
3. 手法扳正者治疗时间较长，但简单有效，要向家属讲明原理，并结合实际病例，增加家属治疗的信心。

（五）康复指导

1. 手法扳正者教会家长手法矫正的正确方法，每次手法矫正前，在跟腱及内踝下方先进行按摩，每次 5～10 min。在进行手法矫正时，要注意观察患儿有无剧烈哭闹及表情变化，以免用力过猛损伤骨骼及软组织，并注意防止皮肤损伤。
2. 麻醉清醒后即可给患者进行足趾的背伸、外展活动，由于矫正后石膏固定比较紧，患肢肿胀明显，患儿大多不能主动活动足趾，可被动活动足趾，等足趾肿胀消失后可加强足趾的主动活动，一日 2～3 次，一次 5～10 min，以后逐渐增加。
3. 使用外固定器具或石膏维持矫正位时要经常检查足趾血液循环，发现问题，立即报告医生及时处理。石膏外固定注意保持石膏的完整性，防止浸湿变形，并注意石膏与骨突部位是否存在摩擦或压力性损伤。
4. 去除石膏固定后应加强足趾及踝关节的跖屈背伸活动。每日 3～4 次，每次 15～30 min，以后逐渐增加活动次数和时间。

（六）出院指导

1. 手法扳正后维持患足矫形过正位者，随时注意观察患足包扎、固定的松紧度，关注血液循环、感觉、运动情况。
2. 手法治疗需 1～2 年，治疗时间短者易复发，穿矫形靴者要维持数年，直至无复发迹象后才可脱掉矫形靴套。
3. 有石膏外固定者，注意保持石膏的完整性，防止浸湿变形，并注意石膏与骨突部位是否存在摩擦或压伤。

4.加强足趾或踝关节的主动、被动功能锻炼。

第十四节 后天性短肢畸形

后天性短肢畸形是上肢或下肢因外伤或病变或发育异常所导致的畸形或功能障碍。

▶▶ 一、证候要点

1.风寒湿痹证:肢体酸楚跛行、痛处固定,有如刀割或有明显重着感或患处表现出肿胀感,关节活动欠灵活,畏风寒,得热则舒。舌质淡,苔白腻,脉紧。

2.风湿热痹证:起病较急,病变处红肿、灼热、跛行,甚至痛不可触,得冷则舒为特征;可伴有全身发热,或皮肤红斑、硬结。舌质红,苔黄,脉滑数。

3.瘀血闭阻证:肢体关节刺痛,痛处固定,局部有僵硬感,或麻木不仁。舌质紫暗,苔白而干涩。

4.肝肾亏虚证:腰膝酸软无力,酸困跛行,遇劳更甚。舌质红,少苔,脉沉细无力。

▶▶ 二、主要症状/证候评估与施护

（一）疼痛

1.评估疼痛部位、性质、程度。

2.协助患者取舒适体位,尽量减少诱发疼痛的活动。

3.给予中药塌渍、中药涂擦、磁热疗法、耳穴贴压等。

4.耐心倾听患者主诉,指导其放松,如缓慢呼吸,听舒缓音乐,看书、看报以分散注意力。

5.遵医嘱正确应用镇痛药,并观察用药后反应及效果。

（二）发热

1.术后监测患者生命体征,有高热者,严密观察患者神志情况。

2.遵医嘱合理使用抗生素。

3.做好饮食调护,及时补充营养和水分,防止津液耗伤。饮食以清淡易消化、高蛋白、高热量、富含维生素为宜,如鸡蛋、牛奶、瘦肉等。忌食海腥发物及辛辣刺激食品,如牛羊肉、海鱼、辣椒等。

4.给予穴位按摩:取大椎、合谷、曲池等穴。

5.做好口腔及皮肤护理,防止并发症发生。

6.病室温、湿度适宜,空气流通。

（三）血栓

1.抬高患肢制动,避免按摩、热水泡脚、针灸。

2. 饮食宜清淡,多食粗纤维食物。

3. 指导患肢进行功能锻炼。

4. 禁止在患肢进行穿刺。

5. 应用活血化瘀及抗凝药物。注意观察有无全身散在出血点。

6. 嘱其多饮水,降低血液黏稠度。

7. 局部皮肤应避免冷敷、热敷、按摩、拍打等。

(四)肿胀

1. 评估患者肢体肿胀情况及患肢血液循环状况、皮肤颜色、皮温、足趾感觉运动情况。

2. 患肢制动并抬高,保持中立位,指导患者活动患肢末梢关节,训练股四头肌、腓肠肌等长收缩活动。

3. 定时观察患者生命体征。

4. 观察肢体血液循环,防止因水肿过甚或石膏压迫过紧所致的骨-筋膜室综合征。

(五)腹胀、便秘

1. 评估患者腹胀、便秘情况。

2. 患者入院后指导患者进行顺时针方向腹部按摩,每日按摩 2 次,每次 100~200 圈。

3. 口服木香顺气丸以行气调中,或少量番泻叶代茶饮。指导患者多吃蔬菜。

4. 耳穴贴压,取大肠、小肠、交感、肺、三焦等穴位。已发生腹胀、便秘者可采用针刺排便,取天枢、关元、支沟、健侧丰隆;必要时用开塞露或肥皂条纳肛。

▶▶ 三、中医治疗与护理

(一)手术治疗与护理

1. 术前

(1)做好术前宣教,告知手术相关注意事项及准备工作,取得患者的配合。

(2)抽烟患者劝其戒烟。

(3)指导深呼吸及有效的咳嗽练习,练习床上大小便。

(4)做好术区皮肤准备。

2. 术后

(1)密切观察患者生命体征及伤口渗血、末梢血运、感觉活动情况。

(2)做好外固定架的护理,注意观察针眼处有无红肿、渗出。穿衣应宽松,活动搬移过程中防碰撞或拉挂。

(3)做好情志护理,保持平和乐观心态。

(4)加强饮食调护,保持大便通畅。

(5)做好口腔及皮肤护理,防止并发症发生。

(6)加强功能锻炼:积极指导患者分期行足与踝关节屈伸锻炼、股四头肌肌力训练及膝关节 CPM 机屈伸活动等功能锻炼。

（二）特色护理项目

1. 遵医嘱使用的中医特色技术：中药涂擦、灸法、中药塌渍、穴位贴敷、耳穴贴压。

2. 其他诊疗技术：磁热疗法、膝关节 CPM 机。

四、健康指导

（一）生活起居

1. 做好个人卫生，保持患肢清洁，做好手卫生宣教，防止交叉感染。

2. 注意保暖，防风寒湿邪侵袭。

3. 饮食有节，起居有常，顺应时令，防止发生呼吸道感染及其他并发症。

4. 加强营养，增强机体抵抗力。

（二）体位指导

1. 抬高患肢，保持关节功能位。

2. 下车行走不便时，使用拐杖、轮椅等。

（三）饮食指导

1. 风寒湿痹证：宜食祛风除湿、通络止痛之品，如鳝鱼、薏苡仁、木瓜、樱桃等。食疗方：薏仁粥、葱豉汤等。

2. 风湿热痹证：宜食清热祛湿之品，如薏苡仁、红豆、黄瓜、苦瓜、冬瓜、丝瓜、绿豆芽、绿豆等。食疗方：丝瓜绿豆汤、冬瓜薏苡仁汤等。

3. 瘀血闭阻证：宜食活血化瘀之品，如葡萄、柠檬、菠萝、大白菜、西红柿、桃仁等。食疗方：桃仁莲藕汤、桃仁川芎粥等。

4. 肝肾亏虚证：宜食补益肝肾之品，如甲鱼、山药、枸杞子、鸭肉、鹅肉、芝麻、黑豆等。食疗方：山药芝麻糊、枸杞鸭汤等。

（四）情志护理

1. 向患者及家属讲解疾病的发生、发展及转归，提高其对疾病的认识，列举治疗成功的病例并展示图片，从而增强战胜疾病的信心。

2. 鼓励家属多陪伴患者，亲朋好友给予情感支持。

3. 患者情绪烦躁时，可使用安神静志法，指导其闭目静心、全身放松、平静呼吸，以达到周身气血流通舒畅。

4. 鼓励病友间相互交流治疗体会，提高患者对疾病的认知，增强治疗的信心。

（五）康复指导

1. 耐心细致向患者讲述疾病治疗及康复的过程、注意事项，介绍同种疾病不同个体成功的例子，消除其的紧张和顾虑，积极配合治疗和护理。

2. 注意休息，适当进行一些活动，以保持肢体的活动功能。跛行严重者应卧床休息。

3. 患肢注意保暖，勿受寒冷刺激。

4. 进行必要的锻炼，如练气功、游泳、散步等，以维持肌力和保持关节活动，但应注意避免过度活动引起损伤。

5.患者行走不方便,卧床期间要做好生活护理,保持皮肤清洁,整理床单位,使患者舒适。

6.肢体肿胀较甚,跛行加重,及时报告医生处理。

(六)出院指导

1.注意安全,防止发生意外骨折。

2.加强功能锻炼,教会患者锻炼时的注意事项及有效指征。

3.加强营养,合理膳食,促进康复。

4.去除外固定架后,鼓励患者尽量使用拐杖,防止负重引起意外发生。

5.减肥:改变不良的饮食时间及饮食习惯,防止骨质疏松症。

6.避免引起跛行的动作,如上下楼梯,爬山,长时间行走,可骑自行车运动。

7.定期复查。

第五章 其他骨伤病中医护理方案

第一节 梨状肌综合征

梨状肌综合征:由于外力损伤(闪、扭、下蹲、跨越)梨状肌而导致局部充血、水肿、肌痉挛,进而刺激或压迫坐骨神经而产生局部疼痛、活动受限和下肢放射性疼痛、麻木等一系列症状的综合征。

▶▶ 一、证候要点

1.风寒湿痹证:臀部及下肢酸胀、疼痛、拘急、屈伸不利、行走不便;风气盛疼痛可呈游走性并有明显拘紧感;湿气盛则酸困重着,麻木不仁;寒气盛则疼痛剧烈,遇冷更甚,得温则舒。舌质淡,苔薄白,脉弦紧和浮紧。

2.气滞血瘀证:多因外伤引起;症见臀部疼痛剧烈,固定不移,拒按压,痛如针刺刀割,入夜尤甚,肌肉坚硬,肢体拘挛,活动不便。舌质暗红和有瘀斑,苔薄白,脉弦涩。

3.湿热阻络证:臀部及下肢痛不可近,烧灼难忍,遇热而重,得冷则缓,常有出汗、恶心口干渴、烦闷躁动。舌红、苔黄,脉弦数。

4.肝肾亏虚证:久病未治,疼痛不愈,酸困隐隐,屈伸不利,行走困难,肌肉瘦削,皮肤感觉迟钝和麻木不仁,身倦乏力,声怯懒言。舌质淡,苔薄白,脉细弱无力。

▶▶ 二、主要症状/证候评估与施护

(一)疼痛

1.评估疼痛的部位、诱因、性质、下肢感觉、运动情况。

2.急性期严格卧床休息,保持患肢外展外旋位,避免髋关节的旋转动作,使梨状肌处于放松状态。

3.做好臀部、腿部保暖,防止受凉。

4.给予中药塌渍、艾灸、中药熏蒸、中医定向透药等治疗,观察治疗后的反应及效果。

5.给予腕踝针治疗、耳穴贴压,常用穴位:神门、交感、皮质下、肝、肾等,以减轻疼痛。

(二)肢体麻木

1.评估麻木部位、程度以及伴随的症状,并做好记录。

2.协助患者按摩拍打麻木肢体,力度适中,增加患者舒适度。

3. 麻木肢体做好保暖,指导患者进行双下肢功能锻炼及踝泵锻炼,以促进血液循环。

4. 给予中药熏洗、中药塌渍、艾灸等治疗,注意防止皮肤烫伤及损伤,观察治疗效果。

5. 遵医嘱给予封闭或针灸治疗,常用穴位:殷门、环跳、委中、承山、秩边等。

（三）下肢活动受限

1. 评估患者双下肢肌力及步态,对肌力下降及步态不稳者,做好安全防护措施,防止跌倒发生。

2. 做好健康教育,教会患者起床活动时的注意事项,必要时使用辅助工具行走。

3. 卧床期间或活动困难患者,指导其进行四肢关节主动锻炼,预防血栓形成。

4. 保持病室环境安全,物品放置有序,协助患者生活护理。

5. 给予物理治疗磁热治疗等,或采用火龙罐、中药热敷等治疗。

三、中医治疗与护理

（一）手法整复

1. 手法治疗具有舒筋通络、活血散瘀之功效。

2. 急性期手法柔和,切忌暴力,以理筋轻手法为宜;慢性期手法宜深沉有力,深达病位,以弹拨法为主。

（二）针刺疗法

1. 针刺时取阿是穴、殷门、环跳、委中、承山、秩边等穴位。

2. 急性期采用强刺激,运用泻法大幅度提插捻转,以有酸麻感向远端放散为佳。

3. 对于病久、病情较轻者,应轻刺激,采用平补平泻或补法。

4. 针刺前指导患者采取适当体位,并用大小不同的垫子垫好,使患者保持平稳、舒适而能持久的姿势。

5. 患者在饥饿,疲劳,精神紧张时不宜针刺。

6. 针刺时嘱其保持情绪稳定,勿紧张,勿随意改变体位等,以免晕针、滞针等意外情况发生。

7. 如出现晕针等不适,立即停止治疗,给予对症处理。

（三）封闭注射

1. 向患者介绍封闭注射的过程,消除紧张心理,血糖控制在正常范围内。

2. 注射时垂直进针至横突尖部后缘回抽无血再注射药物。

3. 注射后 1 h 内密切监测生命体征。

4. 保持注射部位干燥,预防感染。

5. 饮食宜清淡,忌油腻、生冷、辛辣食物。

6. 封闭注射后原有症状可能会加重,属正常现象,向患者做好解释工作。

7. 卧床休息 1~2 h 后方可下床,72 h 内禁止沐浴。

（四）臭氧注射

1. 臭氧注射时,避免将气体注入血管及神经鞘内,注射后密切观察患者有无干咳、呼吸困难等过敏现象。

2.局部有无出血、肿痛及双下肢感觉、运动情况,卧床休息1~2 h后方可下床。

3.针眼保持干燥清洁,72 h内禁止沐浴,避免感染。

4.局部症状暂时加重,属正常现象,做好患者的心理疏导。

（五）中药熏蒸

1.熏洗时检查熏洗床性能是否良好,药液应完全浸没电热管,以防电热管受损。

2.设定温度时按"测量—设定—测量"程序,根据患者耐受情况随时调节。

3.熏洗药液不宜过热,以防烫伤。

4.如治疗过程中出现异常情况,应及时关闭面板上的电源开关,拔下插座。

5.熏洗过程中适时询问患者有无头晕、心悸等不适,如有问题,及时告知医生给予处理。

6.熏洗后不可立即下床,以免造成体位性低血压,及时穿衣保暖,防止复感风寒。

（六）中药塌渍

1.塌渍用中药液应现用现配,温度以皮肤耐受为宜,不可过热。

2.纱布药垫用药液完全浸湿,做到"饱含水,不滴水"。

3.如配合烤灯照射,烤灯应距离局部皮肤30~40 cm,避免距离过近烫伤皮肤,距离过远影响治疗效果。

4.治疗过程中,如感觉局部灼热、疼痛等不适,应及时告知医护人员。

5.治疗后注意观察局部皮肤有无红疹、瘙痒、水疱等不适,若有应停止治疗,报告医生给予处理。

（七）中医定向透药

1.操作前检查仪器性能,各部件连接是否正确。

2.检查治疗部位皮肤是否清洁完整,感觉是否正常,勿在皮肤破损部位治疗。

3.有心脏疾病的患者,第三腰椎以上,极板不能放在脊柱两侧,避免电流通过心脏。

4.治疗过程中皮肤电板片应与皮肤紧密贴合并固定,避免因电极片翘曲而可能产生的电流刺激。

5.治疗仪电极与皮肤之间应采用1~2 mm布垫或海绵垫缓冲接触治疗部位,防止皮肤灼伤。

6.若电极板接触处感觉刺痛,或有其他异常情况,应及时报告医护人员检查处理。

7.突然停电或结束治疗时应先取下电极垫,再关闭机器。

8.注意观察患者治疗部位的皮肤情况,如有红疹、瘙痒、水疱等情况,及时告知医生给予处理。

（八）火龙罐

1.对接触性过敏或艾烟过敏者、凝血机制障碍等患者不宜施罐。

2.注意点火时避免烧到罐口,做好一摸二测三观察。

3.操作时根据不同部位使用不同罐体及手法,注意把控罐温,避免过度晃动,以免艾条及艾灰脱落,引起烫伤。

4. 治疗结束后嘱患者适量饮用温开水,注意保暖,避免受凉,4 h 内禁止沐浴。

（九）艾灸

1. 施灸时体质强壮者,灸量可大;久病、体弱、年老和小儿患者,灸量宜小。

2. 患者的体位须平正、舒适,不能摆动,防止燃烧的艾炷或燃尽的热灰滚落燃损皮肤和衣物。

3. 施灸过程中要密切观察患者的病情及对施灸的反应,询问患者有无灼痛感,及时调整距离,防止灼伤。

4. 施灸时取穴要准,灸穴不宜过多,火力要均匀。

5. 注意观察施灸部位皮肤情况,谨慎控制施灸强度、防止烫伤。

6. 对于小儿和皮肤感觉迟钝的患者,操作时可用手指轻触施灸部皮肤,以测知局部受热程度,防止局部烫伤。

7. 空腹或餐后 1 h 不宜施灸。

8. 施灸后及时熄灭艾火,以防复燃。

（十）耳穴贴压

1. 耳郭局部有炎症、冻疮或表面皮肤有溃破者不宜施行。

2. 一次贴压一侧耳郭为宜,双侧耳郭交替贴压,贴压留置时间一般夏季 1～3 d,冬季 3～7 d。

3. 留置期间应防止胶布脱落或污染。

4. 用探针选穴时力度适度、均匀。

5. 观察耳部皮肤有无红、肿、破溃等异常情况,若有不适立即停止,并告知医生给予处理。

（十一）腕踝针

1. 根据患者疾症选择上 4、5、6 区,30°皮下浅刺,针身仅在真皮,即横卧真皮下,针刺方向朝症状端,行针以下有松软感为宜,不捻转不提插,一般无酸麻胀感,如出现针感时,应及时调整针的深度和方向。

2. 操作过程中注意观察患者的不良反应,如出现晕针、皮下出血等,及时处理。

3. 患者在饥饿、疲乏或精神高度紧张时不宜穿刺。

（十二）中药热熨

1. 利用加热中药的温热之力,达到温经通络、活血行气、散寒止痛、祛瘀消肿的功效。

2. 热熨前嘱患者排空小便,热熨中保持药袋温度,冷却后应及时更换或加热。

3. 若患者感到局部疼痛或出现水疱应停止操作,并进行适当处理。

4. 布袋用后清洗消毒备用。

▶▶ 四、健康指导

（一）生活起居

1. 慎起居,避风寒湿邪侵袭,局部注意保暖。

2. 减少或避免髋关节的剧烈活动或受伤,如髋部扭伤、闪挫及负重下蹲等。

3. 改变生产及生活中的不良习惯,对长期处于髋膝关节屈曲姿势工作者注意更换体位及姿势,指导其做好劳动保护。

(二)体位指导

1. 急性期患者以卧床休息为主,采取舒适体位;保持患肢在外展、旋外位,避免关节的旋转动作,使梨状肌处于放松状态。

2. 疼痛缓解后应加强髋部及腰部活动、功能锻炼,以减少肌肉萎缩,促进血液循环。

(三)饮食指导

1. 风寒湿痹证:宜食祛风除湿的食品,如南瓜、豆芽、黑豆、羊肉、马铃薯等。食疗方:生姜羊肉汤等。

2. 气滞血瘀证:宜食行气活血化瘀之品,如黑木耳、金针菇、桃仁等。食疗方:山楂银耳汤、萝卜粥等。

3. 湿热阻络证:宜食清热利湿通络之品,如丝瓜、冬瓜、赤小豆、玉米须等;忌辛辣燥热之品,如葱、蒜、胡椒等。食疗方:丝瓜瘦肉汤。

4. 肝肾亏虚证:宜食滋补肝肾、强筋壮骨的食物,如黑豆、核桃、枸杞子、腰果等。食疗方:桑葚杞子米饭、芝麻核桃粉等。

(四)情志调理

1. 责任护士多与患者沟通,了解其心理状态,指导其保持乐观情绪。

2. 针对患者忧思恼怒、恐惧紧张等不良情志,指导患者采用移情相制疗法,转移其注意力,淡化,甚至消除不良情志;针对患者焦虑或抑郁的情绪变化,可采用暗示疗法或顺情从欲法。

3. 鼓励家属多陪伴患者,给予其心理支持。

4. 鼓励病友间多沟通交流疾病防治经验,提高认识,增强治疗的信心。

5. 指导患者和家属了解本病的性质,掌握控制疼痛的简单方法,以减轻身体痛苦。

(五)康复指导

1. 适度行患侧髋关节旋内、旋外、内收、外展活动,锻炼时动作幅度由小到大;每日3~5次,每次5~10 min。

2. 患侧下肢力量锻炼:如蹬空练习法,患者仰卧位,先作踝关节跖屈背伸活动,然后屈髋屈膝用力向斜上方进行蹬足动作,每日3~5组,每组15~20次。

3. 飞燕式:患者俯卧位,双下肢伸直,两手贴在身体两旁,下半身不动,抬头时上半身向后背伸,每日2~3组,每组5~10次;逐渐增加为抬头上半身后伸与双下肢直腿后伸同时进行;腰部尽量背伸,每日5~10组,每组10~20次。

4. 五点支撑式:患者取卧位,以双手叉腰作支撑点,两腿半屈膝90°,脚掌置于床上,以头后部及双肘支撑上半身,双脚支撑下半身,呈半拱桥形,当挺起躯干架桥时,膝部稍向两旁分开,速度由慢而快,每日3~5组,每组10~20次;适应后增加至每日10~20组,每组30~50次。

5. 三点支撑式:仰卧硬板床,双臂置于胸前,用头、双足三点支撑全身,背部腾空后伸;此法一般在复位后第3周开始练习,每日2~3组,每组30~50次,循序渐进逐渐增加次数。

6.自我按摩点穴:以示指或中指指端按揉患侧环跳、委中、承山等穴。

7.锻炼注意事项:急性期不宜做锻炼;锻炼应遵循循序渐进的原则;以不劳累和额外增加痛苦为度。

（六）出院指导

1.加强营养,增强机体抵抗力,多食核桃、瘦肉、黑芝麻、山药等滋补肝肾、强筋壮骨之食品。

2.加强腰背肌功能锻炼,如拱桥式、燕飞式等,每日2~3次,每次5~10 min,继续髋关节的内收、旋外、外展的被动训练,以不疲劳为度。

3.保持日常生活的正确站姿、坐姿及行走姿势,避免久坐、久站,避免剧烈运动如跳高、跳远、蛙跳及从高处往下跳等冲击性强的动作。

4.慎起居,避风寒,注意劳逸结合。

5.定期复查。

第二节　骨盆骨折

骨盆骨折是指由骶骨、尾骨和两侧髋骨组成的骨环完整性遭到破坏。本病临床表现为疼痛、肿胀、瘀斑、畸形、活动受限,常合并膀胱、尿道、直肠及血管神经损伤而造成大出血,引起休克等严重并发症。

▶▶ 一、证候要点

1.气滞血瘀证:骨折初期,伤后1~2周。局部肿胀疼痛。舌质紫暗或有瘀斑,苔薄白,脉弦涩。

2.瘀血凝滞证:骨折中期,伤后3~6周。骨折处疼痛减轻,肿胀消退,骨折断端初步稳定。舌暗红或紫暗,苔薄白或薄黄,脉弦或细。

3.肝肾不足证:骨折后期,伤后7~8周。骨折断端比较稳定,筋骨痿弱,两目干涩,视物模糊,头晕耳鸣,腰膝酸软,倦怠乏力,面色少华。舌质淡或舌红苔少,脉沉细。

▶▶ 二、主要症状/证候评估与施护

（一）疼痛

1.评估疼痛的部位、程度、性质、原因、伴随症状,做好疼痛评分,记录具体分值。

2.评估患者腹部有无压痛、反跳痛;评估会阴、阴囊、大腿根部有无疼痛,瘀斑,血肿;评估有无排尿困难、排尿疼痛、尿道口溢血、肛门出血等。

3.给予中医外治:中药热硬膏外敷。

4.给予腕踝针治疗。

5.给予耳穴贴压:取神门、交感、皮质下、肝、肾等穴。

6.给予物理治疗:冷疗、中频脉冲电治疗、磁热疗法等。

7.给予止痛药物或者中药汤剂口服。

（二）肿胀

1.评估肿胀的部位、程度、伴随症状,并做好记录。

2.抬高患肢,利于静脉回流以减轻肿胀。

3.受伤早期局部给予冷疗,降低毛细血管通透性,减少组织间液渗出,以减轻肿胀。

4.给予口服中药汤剂或活血化瘀、消肿药物。

5.给予冰硝散外敷、中药涂擦、中药塌渍、中药湿敷等。

（三）伤处活动障碍

1.抬高双下肢并保持功能位,评估双下肢末梢血液循环、感觉及肢体活动情况。

2.给予股骨髁上牵引,注意预防压力性损伤,如发现异常,应通知医生及时处理。

3.移动或改变体位时注意保护患肢,避免骨折处遭受旋转和成角外力的干扰。

▶▶ 三、中医治疗与护理

（一）非手术治疗与护理

牵引治疗主要用于稳定型骨盆骨折,如单纯前环耻骨支骨折、坐骨支骨折、髂骨翼裂纹骨折等。

1.做好牵引前的准备,向患者及家属说明牵引的目的、方法及注意事项,取得配合。

2.维持有效的牵引体位、牵引角度、重量及时间,不得随意增减牵引重量。

3.牵引绳上勿放置重物,保持有效的牵引力线,牵引锤悬空,不可着地。

4.牵引过程中观察患肢末梢血液循环、感觉运动及局部皮肤受压情况,做好交接班。

5.牵引期间嘱患者多饮水,定时抬臀,经常按摩骨突受压部位,以预防并发症的发生。骨牵引要预防针眼处感染。

6.指导患者扩胸运动、深呼吸、有效咳嗽和排痰,预防坠积性肺炎的发生;嘱患者抬臀、按摩骶尾部,预防压力性损伤的发生;指导双下肢股四头肌等长收缩活动,踝关节的跖屈、背伸,每日 2～3 次,每次 15～20 min,循序渐进,以不疲劳为度。

7.骨盆兜悬吊以将臀部抬离床面为宜。5～6 周后换用石膏短裤固定或采用多头带固定骨盆部位。

（二）手术治疗与护理

1.术前

(1)评估患者全身、生命体征、骨伤专科、生活自理能力、皮肤及用药等情况。

(2)治疗和控制原发病,按要求定时测量患者生命体征,如有异常,及时报告医生。

(3)做好术前宣教和心理护理,告知患者手术相关注意事项,取得患者配合。

(4)根据季节变化做好防护,戒烟戒酒,避免六淫侵袭,预防感冒。

(5)做好术前皮肤准备,更换干净衣裤,保持个人卫生。

（6）术前根据医嘱做好肠道准备。

（7）根据医嘱做好配血、药敏试验等准备，并做好记录。

（8）给予耳穴贴压，缓解焦虑情绪。

2. 术后

（1）术后妥善安置患者，搬运患者时，注意保护好骨盆，双下肢保持功能位。

（2）根据不同的麻醉方式，正确指导患者进食时间。

（3）监测患者生命体征，观察双下肢感觉、运动、肿胀及伤口渗血情况，保持伤口引流管通畅，及时倾倒引流液，严格执行无菌操作。观察引流液色、质、量的变化，并记录。

（4）观察有无休克症状：如面色苍白、出冷汗、呼吸急促、脉微细、血压下降时，立即报告医生，实施抗休克措施。

（5）观察有无尿道损伤症状：如尿道口滴血、血尿、膀胱膨胀、排尿障碍、会阴部或阴囊血肿，立即报告医生并配合处理。

（6）观察有无膀胱损伤症状：如留置尿管无尿液引出、腹部压痛等，立即报告医生并配合处理。

（7）观察有无直肠损伤症状：如肛门疼痛、出血时，报告医生并配合处理。

（8）观察有无神经损伤症状：如括约肌功能障碍、下肢无力或皮肤感觉异常等神经损伤时，报告医师并配合处理。

（9）做好健康教育，指导患者扩胸运动、深呼吸、有效咳嗽和排痰，预防坠积性肺炎的发生；嘱患者抬臀、按摩骶尾部，预防压力性损伤的发生；指导双下肢股四头肌等长收缩活动，踝关节的跖屈、背伸，每日2~3次，每次15~20 min，循序渐进，以不疲劳为度。

（10）根据患者恢复情况，指导患者下地三部曲：床上坐起—床边坐—床边站；如无不适指导患者扶拐不负重行走，行走时姿势正确，做好安全防护。

（11）积极进行护理干预，预防肺部感染、尿路感染、压力性损伤及下肢深静脉血栓形成等并发症的发生。

（12）对排尿困难者，可取艾灸关元、中极等穴位，以促进排尿。

（13）对便秘患者，可艾灸神阙、天枢、关元等穴位，或进行穴位叩击、腹部按摩、口服行气中药、灌肠等措施，以促进排便。

（14）卧床期间协助患者做好生活护理，满足其各项需求。

（三）临证施护

1. 休克

（1）给予平卧位，减少不必要的搬动。必须搬动患者时，动作应轻柔，有效制动，避免加重损伤。

（2）观察患者生命体征、意识、面色、皮肤温度和色泽、排尿、排便、腹部等情况，迅速建立静脉通道、吸氧，必要时做好抢救准备。

（3）观察患者的精神状态，如患者突然烦躁不安、呼吸困难、神志障碍、血压下降、进行性低氧血症等时，应立即报告医生及时处理。

（4）加强病情观察，设专人护理，必要时加床档和应用约束具或遵医嘱应用镇静剂，预防跌倒、坠床等意外发生。

（5）保持呼吸道通畅，注意保暖。

（6）观察有无膀胱、尿道、直肠、血管损伤，做好急诊手术准备：备皮、留置尿管、配血、抗休克治疗、药敏试验等。

2.膀胱、尿道损伤

（1）观察腹部情况：做好腹部四诊（视、触、叩、听）。观察患者有无腹胀、腹痛等腹膜刺激症状。叩诊有无移动性浊音，必要时做腹腔穿刺以明确诊断；如抽出腹内不凝血，为内脏损伤；抽出血性尿液，则为膀胱破裂；若抽出液为血性并含有大量白细胞或混浊脓性物，常见于腹腔脏器损伤，需立即处理。

（2）观察有无呕吐、便血、排便障碍。

（3）观察排尿情况，注意有无排尿困难，血尿或尿道口流血，排尿时疼痛等情况，如有异常及时报告医生处理。

（4）定时测量腹围有无变化，对于主诉腹胀患者要注意观察肠鸣音的变化，询问患者有无排气、排便，以便及早发现严重的腹膜后血肿引起的麻痹性肠梗阻。

（5）观察下腹部及腹股沟、会阴部皮下瘀血、肿胀程度，以判断膀胱、尿道损伤情况。若导尿时发现膀胱空虚，仅有极少血性尿液，应判断有膀胱破裂并有尿外渗的可能；如留置尿管困难，应考虑尿道损伤的困难并及时告知医生。

（6）对疑有膀胱、尿道损伤患者，禁止患者自行排尿，以免加重尿外渗。

（7）对膀胱膨隆、排尿困难的尿潴留者，一般不立即插导尿管，更不能反复试插，以免加重损伤或形成假性尿道，可先做耻骨上膀胱穿刺术，抽吸尿液。

3.直肠、肛管损伤

（1）观察肛门有无出血、疼痛，局部有无压痛；女性患者还要观察会阴有无裂伤，阴道有无流血漏尿，如有异常，及时报告医生处理。

（2）术后观察造瘘口血运情况，做好造瘘口护理。

（3）指导患者高营养、高纤维素饮食，预防便秘、提高抵抗力。

（4）做好会阴部护理，鼓励患者多饮水、勤换内衣，预防会阴部感染。

（5）加强心理护理，主动关心体贴患者。

4.神经损伤

（1）观察骨盆及双下肢的感觉、运动情况，耐心倾听患者主诉，及早发现有无神经损伤症状并做好记录。

（2）对有神经损伤的患者，保持患肢功能位，鼓励主动和被动活动，防止肌肉萎缩或关节粘连。

5.恶心、呕吐

（1）观察呕吐物的颜色、气味、性质及量，如呕吐物中呈咖啡色或鲜红色，及时报告医生处理。

（2）给予穴位贴敷：取中脘、足三里、内关等穴。

（3）给予穴位按摩：取内关、足三里等穴。

（4）给予耳穴贴压：取脾、胃、交感、神门、贲门、耳中等穴。

（5）给予吴茱萸热奄包热熨：取上脘、中脘、下脘等穴。

6. 腹胀、便秘

(1)给予穴位按摩:取关元、足三里、大横、天枢等穴。

(2)给予耳穴贴压:取大肠、直肠、便秘点、肺等穴。

(3)给予艾灸:神阙、天枢、关元等穴位。

(4)指导患者顺结肠方向按摩腹部,必要时遵医嘱给予中药贴脐、中药灌肠。

(5)指导患肢叩击四缝穴、劳宫穴等。

7. 排尿困难

(1)给予会阴冲洗、听流水声,诱导排尿,必要时留置导尿。

(2)遵医嘱艾灸:取中极、关元、气海等穴。

(3)热熨下腹部,配合穴位按摩:取中极、关元、气海等穴。

8. 失眠

(1)给予五行音乐疗法。

(2)给予开天门按摩促进睡眠。

(3)遵医嘱给予耳穴贴压:取神门、交感、皮质下、内分泌、心、肝、肾等穴。

(4)穴位贴敷:取双足涌泉穴。

(5)做好防跌倒、坠床措施的落实。

▶▶ 四、健康指导

(一)生活起居

1. 保持病室安静、整洁,空气清新,温、湿度适宜。

2. 慎起居,避风寒,注意保暖,防止受凉。

3. 下床活动时做好安全防护,正确使用拐杖,以防跌倒。

4. 禁止吸烟、饮酒等。

(二)体位指导

1. 单纯前环耻骨支、坐骨支骨折:可取仰卧、健侧卧位交替卧硬板床休息3~4周,即可下床活动。肌肉撕脱骨折者取放松牵拉骨折的肌肉体位,如髂前上、下棘骨折患者可屈膝屈髋位休息3~4周,即可下床活动;坐骨结节骨折可伸髋屈膝位休息4~6周,即可下床活动。

2. 不稳定性骨盆骨折:要求患者仰卧硬板床,躯干要放直,骨盆要摆正,脊柱和骨盆要垂直,忌盘腿、侧卧,以防骨盆变形。

(三)饮食指导

1. 气滞血瘀证:宜食行气止痛、活血化瘀的食品,如白萝卜、红糖、山楂、生姜等,少食甜食、土豆等胀气食物,尤其不可过早食以肥腻滋补之品。

2. 瘀血凝滞证:宜食活血化瘀的食品,满足骨痂生长的需要,加以骨头汤、鸽子汤等高蛋白食物。

3. 肝肾不足证:宜食滋补肝肾、补益气血的食品,如鱼、虾、肉、蛋、牛奶,新鲜蔬菜、水果。适量食用榛子、核桃等坚果类食物以补充钙及微量元素。

（四）情志护理

1. 向患者介绍本疾病的治疗经过及转归,取得患者配合。

2. 久病骨折不愈合或愈合不佳者,多鼓励支持,介绍成功的病例,帮助患者树立战胜疾病的信心。

3. 建立家庭支持系统,给予亲情关怀。

4. 情绪烦躁时,指导患者以安神静志法放松:闭目静心全身放松、平静呼吸,或听五行音乐,以达到周身气血流通舒畅;也可使用开天门按摩疗法以缓解烦躁情绪。

（五）康复指导

1. 在医生(康复师)的指导下,督促或协助患者进行主动和被动功能锻炼。

2. 指导患者功能锻炼时,注意始终保持躯干要放直,骨盆要摆正,脊柱和骨盆要垂直。

3. 指导正确坐姿、睡姿、站姿,避免下蹲、盘腿、侧卧、跷二郎腿及弯腰拾物。

4. 术后康复

（1）肌力训练:股四头肌的等长收缩训练、腰背肌训练、夹臀训练、呼吸功能训练。

（2）关节活动度训练:髋、膝关节屈伸,踝关节背伸跖屈,髋关节的外展训练,指推髌骨。

（3）下肢关节功能康复器(CPM 机)锻炼:遵医嘱行 CPM 机锻炼。

（4）协助患者扶拐下床锻炼:扶双拐三点步法平地行走训练、扶双拐上下楼梯训练、扶单拐训练。

（5）康复功能锻炼以循序渐进,不疼痛、不疲劳为度。

（六）出院指导

1. 生活规律,保持乐观,避免不良情绪。

2. 避免感冒,室内经常通风换气,保持空气清新。

3. 鼓励患者进食高蛋白、高热量、富含维生素饮食,如牛奶、豆类、虾皮等,以促进骨折愈合。

4. 继续口服接骨续筋药物,并嘱其多饮温开水。

5. 继续遵医嘱进行功能锻炼,注意逐渐增加活动量,避免活动过量。

6. 嘱患者按时复查。若有不适,应随时就诊。

第三节 髋臼骨折

髋臼骨折是临床上较常见的一种严重的关节内骨折,系高能量严重直接暴力或间接暴力引起骨盆骨折时耻骨、坐骨、髂骨的骨折波及髋臼,也可由髋关节中心脱位所致。髋臼骨折主要临床表现为髋关节局部疼痛、活动受限,合并股骨头后脱位者,髋关节呈屈曲、内收畸形、患肢短缩;合并前脱位者,髋关节呈伸直、外展、旋外畸形,患肢变长。髋臼骨折易并发创伤性髋关节炎、异位骨化、坐骨神经损伤、股骨头坏死等。

▶▶ 一、证候要点

1.气滞血瘀证:骨折初期,伤后 1～2 周。局部肿胀疼痛。舌质紫暗或有瘀斑,苔薄白,脉弦涩。

2.瘀血凝滞证:骨折中期,伤后 3～6 周。骨折处疼痛减轻,肿胀消退,骨折断端初步稳定。舌暗红或紫暗,苔薄白或薄黄,脉弦或细。

3.肝肾亏虚证:骨折后期,伤后 7～8 周。骨折断端比较稳定,筋骨痿弱,两目干涩,视物模糊,头晕耳鸣,腰膝酸软,倦怠乏力,面色少华,舌质淡或舌红苔少,脉沉细。

▶▶ 二、主要症状/证候评估与施护

(一)疼痛

1.评估疼痛的部位、程度、性质、原因、伴随症状,做好疼痛评分,并记录具体分值。

2.评估患者腹部有无压痛、反跳痛;评估会阴、阴囊、大腿根部有无疼痛、瘀斑、血肿;评估有无排尿困难、排尿疼痛、尿道口溢血、肛门出血等。

3.给予中医外治:中药硬膏外敷。

4.给予腕踝针治疗。

5.给予耳穴贴压:取神门、交感、皮质下、肝、肾等穴。

6.给予物理治疗:冷疗、中频脉冲电治疗、磁热疗法等。

7.给予止痛药物或者中药汤剂口服。

(二)肿胀

1.评估肿胀的部位、程度、伴随症状,并做好记录。

2.抬高患肢,利于静脉回流以减轻肿胀。

3.受伤早期局部给予冷疗,降低毛细血管通透性,减少组织间液渗出,以减轻肿胀。

4.给予口服中药汤剂或活血化瘀、消肿药物。

5.给予冰硝散外敷、中药涂擦、中药塌渍、中药湿敷等。

(三)患肢活动障碍

1.抬高患肢并保持功能位,评估患肢末梢血液循环、感觉及肢体活动情况。

2.给予股骨髁上牵引,注意预防压力性损伤,如发现异常,应及时通知医生处理。

3.移动或改变体位时注意保护患肢,平抬平放,多人协助,避免再次损伤。

▶▶ 三、中医治疗与护理

(一)非手术治疗与护理

1.卧硬板床休息 3～4 周,患侧股骨髁上牵引。

2.做好牵引前的准备,向患者及家属说明牵引的目的、方法及注意事项,以取得配合。

3.维持有效的牵引体位、牵引角度、重量及时间,不得随意增减牵引重量。

4. 牵引绳上勿放置重物,保持有效的牵引力线,牵引锤悬空,不可着地。

5. 牵引过程中观察患肢末梢血液循环、感觉运动及局部皮肤受压情况,做好交接班。

6. 牵引期间嘱患者多饮水,定时抬臀,经常按摩骨突受压部位,以预防并发症。骨牵引要预防针眼处感染。

7. 牵引 6~8 周后,指导患者扶双拐下地不负重活动并逐渐负重,直至完全承重去拐行走。

8. 遵医嘱药物治疗,注意观察用药效果并及时记录。

9. 根据病情指导患者进行功能锻炼。

10. 预防并发症的发生。

(二)手术治疗与护理

1. 术前

(1)评估患者全身、生命体征、骨伤专科、生活自理能力、皮肤及用药等情况。

(2)治疗和控制原发病,按要求定时测量生命体征,如有异常,及时报告医生。

(3)做好术前宣教和心理护理,告知患者手术相关注意事项,以取得患者配合。

(4)根据季节变化做好防护,戒烟戒酒,避免六淫侵袭,预防感冒。

(5)做好术前皮肤准备,更换干净衣裤,保持个人卫生。

(6)术前根据医嘱做好肠道准备。

(7)根据医嘱做好配血、药敏试验等准备,并做好记录。

(8)给予耳穴贴压,缓解患者的焦虑情绪。

2. 术后

(1)术后妥善安置患者,搬运患者时,注意保护好骨盆,双下肢保持功能位。

(2)根据不同的麻醉方式,指导患者正确的进食时间。

(3)监测患者生命体征,观察双下肢感觉、运动、肿胀及伤口渗血情况,保持伤口引流管通畅,及时倾倒引流液,严格执行无菌操作。观察引流液色、质、量的变化,并记录。

(4)观察有无休克症状,如出现面色苍白、出冷汗、呼吸急促、脉微细、血压下降,立即报告医生实施抗休克措施。

(5)观察有无神经损伤症状,如括约肌功能障碍、下肢无力或皮肤感觉异常等神经损伤时,报告医生并配合处理。

(6)做好健康教育,指导患者扩胸运动、深呼吸、有效咳嗽和排痰,预防坠积性肺炎的发生;嘱患者抬臀、按摩骶尾部,预防压力性损伤的发生;指导双下肢股四头肌等长收缩活动,踝关节的跖屈、背伸,每日 2~3 次,每次 15~20 min,循序渐进,以不疲劳为度。

(7)根据患者恢复情况,指导患者下地三部曲:床上坐起—床边坐—床边站;如无不适指导患者扶拐不负重行走,行走时姿势正确,做好安全防护。

(8)积极进行护理干预,预防肺部感染、尿路感染、压力性损伤及下肢深静脉血栓形成等并发症。

(9)对排尿困难者,可艾灸关元、中极等穴位,以促进排尿。

(10)对便秘患者,可艾灸神阙、天枢、关元等穴位,或进行穴位叩击、腹部按摩、口服行气中药、灌肠等措施,以促进排便。

(11)卧床期间协助患者做好生活护理,满足各项需求。

(三)临证施护

1. 休克

(1)给予患者平卧位,减少不必要的搬动。必需搬动时,动作应轻柔,有效制动,避免加重损伤。

(2)观察患者的生命体征、意识、面色、皮肤温度和色泽、排尿、排便、腹部等情况,迅速建立静脉通道、吸氧,必要时做好抢救准备。

(3)观察患者精神状态,如患者突然出现烦躁不安、呼吸困难、神志障碍、血压下降、进行性低氧血症等时,应立即报告医生,及时处理。

(4)加强病情观察,设专人护理,必要时加床档和应用约束具或遵医嘱应用镇静剂,预防跌倒坠床等意外发生。

(5)保持呼吸道通畅,注意保暖。

(6)观察有无膀胱、尿道、直肠、血管损伤,做好急诊手术准备:备皮、留置尿管、配血、抗休克治疗、药敏试验等。

2. 神经损伤

(1)观察骨盆及患肢的感觉、运动情况,耐心倾听患者主诉,及早发现有无神经损伤症状并做好记录,及时报告医生进行处理。

(2)对有神经损伤的患者,保持患肢功能位,鼓励主动和被动活动,防止肌肉萎缩或关节粘连。

3. 恶心、呕吐

(1)观察呕吐物的颜色、气味、性质及量,如呕吐物颜色异常,呈咖啡色或鲜红色,及时报告医生处理。

(2)给予穴位贴敷:取中脘、足三里、内关等穴。

(3)给予穴位按摩:取内关、足三里等穴。

(4)给予耳穴贴压:取脾、胃、交感、神门、贲门、耳中等穴。

(5)给予吴茱萸热奄包热熨:取上脘、中脘、下脘等穴。

4. 腹胀、便秘

(1)给予穴位按摩:取关元、足三里、大横、天枢等穴。

(2)给予耳穴贴压:取大肠、直肠、便秘点、肺等穴。

(3)给予艾灸:取神阙、天枢、关元等穴位。

(4)指导患者顺结肠方向按摩腹部,必要时遵医嘱给予中药贴脐、中药灌肠。

(5)指导患肢叩击四缝穴、劳宫穴等。

5. 排尿困难

(1)给予会阴冲洗、听流水声诱导排尿,必要时留置导尿。

(2)遵医嘱艾灸:取中极、关元、气海等穴。

(3)热熨下腹部,配合穴位按摩:取中极、关元、气海等穴。

6. 失眠

(1)给予五行音乐疗法。

（2）给予开天门按摩促进睡眠。

（3）遵医嘱给予耳穴贴压：取神门、交感、皮质下、内分泌、心、肝、肾等穴。

（4）穴位贴敷：取双足涌泉穴。

（5）做好防跌倒、坠床措施的落实。

▶▶ 四、健康指导

（一）生活起居

1. 保持病室安静、整洁，空气清新，温、湿度适宜。

2. 慎起居，避风寒，注意保暖，防止着凉。

3. 下床活动时做好安全防护，正确使用拐杖，以防跌倒。

4. 禁止吸烟、饮酒等。

（二）体位指导

1. 患者取平卧位，患肢屈膝、屈髋保持外展中立位，以利患侧臀肌处于松弛状态，忌髋关节内收、旋内，以防髋关节脱位。

2. 髋臼骨折牵引时要求患者仰卧硬板床，躯干要放直，骨盆要摆正，脊柱和骨盆要垂直，忌髋关节内收、旋内，以防髋关节脱位。

（三）饮食指导

1. 气滞血瘀证：宜食行气止痛、活血化瘀的食品，如白萝卜、红糖、山楂、生姜等，少食甜食、土豆等胀气食物，尤其不可过早食以肥腻滋补之品。

2. 瘀血凝滞证：宜食活血化瘀的食品，满足骨痂生长的需要，加以骨头汤、鸽子汤等高蛋白食物。

3. 肝肾亏虚证：宜食滋补肝肾、补益气血的食品，如鱼、虾、肉、蛋、牛奶，新鲜蔬菜水果。适量食用榛子、核桃等坚果类食物以补充钙及微量元素。

（四）情志护理

1. 向患者介绍本疾病的治疗经过及转归，取得患者配合。

2. 久病骨折不愈合或愈合不佳者，多鼓励支持，介绍成功的病例，帮助患者树立战胜疾病的信心。

3. 建立家庭支持系统，给予亲情关怀。

4. 情绪烦躁时，指导患者以安神静志法放松：闭目静心、全身放松、平静呼吸，或听五行音乐，以达到周身气血流通舒畅；也可使用开天门按摩疗法以缓解烦躁情绪。

（五）康复指导

1. 在医生（康复师）的指导下，督促或协助患者进行主动和被动功能锻炼。

2. 指导患者功能锻炼时，注意始终保持躯干要放直，骨盆要摆正，脊柱和骨盆要垂直，患肢屈膝、屈髋外展中立位，忌髋关节内收、旋内，以防髋关节脱位。

3. 指导正确坐姿、睡姿、站姿，避免下蹲、盘腿、侧卧、跷二郎腿等。

4.术后康复

（1）肌力训练:股四头肌的等长收缩训练、腰背肌训练、夹臀训练、呼吸功能训练。

（2）关节活动度训练:髋、膝关节屈伸,踝关节背伸跖屈,髋关节的外展训练,指推髌骨。

（3）CPM机锻炼:遵医嘱行CPM机锻炼。

（4）协助患者扶拐下床锻炼:扶双拐三点步法平地行走训练、扶双拐上下楼梯训练、扶单拐训练。

（5）康复功能锻炼原则以循序渐进,不疼痛、不疲劳为度。

（六）出院指导

1.生活规律,保持乐观,避免不良情绪。

2.避免感冒,室内经常通风换气,保持空气清新。

3.鼓励患者进食高蛋白、高热量、富含维生素饮食,如牛奶、豆类、虾皮等以促进骨折愈合。

4.继续口服接骨续筋药物,并嘱其多饮温开水。

5.继续遵医嘱进行功能锻炼,注意逐渐增加活动量,避免活动过量。

6.嘱患者按时复查。若有不适,应随时就诊。

第四节　颌骨骨折

颌骨骨折是由外伤引起的颌骨断裂,包括上颌骨骨折和下颌骨骨折,多发生在下颌骨,是口腔颌面部外伤中常见急诊之一。其临床特点:牙齿咬合紊乱、异常感觉、张口受限、影响呼吸和吞咽、视觉障碍等。

▶▶ 一、证候要点

1.气滞血瘀证:骨折初期,伤后1~2周,局部肿胀疼痛。舌质紫暗或有瘀斑,苔薄白,脉弦涩。

2.瘀血凝滞证:骨折中期,伤后3~6周,骨折处疼痛减轻,肿胀消退,骨折断端初步稳定。舌暗红或紫暗,苔薄白或薄黄,脉弦或细。

3.肝肾亏虚证:骨折后期,伤后7~8周。骨折断端比较稳定,筋骨痿弱,两目干涩,视物模糊,头晕耳鸣,腰膝酸软,倦怠乏力,面色少华。舌质淡或舌红苔少,脉沉细。

▶▶ 二、主要症状/证候评估与施护

（一）肿痛

1.评估疼痛的程度、性质、原因、伴随症状,做好疼痛评分,并记录具体分值。

2.病情允许时可取半卧位,床头抬高30°~45°,以减轻肿胀、疼痛;严重颌面部损伤宜取平卧位,头偏一侧。

3.保持病室空气清新,避免刺激性气味,以免引起咳嗽。

4.给予中药穴位贴敷。

5.给予腕踝针治疗。

6.给予耳穴贴压:取神门、交感、皮质下、肝、肾等穴。

7.给予物理治疗:冷疗、中频脉冲电治疗、磁热疗法等。

8.给予止痛药物或者中药汤剂口服。

（二）咬合功能活动障碍

1.通过手法复位、固定恢复正常上下颌咬合关系及咀嚼功能。

2.密切观察口腔内金属丝结扎物是否稳妥,预防松动和刺伤黏膜。

3.评估患者自理能力,给予生活协助。

4.根据患者病情指导主动和被动功能锻炼。

三、中医治疗与护理

（一）非手术治疗与护理

1.评估患者全身情况、生命体征及有无其他部位损伤,如有无昏迷、呕吐、面部感觉运动障碍及视力的变化、有无脑脊液漏等,并做好记录。如患者出现呼吸困难、头痛剧烈、喷射性呕吐立即报告医生,给予处理。

2.手法复位后,观察上下颌牙齿的咬合情况。口腔内有颌间钢丝结扎时,经常检查口腔内金属丝结扎物,防止松脱和刺伤黏膜。如发现有异常情况及时告知医生处理。

3.保持口腔清洁,预防感染。

4.加强心理护理,增强患者自信心。

5.根据患者病情正确指导其进行功能锻炼;鼓励患者早期下床活动,以改善全身和局部血液循环。

（二）手术治疗与护理

1.术前

（1）评估患者全身、生命体征、骨伤专科、生活自理能力及用药等情况。

（2）做好术前宣教和心理护理,告知患者手术相关注意事项,取得患者配合。

（3）根据季节变化做好防护,戒烟戒酒,避免六淫侵袭,预防感冒。

（4）做好口腔护理,指导患者饭后漱口,术前 3 d 每日给予漱口液漱口,必要时给予口腔护理,每日 2～3 次。张口受限不能自行漱口者,用3%过氧化氢溶液、生理盐水擦洗伤口或用注射器冲洗口腔。

（5）术前根据医嘱做好肠道准备。

（6）给予耳穴贴压,以缓解患者焦虑情绪。

2.术后

（1）全麻术后未清醒患者取平卧位,头偏向一侧,床边备吸引器,及时吸出口腔分泌物,保持呼吸道通畅。全麻清醒后头部抬高 30°或取半卧位,以控制唾液,促进颈静脉回流及面部肿胀消退。

（2）严密观察患者生命体征变化，负压引流、切口敷料有无渗血及面部感觉运动等情况。

（3）喉头水肿、排痰困难者，给予雾化吸入、拍背，协助排痰。

（4）观察患者有无术中消毒液刺激引起眼部结膜红、肿及分泌物增多现象，询问患者有无眼部不适或疼痛现象，必要时遵医嘱给予定时点滴眼药水或生理盐水结膜囊冲洗。

（5）术后24 h内，应用冷毛巾或冰袋局部外敷，以使损伤血管收缩，减轻肿胀。24 h以后宜改为热疗，消肿止痛。

（6）保持口腔清洁，防止并发症。

（7）加强心理护理，增强患者自信心。

（8）根据患者病情正确指导其进行功能锻炼；鼓励患者早期下床活动，以改善全身和局部血液循环。

（9）指导患者瘢痕预防：避免阳光照射；给予防瘢痕的药物应用、IDR照射、超声微波导入等。

（10）积极进行护理干预，预防肺部感染、尿路感染、压力性损伤及下肢深静脉血栓形成等并发症的发生。

（三）临证施护

1. 张口受限

（1）手法复位固定者，下颌骨骨折一般固定4周左右，上颌骨骨折固定3周即可逐步活动，练习张口动作。

（2）颞颌关节成形术者，术后3 d，即行张口训练；手术复位内固定者术后7～10 d指导患者逐步进行颞颌关节功能锻炼；必要时可被动张口训练。

（3）张口困难者，可借助注射器推入等方式进食，不可过快，以免呛咳，辅以静脉输液，严重者可鼻饲流质饮食。

2. 腹胀、便秘

（1）给予穴位按摩：取关元、足三里、大横、天枢等穴。

（2）给予耳穴贴压：取大肠、小肠、脾、胃、交感等穴。

（3）给予艾灸：取神阙、天枢、关元等穴。

（4）指导患者顺结肠方向按摩腹部，必要时遵医嘱给予中药贴脐、中药灌肠。

（5）指导患者叩击四缝穴、劳宫穴等。

3. 失眠

（1）给予五行音乐疗法。

（2）给予开天门按摩促进睡眠。

（3）遵医嘱给予耳穴贴压：取神门、交感、皮质下、内分泌、心、肝、肾等穴。

▶▶ 四、健康指导

（一）生活起居

1. 保持病室安静、整洁，空气清新，温、湿度适宜，避免刺激性气味，以免引起咳嗽。

2. 慎起居,避风寒,注意保暖,防止受凉。

3. 下床活动时做好安全防护,正确使用拐杖,以防跌倒。

4. 禁止吸烟、饮酒,禁食辛辣、刺激性食物等。

（二）体位指导

1. 患者伤后及术后病情允许应取半卧位,白天取半卧位呈45°,晚间呈30°,以防舌后坠,促肿胀消退,减轻疼痛。

2. 严重颌面部损伤合并脑脊液鼻漏、耳漏者应取平卧位头偏一侧。

（三）饮食指导

1. 气滞血瘀证:宜食行气止痛、活血化瘀的食品,如白萝卜,红糖,山楂、生姜等,少食甜食、土豆等胀气食物,尤其不可过早食以肥腻滋补之品。

2. 瘀血凝滞证:宜食活血化瘀的食品,满足骨痂生长的需要,加以骨头汤、鸽子汤等高蛋白食物。

3. 肝肾亏虚证:宜食滋补肝肾、补益气血的食品,如鱼、虾、肉、蛋、牛奶,新鲜蔬菜、水果。适量食用榛子、核桃等坚果类食物以补充钙及微量元素。

4. 据伤情选用不同进食方法

（1）做颌间固定者:从磨牙后区用吸管注入全流质饮食;口内伤口大不能经口进食者,可给予鼻饲流质饮食,如鲜牛奶、稀饭、果汁、菜汁、肉汤等。如患者食欲差,可采用少量多餐方式,尽量保证足够热量,以免体质下降,饮食的恢复应循序渐进。

（2）微型钛板复位固定术者:术后全麻清醒6 h后无呕吐,可给少量温开水或流质,术后第1天可进流质饮食,为减少创口出血,可先进低温流质,待伤口渗血减少后再进常温饮食。术后3 d可进半流质饮食,1周后进软食,逐渐恢复普食。

（四）情志护理

1. 向患者介绍本疾病的治疗经过及转归,以取得患者配合。

2. 面部畸形者,多鼓励支持,向其介绍成功病例,指导患者自我修饰,帮助患者树立战胜疾病的信心。

3. 建立家庭支持系统,给予亲情关怀。

4. 情绪烦躁时,指导患者以安神静志法放松:闭目静心、全身放松、平静呼吸,或听五行音乐,以达到周身气血流通舒畅;也可使用开天门按摩疗法以缓解烦躁情绪。

（五）康复指导

1. 告知患者早期功能锻炼的重要性,使患者能积极配合进行主动和被动功能锻炼。锻炼过程要循序渐进,不可急于求成。

2. 鼓励患者早期下床活动,以改善全身和局部血液循环。

3. 手法复位固定者,下颌骨骨折一般固定4周左右,上颌骨骨折固定3周即可逐步练习张口动作。

4. 颞颌关节成形术者,术后3 d,即行张口训练;手术复位内固定者术后7～10 d指导患者逐步进行颞颌关节功能锻炼;必要时可用筷子和木楔子、开口器等予以辅助,每日2～3次,每次20～30 min。注意动静结合,直至全部恢复功能为止。合并神经损伤者,可行局部理疗,有利于张口功能恢复。拆线后3 d,可行超声波治疗,预防瘢痕形成。

5.注意观察上下颌牙齿的咬合情况。口腔内有颌间钢丝结扎时,经常检查口腔内金属丝结扎物,防止松脱和刺伤黏膜。如发现有异常情况及时告知医生处理。

6.保持口腔清洁,预防感染。

(六)出院指导

1.生活规律,保持乐观,避免不良情绪。

2.避免感冒,室内经常通风换气,保持空气清新。

3.鼓励患者进食高蛋白、高热量、富含维生素饮食,如牛奶、豆类、虾皮等以促进骨折愈合。

4.继续口服接骨续筋药物,并嘱其多饮温开水。

5.坚持颞颌关节锻炼,逐渐增加张口度,避免活动过量。

6.嘱患者4个月内禁止咀嚼坚硬的食物,以防内固定变形或再次骨折;适度的咀嚼活动有利于塑形。

7.嘱患者按时复查。若有异常及时就诊。

第五节　颞颌关节炎

颞颌关节炎,是指由于颞颌关节功能紊乱或结构损伤而引起的疼痛、活动障碍等症状的综合征,俗称挂钩疼。疼痛位于耳前的深处,可放射弥散到整个一侧面部,性质为钝痛,程度为轻度或中度,咀嚼、说话、咬牙等活动可诱发和加重疼痛。其临床表现:咀嚼食物时疼痛、张口活动受限、关节弹响、绞锁等,好发于青壮年,以20~30岁患病率最高。

▶▶ 一、证候要点

1.肝肾亏虚证:颞颌关节肌肉僵紧挛缩变形,酸痛或隐痛,夜间尤甚,张口受限,身倦乏力,腰膝酸软,或有盗汗、虚火牙痛。舌质淡少苔,脉细数。

2.气滞血瘀证:颞颌关节有明确发病原因,如咬硬物损伤关节及跌打暴力损伤致局部肿胀、疼痛、偏颌、张口受限。舌质紫暗或有瘀斑,苔薄白,脉弦涩。

3.寒湿阻络证:颞颌关节肿胀不明显,疼痛剧烈,活动受限,遇寒加重,得热痛减,小便清长。舌质淡,舌苔薄白,脉弦紧。

4.湿热蕴结证:颞颌关节疼痛,自觉有肿胀感,患侧皮温略高,活动受限,恶热喜冷,或伴有发热,口腔糜烂,身体倦怠,纳呆呕恶,溲赤便秘。舌质红,舌苔黄厚或腻,脉滑数或弦滑。

▶▶ 二、主要症状/证候评估与施护

(一)疼痛

1.评估疼痛的程度、性质、原因、伴随症状,做好疼痛评分,记录具体分值。

2. 给予中药穴位贴敷。

3. 给予腕踝针治疗。

4. 给予耳穴贴压：取神门、交感、皮质下、肝、肾等穴。

5. 给予物理治疗：冷疗、中频脉冲电治疗、磁热疗法等。

6. 给予止痛药物或者中药汤剂口服。

（二）颞颌关节活动障碍

1. 评估患者颞颌关节功能障碍的程度，对张口活动的影响。

2. 给予物理治疗：针灸、中频脉冲电治疗、超声波治疗等。

3. 根据证型辨证施治给予中医外治：中药外敷、中药塌渍、中药离子导入、穴位揉药等。

4. 给予艾灸：取阿是、翳风、听宫、听会、下关、颊车等穴。

5. 根据患者病情指导其进行主动和被动功能锻炼。

▶▶ 三、中医治疗与护理

（一）中医特色疗法

1. 中药塌渍

（1）评估塌渍部位皮肤情况及对温度的感知觉。

（2）用中药（赤芍、红花、乳香、没药、桑枝、独活、羌活、防己、荆芥、桂枝等煎药取汁）浸方纱，塌渍于耳前穴位：阿是、翳风、听宫、听会、下关、颊车等穴，以及颞颌关节区域30 min，外用保鲜膜覆盖。

（3）敷药后观察患者面部及全身情况，若出现红疹、瘙痒、水疱等现象，立即处理。

2. 穴位揉药

（1）评估按摩（揉药）部位皮肤情况。

（2）操作者应修剪指甲，以防损伤患者皮肤。

（3）操作者用拇指及大鱼际处螺旋式逐个按揉阿是、翳风、听宫、听会、下关、颊车等穴，并从耳屏处向眉骨处、向上颌骨处，螺旋推进式按揉颞颌关节区域的肌肉，时间15 min。

（4）操作时用力要均匀、柔和，注意为患者保暖及保护隐私。

（二）中药内服

中药汤剂一般每日1剂，煎煮2次，分2次服用，上、下午各1次。其中寒湿阻络者中药宜热服，湿热蕴结者中药宜凉服，气滞血瘀者宜温服，健脾胃药宜空腹服。

▶▶ 四、健康指导

（一）生活起居

1. 居住环境宜温暖向阳、通风、干燥，避免寒冷刺激。

2. 饮食有节，起居有常，顺应时令，防止发生呼吸道感染及其他并发症。

3. 做好个人卫生,保持面部清洁,做好手卫生宣教,防止交叉感染。

4. 禁止吸烟、饮酒等。

5. 加强营养,增强机体抵抗力。

(二)体位指导

1. 避免开口过大造成关节扭伤,如打哈欠、大笑等。

2. 受寒冷刺激后,防止突然进行咀嚼运动,以免引起肌肉痉挛,关节韧带损伤。

3. 纠正不良饮食习惯,如单侧咀嚼、夜间咬牙。

(三)饮食指导

1. 肝肾亏虚证:宜食滋补肝肾、补益气血的食品,如鱼、虾、肉、蛋、牛奶,新鲜蔬菜、水果。适量食用榛子、核桃等坚果类食物以补充钙及微量元素。

2. 气滞血瘀证:宜食行气止痛、活血化瘀的食品,如白萝卜,红糖,山楂、生姜等,少食甜食、土豆等胀气食物,尤其不可过早食以肥腻滋补之品。

3. 寒湿阻络证:宜食温经散寒、祛湿通络的食物,如狗肉、羊肉、山药、红枣、红糖、赤小豆、大枣、生姜、蒜等;忌生、冷、发物及肥腻食品,如柿子、螃蟹、蚌肉、海带等。食疗方:红枣山药粥、黄酒烧牛肉。

4. 湿热蕴结证:宜用清热祛湿、清淡饮食,多食蔬菜水果,如丝瓜、冬瓜、赤小豆,忌食辛辣肥甘之品如洋葱、荔枝、狗肉、羊肉等。推荐食疗方:凉拌鱼腥草、荷叶蒸排骨、薏苡仁赤小豆粥。推荐茶品:藿香、茉莉花、竹叶、薄荷、茵陈。

(四)情志护理

1. 向患者介绍本疾病的治疗经过及转归,以取得患者配合。

2. 创造患者之间的交流机会,让治疗效果好的患者分享经验,相互鼓励,增强信心。

3. 建立家庭支持系统,给予亲情关怀。

4. 情绪烦躁时,指导患者以安神静志法放松:闭目静心、全身放松、平静呼吸,或听五行音乐,以达到周身气血流通舒畅;也可使用开天门按摩疗法以缓解烦躁情绪。

(五)康复指导

1. 在医生(康复师)的指导下,督促或协助患者进行主动和被动功能锻炼。

2. 张口受限者双手按压颞颌关节,轻轻用力,挤向面部方向,进行张口、闭口锻炼,每次张口闭口 15 ~ 20 s,锻炼时间 10 min;一日 2 次,10 d 为一个疗程。

3. 指导牙关咬合训练:上下齿相对用力紧紧咬合,做咬物状,稍停片刻,还原,每次12 ~ 24 回合;一日 2 次,10 d 为一个疗程。

4. 指导努呭唇口训练:先将嘴唇向前突出、努起,稍停还原;再将嘴角尽量向两侧拉开,稍停还原,做 12 ~ 24 回合;一日 2 次,10 d 为一个疗程。

5. 指导患者中指或拇指按揉下颌关节及颊车穴 3 ~ 5 min,然后用示、中、无名指三指上下往返擦动,以局部温热为度。

6. 避免开口过大造成关节扭伤,如打哈欠、大笑等。

7. 指导患者勿单侧咀嚼,勿咀嚼坚硬食物。

（六）出院指导

1. 生活规律,保持乐观,避免不良情绪。

2. 避免感冒,室内阳光充足,经常通风换气,保持空气清新。

3. 鼓励患者进食高蛋白、高热量、富含维生素饮食,如牛奶、豆类、虾皮等,以增强抵抗力。

4. 防止过度疲劳,急性期应减少咀嚼;稳定期进行主动功能锻炼,防止肌肉萎缩、关节强直。

5. 嘱患者按时复查。若有不适及时就诊。

第六节　肋骨骨折

肋骨骨折是指 12 对肋骨的骨折,其中第 1～7 对肋骨前端借肋软骨与胸骨直接相连,称为真肋;第 8、9、10 对肋骨依次与上位肋软骨相连称假肋;第 11、12 对肋骨前端游离,称为浮肋。两肋之间有肋间神经和血管通过。肋骨骨折时易刺破肋间动脉。做胸腔穿刺时,应避免穿刺针伤及肋间动脉。临床上最常见的肋骨骨折发生于第 4～9 对肋骨前外侧。

肋骨骨折临床表现为局部疼痛明显,深呼吸、咳嗽、打喷嚏时加剧,患者因疼痛不敢深呼吸,呼吸运动受限;骨折端刺破肺组织则痰中带血或少量咳血;多根多段肋骨骨折可出现连枷胸,呈反常呼吸,患者表现呼吸困难、发绀、咳痰无力、痰潴留,甚至出现呼吸窘迫、休克等严重症状。

▶▶ 一、证候要点

1. 气滞血瘀证:骨折初期,伤后 1～2 周,局部肿胀疼痛。舌质紫暗或有瘀斑,苔薄白,脉弦涩。

2. 瘀血凝滞证:骨折中期,伤后 3～6 周,骨折处疼痛减轻,肿胀消退,骨折断端初步稳定。舌质暗红或紫暗,苔薄白或薄黄,脉弦或细。

3. 肝肾亏虚证:骨折后期,伤后 7～8 周。骨折断端比较稳定,筋骨痿弱,两目干涩,视物模糊,头晕耳鸣,腰膝酸软,倦怠乏力,面色少华。舌质淡或舌红苔少,脉沉细。

▶▶ 二、主要症状/证候评估与施护

（一）肿痛

1. 评估疼痛的程度、性质、原因、伴随症状,做好疼痛评分,记录具体分值。

2. 咳嗽时固定骨折处,减少震动。

3. 绝对卧床休息,减少活动,防止骨折断端摩擦引起疼痛。

4. 给予耳穴贴压:取神门、交感、皮质下、肝、肾等穴。

5. 给予止痛药物或者中药汤剂口服。

6. 给予腕踝针治疗。

7. 给予中医外治：中药硬膏外敷、膏药外敷、中药涂擦、中药塌渍、中药湿敷等。

8. 必要时给予肋间神经封闭。

（二）胸廓活动障碍

1. 评估胸廓运动情况，注意观察有无反常呼吸，如发现异常，应及时通知医生处理。

2. 密切观察皮下气肿及纵隔气肿的变化，记录气肿延伸的范围。

3. 改变体位时注意保护胸廓，避免骨折端刺伤胸膜继发气、血胸。

▶▶ 三、中医治疗与护理

（一）非手术治疗与护理

1. 绝对卧床休息，减少活动，防止骨折断端摩擦引起疼痛或刺伤胸膜继发气、血胸。

2. 咳嗽时固定骨折处，减少震动。

3. 严密观察患者生命体征、全身状态的变化，尤其是呼吸、胸廓运动情况，如发现异常，应及时通知医生处理。

4. 外固定的患者，观察弹力胸带松紧及有无胶布过敏、脱落等情况。

5. 连枷胸肋骨牵引患者，要定时检查，防止布巾钳滑脱，针眼处辅料及时更换以预防感染，做好牵引相关护理工作。

6. 做好心理护理，告知患者疾病相关注意事项，取得患者配合。

7. 根据季节变化做好防护，戒烟戒酒，避免六淫侵袭，预防感冒。

8. 预防各种并发症，加强肺功能锻炼。

9. 对排尿困难者，可取艾灸关元、中极等穴位，以促进排尿。

10. 对便秘患者，可艾灸神阙、天枢、关元等穴位，或进行腹部按摩，以促进排便。

11. 卧床期间协助患者做好生活护理，满足各项需求。

（二）临证施护

1. 气、血胸

（1）密切观察患者生命体征，如患者突然出时烦躁不安、呼吸困难、神志不清、血压下降、脉搏快、面色苍白、进行性低氧血症等时，应立即报告医生及时处理。

（2）患者绝对卧床休息，避免不必要的搬动。必需搬动时，动作应轻柔，有效制动，避免再损伤。

（3）保持呼吸道通畅，给予氧气吸入，镇咳药应用；有痰者及时吸痰。必要时进行血气分析、肺部 X 射线检查、雾化吸入等。

（4）观察气、血胸消长及胸腔闭式引流管引流情况。

（5）患者采取半卧位，保持大便通畅，以免用力排便时骨折端刺伤胸膜。

（6）24 h 内避免过度用力屏气及上肢伸展活动，以免裂口自行闭合。

（7）加强病情观察，设专人护理，必要时加床档和应用约束具或遵医嘱应用镇静剂，预防跌倒坠床等意外发生。

（8）采取各种措施止痛，必要时进行局部封闭。

2. 腹胀、便秘

(1)给予穴位按摩:取关元、足三里、大横、天枢等穴。

(2)给予耳穴贴压:取大肠、小肠、脾、胃、交感等穴。

(3)给予艾灸:取神阙、天枢、关元等穴位。

(4)指导患者顺结肠方向按摩腹部,必要时遵医嘱给予中药贴脐、中药灌肠。

(5)指导患肢叩击四缝穴、劳宫穴等。

3. 排尿困难

(1)给予会阴冲洗、听流水声,诱导排尿,必要时留置导尿。

(2)遵医嘱艾灸:取中极、关元、气海等穴。

(3)热熨下腹部,配合穴位按摩:取中极、关元、气海等穴。

4. 失眠

(1)给予五行音乐疗法。

(2)给予开天门按摩促进睡眠。

(3)遵医嘱给予耳穴贴压:取神门、交感、皮质下、内分泌、心、肝、肾等穴。

四、健康指导

(一)生活起居

1. 保持病室安静、整洁,空气清新,温、湿度适宜。

2. 慎起居,避风寒,注意保暖,防止受凉。

3. 下床活动时做好安全防护,以防跌倒。

4. 禁止吸烟、饮酒等。

(二)体位指导

1. 绝对卧床呼吸,患者取床头支起半卧位;单肋骨骨折翻身时应健侧在下。

2. 必须起床时应有人扶持。

(三)饮食指导

1. 气滞血瘀证:宜食行气止痛、活血化瘀的食品,如白萝卜,红糖,山楂,生姜等,少食甜食、土豆等胀气食物,尤其不可过早食以肥腻滋补之品。

2. 瘀血凝滞证:宜食活血化瘀的食品,满足骨痂生长的需要,加以骨头汤、鸽子汤等高蛋白食物。

3. 肝肾亏虚证:宜食滋补肝肾、补益气血的食品,如鱼、虾、肉、蛋、牛奶,新鲜蔬菜、水果。适量食用榛子、核桃等坚果类食物以补充钙及微量元素。

(四)情志护理

1. 向患者介绍本疾病的治疗经过及转归,取得患者配合。

2. 多鼓励支持,介绍成功病例,帮助患者树立战胜疾病的信心。

3. 建立家庭支持系统,给予亲情关怀。

4. 情绪烦躁时,指导患者以安神静志法放松:闭目静心全身放松、平静呼吸,或听五行音乐,以达到周身气血流通舒畅;也可使用开天门按摩疗法以缓解烦躁情绪。

(五)康复指导

1.在医生(康复师)的指导下,督促或协助患者进行主动和被动功能锻炼。

2.指导患者功能锻炼时,注意避免过早下地,不适当的翻身或用力,以免骨折移位刺伤胸膜和肺组织出现继发气、血胸。

3.指导患者加强呼吸功能锻炼,可采取吹气球、深呼吸等。

(六)出院指导

1.生活规律,保持乐观,避免不良情绪。

2.避免感冒,室内经常通风换气,保持空气清新。

3.鼓励患者进食高蛋白、高热量、富含维生素饮食,如牛奶、豆类、虾皮等,以促进骨折愈合。

4.继续口服接骨续筋药物,并嘱其多饮温开水。

5.继续遵医嘱进行肺功能锻炼。

6.嘱患者按时复查,若有不适,应随时就诊。

参考文献

[1] 周姣媚,张素秋,习亚炜. 中医护理方案的应用与思考[J]. 中国护理管理,2016,16(2):145-148.

[2] 孙秋华,刘建军. 中医护理学基础[M]. 北京:人民卫生出版社,2022.

[3] 张淑卿,李海婷. 平乐正骨护理法[M]. 北京:中国中医药出版社,2018.

[4] 王涛,毕怀梅,陈祖琨. 中医护理方案临床应用探索[J]. 全科护理,2016,14(18):1851-1853.

[5] 朱育明,林琳,赵爽,等. 护理人员优势病种中医护理方案的知信行现状调查[J]. 护理学杂志,2017,32(21):54-57.

[6] 林美珍,刘惠,王娜. 中医护理方案临床实施的难点分析与对策[J]. 护理学杂志,2015,30(6):34-35.

[7] 钟文,彭小苑,欧阳艳菲. 膝痹病中医护理方案用于膝关节置换术患者的效果[J]. 护理学杂志,2017,32(8):45-47.

[8] 胡艳芳,张维维,吕燕. 骨科腰椎间盘突出症中医护理方案临床应用[J]. 中国病案,2014,15(5):78-80.

[9] 殷小芳. 应用中医护理方案对骨科患者术后疼痛的疗效观察[J]. 云南中医中药杂志,2017,38(6):89-90.

[10] 张淑卿,郭艳幸. 平乐正骨骨伤常见疾病健康教育[M]. 北京:中国中医药出版社,2018.

[11] 陈少华,张广清,林美珍,等. 医护一体化护理模式对腰椎间盘突出症中医护理方案实施效果的影响[J]. 中华现代护理杂志,2015,21(36):4408-4410.

[12] 王莉. 实用中医护理方案手册[M]. 武汉:华中科技大学出版社,2020.

[13] 梁俭梅. 胫腓骨骨折中医护理方案的临床应用体会[J]. 中国伤残医学,2021,29(4):83-84.

[14] 徐明明. 优势病种的中医护理方案[M]. 北京:科学技术文献出版社,2021.

[15] 黄素芳. 中医护理方案对创伤性骨折患者术后康复的有效性[J]. 中医临床研究,2021,13(11):94-97.

[16] 李凤萍,于琴生,马晟,等. 综合护理方案在高龄髋部骨折手术患者中干预效果的研究[J]. 湖南中医药大学学报,2016,36(0):861-862.

[17] 罗丹. 老年性股骨颈骨折围术期采用舒适护理联合中医情志护理的效果[J]. 中国医药导报,2021,18(10):189-192.

[18] 张留巧,卢敏,夏梦婷,等. 中医特色延续性护理在老年髋部骨折患者中的应用[J]. 湖南中医药大学学报,2021,41(9):1456-1460.

[19] 刘秀彩,陈玲,冯冰. 基于医养结合理念的中医护理在股骨颈骨折患者髋关节置换中的应用[J]. 齐鲁护理杂志,2021,27(2):132-134.

[20]郭松燕.中医疼痛控制护理模式对创伤性骨折术后疼痛及康复效果的影响[J].反射疗法与康复医学,2021,2(14):47-50.

[21]赵聪聪.中医护理对改善骨折患者预后的影响评价[J].黑龙江中医药,2021,50(2):376-377.

[22]陈白梅,陈晓俞,梁晓晴.持续质量改进在中医骨科护理质量管理中的运用及护理满意度分析[J].黑龙江中医药,2021,50(3):223-224.

[23]金芳,邹卫.中医康复护理在骨科术后恢复期的护理效果[J].中医临床研究,2021,13(24):140-141.

[24]李玉.中医综合护理干预在骨科手术患者快速康复中的应用效果观察[J].黑龙江中医药,2021,50(5):300-301.

[25]陈静,覃海飚,宋泉生,等.中医护理技术在骨科临床中的应用研究概况[J].广西中医药大学学报,2020,23(2):82-84.

[26]刘洪艳,曾宪辉,廖章渝.中医护理干预对骨科术后患者使用镇痛药的影响分析[J].江西中医药大学学报,2020,32(6):50-58.